リハビリテーション医学
REHABILITATION MEDICINE

Michael P.Barnes , Anthony B.Ward 著

国立身体障害者リハビリテーションセンター
更生訓練所
所長　江藤文夫 訳

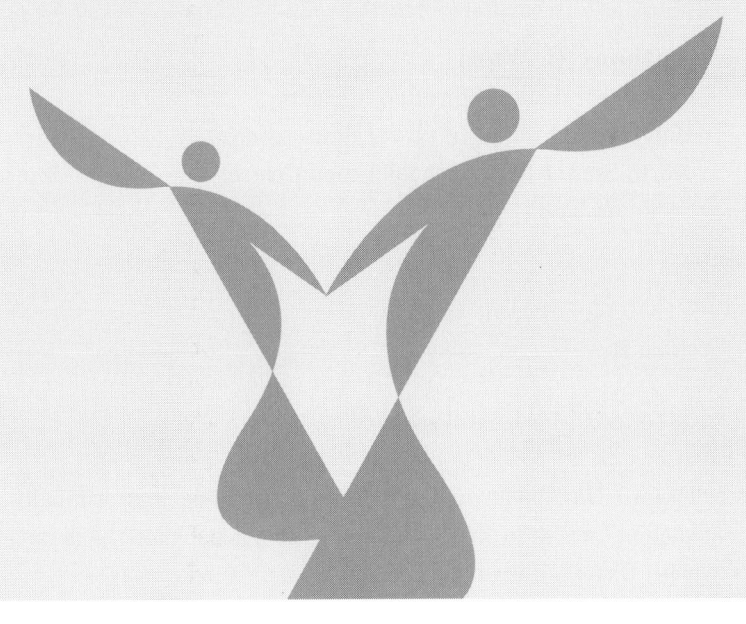

株式会社 新興医学出版社

OXFORD HANDBOOK OF REHABILITATION MEDICINE

Michael P. Barnes
Professor of Neurological Rehabilitation
University of Newcastle upon Tyne,
Hunters Moor Regional Rehabilitation Centre,
Newcastle upon Tyne. UK,
and

Anthony B. Ward
Consultant in Rehabilitation Medicine
University Hospital of North Staffordshire,
North Staffordshire Rehabilitation Centre,
Stoke on Trent. UK

© Oxford University Press 2005

Oxford Handbook of Rehabilitation Medicine was originally published in English in 2005. This translation is published by arrangement with Oxford University Press

Japanese translation copyright 2007 by Shinko Igaku Shuppansha. All right reserved.

訳者序文

　本書は，英国におけるリハビリテーション医学の教科書である．もっぱら米国の教科書に依存し，米国の教育システムに倣ってきた我々にとって学ぶべき内容が多く，納得できるものである．リハビリテーション医学を目指す医師や学生だけでなく，医療に携わるすべての医師やコメディカル専門職にも役立つと考え，翻訳を思い立った．

　著者は，イングランド北部のニューカッスルで高名な神経学の教授 J. Walton 卿の下で長年活動し，神経リハビリテーションを主導し，1996 年に第 1 回の世界会議を主催した M. P. Barnes と，イングランド中部のストーク・オン・トレントのリハビリテーション専門医の A. B. Ward である．英国のリハビリテーション医学は西洋近代の一つの潮流を反映して，独自に展開してきた．さまざまな診療科がリハビリテーションを含めて展開する間に，その専門性を最初に理解したのは老年科であり，近年は神経科（神経内科）が積極的に関わるようになった．医師の仲間連中（society）としてはごくわずかの医師を中心に 1984 年に医学的障害学会（Medical Disability Society）として発足し，1990 年に名称が英国リハビリテーション医学会（British Society of Rehabilitation Medicine）と改められ，急速に会員数を増し，コンサルタントすなわち専門医養成のための研修システムを整備してきた．米国ではもっぱら物理医学の専門医である physiatrist がリハビリテーションを手掛けるが，まさに rehabilitation physician を目指しているようである．

　19 世紀から 20 世紀にかけての医療技術の進歩は，多くの人々に疾病をコントロールして平均 80 年の寿命を享受する可能性をもたらした．社会全般の変革の中での出来事であり，底流に西洋近代の市民社会がある．個人の主体性が重視され，権利としての自由の実現が目標としてある．医療も専門職のパターナリズムは好まれず，説明と同意の原則により，医療サービス受給者の決定による選択が普及しつつある．

　医療においてリハビリテーションが専門領域としてのニーズが明らかになって来たことは大層興味深いことである．機能回復を促進するとい

う目的での医学的介入のニーズがあることは容易に理解される。これは専門分化したほとんどすべての診療科に関わりのある仕事である。疾病の罹患者にとっては機能回復により元の社会生活に復帰することが願いとしてあり，機能回復に限界があるとしても可能な限り自己選択により社会参加することを目指す。しかし，自己選択を行使する自由を権利として意識しない，あるいは好ましい行動とは考えない行動が優位な社会もあろう。そこでは，リハビリテーション医学にはもっぱら機能回復促進が期待されることだろう。

　20世紀の2つの世界大戦の間に専門性が芽生えたリハビリテーション医療の展開は未だ国により異なって当然である。発展中の専門診療科であり，障害者権利条約が国連で採択される社会背景で，まさに最先端医療である。本書はコミュニティでの生活を全うすることの価値を追求して，多様な地域ごとの取組みの中で定着してきた英国でのリハビリテーション医学のエッセンスをまとめたテキストである。リハビリテーションの専門職だけでなく医療に従事するすべての人々にも読まれることを願うものである。

　2007年10月

江　藤　　文　夫

序　文

　リハビリテーション医学は比較的新しく，発展中の専門診療科である。いまや，ほとんどの医学部カリキュラムに含まれるようになり，多くの卒後研修プログラムにおいて重要な役割を増しつつある。現在では，リハビリテーションが障害者とその介護者にとって真に有益な効果を生み出すエビデンスがある。多くの病院では脳卒中ユニットやその他のリハビリテーション施設の数を増している。したがって，より多くの臨床医や上級ナースや治療スタッフは，今後数年のうちにリハビリテーションサービスと付き合うことになるだろう。

　本書は多くの読者のために企画された。第一に，医学生のためにリハビリテーション分野の簡潔で役立つまとめとなることを願っている。しかし，そのほかにも，リハビリテーション科医と連携して仕事をする研修医やセラピストやナースや心理士にも役立つことを願っている。さらに，本書は有用な知識をもたらし，とりわけ専門職種間リハビリテーションプログラムから生み出される現実的な意味での価値を付加することも願っている。

Michael Barnes, Newcastle upon Tyne
Anthony Ward, Stoke on Trent
2004

オックスフォード大学出版局は，この本にある薬剤の投与量が正しいことを代弁したり，表明したり，解釈したりすることはしない。したがって，読者は常に製造会社が提供する最新の製品情報や臨床試験結果のページおよび，もっとも新しい仕様書と安全管理をチェックする必要がある。著者と出版社はこの教科書にあるいかなる誤りに対しても，あるいはこの作業での素材の誤った使用や誤った適用に対しても義務や法的責任を受け入れることはない。

目　次

第1章　リハビリテーションの概念 …………………………… 1
　はじめに ………………………………………………………… 1
　機能形態障害，能力低下，社会的不利 ……………………… 2
　障害の医学モデル ……………………………………………… 4
　障害の社会モデル ……………………………………………… 6
　用語 ……………………………………………………………… 6
　リハビリテーションへのアプローチ ………………………… 8
　目標設定 ………………………………………………………… 9
　結果の計測 ……………………………………………………… 10
　リハビリテーションの効用 …………………………………… 11
　まとめ …………………………………………………………… 13

第2章　疫学 ……………………………………………………… 16
　病態の発生率と罹病率 ………………………………………… 16
　国際生活機能分類（ICF） ……………………………………… 18
　国勢調査庁（OPCS）の適用 …………………………………… 18
　疫学情報はどのように役立つか ……………………………… 21

第3章　リハビリテーションチーム …………………………… 23
　リハビリテーションチーム …………………………………… 23
　チームの存在理由（なぜチームなのか） …………………… 24
　専門職種間チーム ……………………………………………… 25
　総称的リハビリテーションワーカー ………………………… 26
　キーワーカーあるいはケースマネジャー …………………… 27
　核となるチーム ………………………………………………… 28
　チームリーダー ………………………………………………… 29

第4章 サービス組織 …………………………………………32

サービス提供の原理 ……………………………………32
地域リハビリテーション・サービス ……………………34
地区リハビリテーション・サービス ……………………36
リハビリテーションユニット ……………………………37
組織のモデル―外来診療 ………………………………39
組織のモデル―プライマリケアチーム …………………40
組織のモデル―地域リハビリテーションチーム ………41
組織のモデル―専門家セラピストと看護師 ……………42
組織のモデル―自立生活運動と社会資源センター ……43
発展途上国における地域リハビリテーション …………45

第5章 障害の評価（アセスメント）……………………47

障害評価の必要な理由 …………………………………47
計測 ………………………………………………………48
事例 ………………………………………………………49

第6章 痙性 ………………………………………………56

定義 ………………………………………………………56
上位運動ニューロン症候群 ……………………………58
治療の目標と帰結の計測 ………………………………59
治療戦略―増悪因子の軽減と姿位 ……………………60
治療戦略―理学療法 ……………………………………61
治療戦略―経口内服薬(i) ………………………………62
治療戦略―経口内服薬(ii) ………………………………63
局所治療―フェノールとボツリヌス毒素 ………………64
髄腔内手技 ………………………………………………65
外科的および整形外科的手技 …………………………66

第7章　尿失禁 …… 68

- はじめに …… 68
- 正常な膀胱機能 …… 69
- 病態生理 …… 71
- 尿路系障害の管理（マネジメント） …… 71

第8章　性別と性欲 …… 76

- 一般的な問題（全般的課題） …… 76
- 性欲 …… 78
- 男性性機能 …… 78
- 女性の生殖 …… 79

第9章　食事と嚥下障害 …… 81

- はじめに …… 81
- 評価（アセスメント） …… 82
- 神経支配 …… 84
- 正常な嚥下の機序 …… 85
- 嚥下障害のマネジメント …… 87
- 人工栄養支援 …… 88

第10章　コミュニケーション …… 91

- 導入と参照 …… 91
- 評価（アセスメント） …… 91
- 言語障害 …… 92
- おもな合併しやすい疾患 …… 93
- コミュニケーション補助具（エイド） …… 94
- 患者の経過追跡 …… 94

第11章　その他の身体的問題 …… 96

- 褥瘡 …… 96

拘縮 …………………………………………………………… 98
慢性疼痛 ……………………………………………………… 99
慢性疲労症候群/線維筋痛症 ………………………………… 101

第12章 技能補助具（テクニカルエイド）と補助技術 …… 105

はじめに ……………………………………………………… 105
車椅子 ………………………………………………………… 106
特殊シーティング …………………………………………… 107
靴と装具 ……………………………………………………… 109
義肢 …………………………………………………………… 113
環境制御システム …………………………………………… 116
運転 …………………………………………………………… 119
車両改造 ……………………………………………………… 120

第13章 行動障害 ……………………………………………… 121

背景 …………………………………………………………… 121
学習仮説 ……………………………………………………… 123
行動障害の管理アプローチ：問題障害の定義 …………… 124
行動障害の管理アプローチ：問題障害の精査と分析 …… 124
行動障害の管理アプローチ：治療計画を明確にする(i) … 126
行動障害の管理アプローチ：治療計画を明確にする(ii) … 127
行動障害の管理アプローチ：評価 ………………………… 128

第14章 精神障害とリハビリテーション …………………… 130

背景 …………………………………………………………… 130
うつ病 ………………………………………………………… 131
うつ病の治療 ………………………………………………… 132
不安症 ………………………………………………………… 134
心的外傷後ストレス障害（PTSD） ………………………… 135
感情露出傾向 ………………………………………………… 137

第15章　認知および知的機能 …………………………………… *139*

背景と用語 …………………………………………………………… *139*
感覚受容の問題 ……………………………………………………… *140*
言語とコミュニケーション障害 …………………………………… *141*
記憶障害 ……………………………………………………………… *142*
注意障害とその他の高次遂行機能の障害 ………………………… *145*
認知リハビリテーション …………………………………………… *146*

第16章　リハビリテーションにおける参加の問題 …………… *149*

はじめに ……………………………………………………………… *149*
財政と給付 …………………………………………………………… *149*
教育と追加教育 ……………………………………………………… *150*
雇用 …………………………………………………………………… *150*
職業リハビリテーション（VR）…………………………………… *153*
障害学童の成人への移行 …………………………………………… *155*

第17章　多発性硬化症 …………………………………………… *160*

背景 …………………………………………………………………… *160*
疫学 …………………………………………………………………… *160*
自然経過と予後予測 ………………………………………………… *161*
診断 …………………………………………………………………… *162*
前駆因子と増悪因子 ………………………………………………… *163*
判定尺度 ……………………………………………………………… *164*
疾患調整治療 ………………………………………………………… *164*
その他の疾患調整治療 ……………………………………………… *168*
症状管理（マネジメント）………………………………………… *168*
サービス提供 ………………………………………………………… *178*

第18章　脳卒中 …………………………………………………… *180*

定義と疫学 …………………………………………………………… *180*

分類と診断 …………………………………………………………………… *181*
　　検査 …………………………………………………………………………… *183*
　　完成脳卒中患者のリハビリテーション ……………………………………… *184*
　　評価（アセスメント）の要点 ………………………………………………… *185*

第19章　外傷性脳損傷 ……………………………………………………… *188*

　　背景と疫学 …………………………………………………………………… *188*
　　グラスゴー昏睡尺度（GCS） ………………………………………………… *189*
　　予後 …………………………………………………………………………… *190*
　　軽症頭部損傷 ………………………………………………………………… *191*
　　サービス組織 ………………………………………………………………… *192*
　　身体障害 ……………………………………………………………………… *194*
　　昏睡と植物状態 ……………………………………………………………… *195*
　　認知障害 ……………………………………………………………………… *197*
　　行動および情動障害 ………………………………………………………… *197*
　　後期リハビリテーション ……………………………………………………… *199*

第20章　脊髄損傷 …………………………………………………………… *201*

　　背景 …………………………………………………………………………… *201*
　　初期の急性期管理 …………………………………………………………… *202*
　　皮節，筋節，および関連反射 ………………………………………………… *203*
　　一般的な急性期後の管理：脊椎の管理 ……………………………………… *203*
　　一般的な急性期後の管理：内科的問題の管理 ……………………………… *203*
　　後期リハビリテーション ……………………………………………………… *206*
　　長期的な問題 ………………………………………………………………… *208*
　　後期の内科的合併症 ………………………………………………………… *209*
　　参加の問題 …………………………………………………………………… *210*

第21章　パーキンソン病と運動障害 ………………………………………… *212*

　　パーキンソン病 ……………………………………………………………… *212*
　　主要症状 ……………………………………………………………………… *214*

内科的管理 …………………………………………………………… *214*
　判定尺度 ……………………………………………………………… *216*
　パーキンソン病における症状の治療 ……………………………… *216*
　サービス提供の問題 ………………………………………………… *222*
　ジストニア …………………………………………………………… *222*
　ハンチントン病 ……………………………………………………… *225*

第22章　運動ニューロン疾患 …………………………………… *228*

　背景 …………………………………………………………………… *228*
　診断の告知 …………………………………………………………… *230*
　治療とリハビリテーション ………………………………………… *231*
　サービス提供 ………………………………………………………… *234*

第23章　末梢神経障害 ……………………………………………… *235*

　背景 …………………………………………………………………… *235*
　筋力低下 ……………………………………………………………… *236*
　感覚障害と疼痛 ……………………………………………………… *237*
　ギラン-バレー症候群と危機的疾患多発ニューロパチー（CIP）……… *238*
　ポストポリオ症候群 ………………………………………………… *240*
　遺伝性運動感覚ニューロパチー …………………………………… *241*
　腕神経叢損傷 ………………………………………………………… *242*

第24章　てんかん …………………………………………………… *244*

　背景 …………………………………………………………………… *244*
　神経心理学評価（アセスメント）と支援 ………………………… *246*
　てんかんの社会的側面 ……………………………………………… *246*

第25章　認知症 ……………………………………………………… *249*

　全般的なガイドライン ……………………………………………… *249*
　役に立つアプローチ ………………………………………………… *250*

第26章　関節炎

はじめに ……………………………………………………………… 254
関節リウマチ（RA）………………………………………………… 254
血清学的陰性関節炎 ………………………………………………… 260
骨関節炎（OA）……………………………………………………… 262

第27章　脊椎疼痛と軟部組織リウマチ

急性背部痛 …………………………………………………………… 266
慢性背部痛 …………………………………………………………… 268
首の痛み ……………………………………………………………… 271
肩の痛み ……………………………………………………………… 274
上腕外側上顆炎（テニス肘）と内側上顆炎（ゴルフ肘）……… 277
手根管症候群 ………………………………………………………… 278
デ　ケルヴァン狭窄性腱鞘炎 ……………………………………… 280
作業関連上肢障害 …………………………………………………… 280

第28章　切断

疫学 …………………………………………………………………… 283
切断の計画 …………………………………………………………… 283
四肢適合過程 ………………………………………………………… 284
帰結 …………………………………………………………………… 286

第29章　加齢と障害

障害に対する年齢の影響 …………………………………………… 287
加齢に対する障害の影響 …………………………………………… 287
障害における加齢徴候の特異な事例 ……………………………… 288
まとめ ………………………………………………………………… 290

第1章
リハビリテーションの概念

- はじめに …………………………………… 1
- 機能形態障害,能力低下,社会的不利 …… 2
- 障害の医学モデル ………………………… 4
- 障害の社会モデル ………………………… 6
- 用語 ………………………………………… 6
- リハビリテーションへのアプローチ …… 8
- 目標設定 …………………………………… 9
- 結果の計測 ………………………………… 10
- リハビリテーションの効用 ……………… 11
- まとめ ……………………………………… 13

はじめに

　リハビリテーション医学の基礎的な概念は何であろうか。多方面において,リハビリテーションは他のほとんどの医学の専門とは異なっている。リハビリテーションは基本的には障害者の教育過程である。理想的には,その過程において障害者が家族,友人,仕事,レジャーを可能な限り支援なしに上手くこなせるようになることである。したがって,リハビリテーションは障害者自身の環境にあわせて重要で切実なゴールを設定し,計画立案において本人を中心に据えて行う過程である。リハビリテーションは障害者に対して実行される過程ではなく,障害者自身が広範囲の専門職ならびに家族や友人の導きと支援と手助けとにより実行する過程である。リハビリテーションは身体疾患という極めて狭く限定された過程を超え,障害による心理的後遺症を取り扱い,さらに障害者

表1.1 リハビリテーションの特徴

- 教育的過程である
- プログラムの作成の際，障害者を関与させることが重要である
- 家族，友人，同僚を巻き込むことが鍵となる
- 設定されて計測される明瞭なゴールを必要とする過程である
- 多数専門職種による過程である
- 能力障害（活動）と社会的不利（参加）の概念に基づく過程である

が役割を果たす必要のある社会環境を取り扱う過程でもある。リハビリテーションを他の大半の医学から区別する鍵は，実地医家の臨床医だけが実行するだけではなく，健康と社会的サービスの全領域の専門職がそれぞれに積極的な役割分担をする必要があるということである。リハビリテーションの特徴を**表1.1**に示す。

● 機能形態障害，能力低下，社会的不利

リハビリテーションの背後にある重要な原理は1980年にWHO（世界保健機関）により提案されたもの—機能形態障害（impairment），能力低下（disability），社会的不利（handicap）—である。これらはリハビリテーションの基本である。機能形態障害は単に記述的用語で，結果について述べているのではない。たとえば，右片麻痺，左半身感覚低下，同名半盲は機能形態障害である。しかし，右片麻痺は比較的軽度で実際には機能的後遺障害に至らないこともあれば，全く歩行ができなくなるほど重度になることもある。能力低下（能力障害）とは機能形態障害の能力面での結果である。リハビリテーションは機能形態障害を機能的つながりで捉え，能力障害の影響を最小化するよう試みることである。究極のところ個々人にとって問題となるのは能力障害であり，機能形態障害ではない。リハビリテーション医学は，基盤にある病態生理を理解する努力において診断や機能形態障害の重要性を軽視するのではなく，その結果としての能力障害にも等しく力点を置いている。

表 1.2(a)　WHO による機能形態障害，能力低下，社会的不利の国際分類（1980）の定義

機能形態障害：心理学的，生理学的，解剖学的構造，あるいは機能の低下または異常

能力低下（能力障害）：年齢，性，文化が同一の人々にとって普通と考えられるやり方，あるいは範囲内で活動を実行することを妨げる機能形態障害の結果として，活動の何らかの制限や欠如

社会的不利：何もなければその人にとって普通であるはずの役割を充足することを制限あるいは妨げる機能形態障害や能力障害の結果として個人に生じる不利益

表 1.2(b)　機能と障害の国際分類の新しい分類（ICIDH-II）

機能形態障害：身体構造の喪失または異常，あるいは生理的，心理的機能の低下または異常

活動：人のレベルでの本能や役割機能の拡がり。活動は性質，持続期間，質において制限されることがある

関連要因：対象物の特徴と側面と属性，構造，（参加）人が作った組織，サービス提供，人々が住み生活している身体的，社会的，構えのある環境のエージェント。関係要因には環境因子と個人的因子ともに含まれる。

Herbartsma J, Heerkens YF, Hirs WM. Towards a new ICIDH : International Classifications of Impairments, Disabilities and handicaps. Disability and Rehabilitation. 2000 ; 22 : 144-56. より引用

　社会的不利はさらに一歩先を行く。社会的不利は能力障害の社会的な連なりである。右片麻痺を例にとると，比較的軽度な右半身の筋力低下であっても，若者にとっては深刻な意味をもつことがある。すなわち，その若者が足場建設職人であったり，軍人になることを望んでいたりする場合，そうした職業からは締め出されるであろうし，現職であれば失業するかもしれない。しかし，すでに退職した高齢者で，その能力は別の問題で制約されているなら，こうした能力障害がライフスタイルに与える影響は限られたものである。社会的不利は能力障害による幅の広い

身体的結果をさすにとどまらず、幅の広い社会的なつながりをもつ。たとえば、軽度片麻痺の人が受付係の仕事を遂行するならば、従業員としてなんら問題はないであろう。しかし、雇用者側は障害者に対して彼女を他所へ異動させたり、解雇したりすることさえありうる。十分に仕事をすることができても、車椅子を使用している場合、職場の環境が車椅子を受け付けなければ職場に行くことができない。リハビリテーションは能力障害だけでなく、その人の個別の社会的不利についても配慮する必要があり、したがってリハビリテーションは社会体制と物理的環境も含めた社会全体に踏み込むことになる。これらは伝統的な医学の範囲の外にある。

最近、WHOは否定的で暗いイメージの少ない新しい分類を提出した。「能力障害」は今や活動という用語に、「社会的不利」は「参加」という用語に変わった。この分類は同じ原理に基づいて作用するが、明らかに個人の「能力障害」よりは「能力」に、そして能力障害の社会的背景に、より多くの強調点が置かれている（**表1.2**）。

● 障害の医学モデル

機能形態障害、活動、参加の新しい分類は障害の社会モデルに向けた一歩であり、障害の医学モデルからは遠ざかることでもある。これらの用語はリハビリテーションの分野では一般的に使用されていて、さらなる記述を必要とする。そもそも、リハビリテーション医学の医学的専門性は「病気 illness」という背景から生まれてきた。一般に、医師が看護師とセラピストの支援を得て実行し、障害者に提供するというのがこれまでの専門性であった。こうした健康や病気を背景とした障害の視点が障害の医学モデルである。障害の本態そのものに関してはいくつかの事項が仮定される。

もともと医学の哲学は治療し、治すことであったが、リハビリテーションにはこの帰結はそぐわない。目的は普通の状態にすることである。この哲学は機能形態障害、能力低下、社会的不利の区別を生み出したWHOの最初の分類により再強化された。障害の医学モデルで理解する

表1.3　障害の医学モデルの仮説

- 障害は個別化されるものである。ある個人に存在する病気の状態としてみなされる。したがって，その問題と解決はともにその個人のなかにある
- 障害は病気の状態である。普通からの偏倚。本来的にある形式の治療や治癒を必要とする
- 障害者であることで，その人は本来的に能力のある普通の人より生物学的あるいは心理学的に劣るとみなされる
- 障害は個人的な惨事のようにみえる。犠牲者の存在とみなされる。専門職により仮定される客観的正常さの状態は典型的な医師・患者関係でしばしば気づかれる優先的な決断の役割を専門職に付与する

Laing, R. A critique of the disability movement. Asia Pacific Disability and Rehabilitation Journal. 1998；9：4-8. より引用

ならば，全体を通したリハビリテーション過程でチームリーダーとしての役割を果たさねばならないのは医師で，全般的にケアのプログラムを構築し，障害者へのサービスの提供を指示する。医師/患者関係は医学モデルでは上司関係であった。リハビリテーションは第一次世界大戦の頃に生まれ，当時は医師の非常に強い哲学が存在し，傷病兵に対して振舞い方，養生のやり方，できるだけ早期に兵役義務に復帰する方法について教えた。その当時の社会文化的状況からすれば，そのモデルは適当なものであったかもしれないが，もはや時代遅れである。近年では医師の役割は，多専門職種チームが中心的役割を果たすことによって一般的に埋没するようになっている。現在では，すべての保健社会福祉専門職は障害者のための全般的リハビリテーションにおいて果たすべき自分の役割を持つようになっている。しかし，近代的な多専門職種によるリハビリテーションでさえも多くは依然として医学モデルの哲学（少しばかり水没しかけているが）に基盤を置いている。

表 1.4　障害の社会モデルの仮説

- ある人の機能形態障害は活動を制約する原因ではない
- 制約の原因は社会の曲解である
- 社会は障害者に対して差別する
- 態度の，理解度の，建築の，そして経済のバリアーは同等で，大きくないにしても，健康のバリアーよりも重要である
- 障害者の生活における保健専門職の関与はあまり強調されない

● 障害の社会モデル

　障害者の立場の政治団体は昔から，障害の基本的構造は障害者の機能形態障害がその人の活動を制約することの原因ではなく，自分たちを差別する社会の機構にあることを示唆してきた。社会モデルは障害が社会の曲解である事実を強調し，社会が障害者を身体的にも精神的にも受け入れ共生できるなら障害という概念は不要であることを強調する。社会モデルの鍵となる特徴を表 1.4 に示す。

　障害運動の展開に伴い，とりわけベトナム戦争後の米国および 1980 年代の英国では，障害に関わる保健専門職と障害者差別禁止運動の活動家との間に敵対感が存在していた。これら両者の立場は今日ではかなり緩和され，障害者は保健専門職が自分たちの活動の制約を最小化するために重要な役割を果たすことを認識している。このことは，とりわけ脳卒中や外傷性脳損傷などによる急性期後の場面においては真実である。さらに，脳性麻痺や多発性硬化症のような長期的な障害においても保健専門職は重要な役割を果たしている。医学モデルと社会モデルというような露骨な二分法は徐々に，そして確実に，より適切な妥協点，すなわち障害のパートナーシップモデルと呼ばれるようなものに置き換わりつつある。

● 用語

　障害に関する文献や臨床場面では正しい用語の使用が重要である。こ

のことは単に差別用語を指しているのではない。不適当な用語は使ったものの品格を損なうだけでなく，使われた当事者から，あるいは専門多職種チーム全体から不適切な態度を指摘されることとなりうる。

従属を意味する用語や障害者を一まとめに分類するような用語は避けることが大切である。例えば，「患者」という言葉は急性の病態にある人や，短期的に医療や保健専門職に依存する状態にある人ではおおよそ適切な場合が多い。しかし，リハビリテーションでは，障害の社会モデルの基盤にあるリハビリテーションの哲学からすれば，障害者は病気（ill）ではないので「患者」は適切な用語ではない。リハビリテーション過程がその人に自立を付与して新しい技能を開発するよう努力しているのであれば，その反対の意味にとれるような用語は避けねばならない。使用を避けるべき数多くのグループ分類には以下のものがある：

・てんかん者（epileptics）
・脳卒中わずらい者（stroke sufferers）
・MS（多発性硬化症）わずらい者（MS sufferers）
・スパスティック（痙性麻痺）者（spastics）
・若年慢性疾病者（young chronic sick）
・ハンディキャップ者（the handicapped）
・障害者（the disabled）

普遍的に受け入れられる用語はないが，「障害者 disabled person」または「障害をもつ人 person with a disability」という用語の使用は妥当と思われる。正しい用語は，その人が人間個人として治療されていることを意味するのであって，特殊なグループの例として刻印されることではない。

社会全般では障害者自身が仲間内で自己侮蔑的な用語を使用することは受け入れられるかもしれない。脊髄損傷者はしばしば自分自身を「パラ paras」とか「テトラ tetras」，あるいは「不具者 crips」とすら呼ぶことがありそうである。

障害用語は不注意な人を待ち伏せて罠を仕掛ける地雷のようなものである。差別的な障害用語に対する強い心理的影響を過小評価してはなら

ない。

● リハビリテーションへのアプローチ

リハビリテーションは、障害者が身体的、心理的、社会的機能を最大化するために知識と技能を獲得することを手助けする能動的でダイナミックな過程と定義することができる。それは役割機能的な能力を最大化し、能力障害と社会的不利を最小化する過程であり、その結果、活動と参加を引き出す。リハビリテーションには次の3つの基礎的アプローチがある：

①能力障害を縮小させるアプローチ。
②新しい技能と戦略を獲得するために計画されたアプローチ。能力障害による影響を縮小させる。
③物理的環境および社会的環境の両者を変えるよう手助けするアプローチ。そのことにより能力障害があってもできるだけ社会的不利を少なくして活動を行う。

リハビリテーション過程を理解するための3つの重要な概念がある。これら3つのアプローチの実例を以下に示す。

【事例】

中年男性で多発性硬化症がある。彼は大きな工場の郵便文書室で順調に仕事をしてきた。結婚して二人の子供がいて、社交生活は活発である。しかし、この数ヵ月前に痙性を伴う対麻痺を生じ、そのため歩行困難が増大してきた。さらに最近は、尿意頻回や促迫の問題を生じた。前述の3つの基礎的アプローチを用いて、リハビリテーションは以下のように組み立てることができる。

①痙性の適切な治療により彼の能力障害を縮小し、膀胱症状を管理するため内服薬を使用する試みを実施することが可能である。
②新しい技能を学ぶこともできる。例えば、杖などの外的補助具を用いて歩くことを学び、さらには会社の駐車場から自分の仕事場までのような長距離には車椅子を使用することを学ぶことができる。排尿障害を補助するためには間欠自己導尿法を教えることができる。

③彼の仕事場の環境を変えるアプローチも可能である。例えば，郵便物の仕分けをする際に自分の身体を支えるためにパーチ椅子（丈の高い椅子）の使用を助言するとよい。長時間立っていることが疲労増大に結びつくようなら，雇用主に対して彼の仕事時間を変更するか減らすようアプローチすることが必要かもしれない。自宅ではトイレの手すりを取り付けたり，風呂場や台所などを使いやすくするための改修を必要としたりすることもある。彼の妻や家族は彼の症状を理解し，新しく生じた問題を上手に処理して家族の生活スタイルを適合させることが必要である。痙性の問題が彼の長距離運転を妨げ始めることがあるなら，運転を分担することも考えなければならない。

このように，彼の症状が仕事や家族や余暇時間に与える影響を最小化するために役立つ可能性のある単純な指針が多数存在する。リハビリテーションチームはリハビリテーションのプログラムを計画するときには，これら3つの基礎的アプローチを心に留めておくことが必要である。

● 目標設定

リハビリテーションで必須のことは目標，すなわちゴールの設定である。確立すべき第1の目標は最終の戦略的目的で，いろいろな場合がある。ある人にとっての長期目標は完全に普通の生活スタイルに復帰することであるし，また，別の人では単に自宅へ退院して，介護者の手助けで在宅生活を維持することである場合もある。他にも非常勤雇用の職を得ることであったり，特定のレジャーへの興味を再開したりすることかもしれない。ときには，現実的な長期の戦略的目標についてスタッフ全員が同意できるまで多くの議論や討論を必要とする。こうした目標が確立されたら，その目標を達成するための段階を確認する必要がある。たとえば，長期目標が補助具の使用なしに移動を自立することであるなら，この目標達成は数多くの短期的な部分目標に分割することができる。例えば，これは支持なしで座ることからはじめて，次いで支持なし

で起立し,次に介助で歩行し,次に補助具を使用して歩行し,最終的には歩行を自立させ,その距離を伸ばしていく。目標は正確であるべきことを強調することが重要である。例えば「歩容を改善して歩行する」といった目標設定は不適切である。これは特異的でもなく計測可能でもなく,かなり主観的解釈に任されていることが明らかである。よりよい部分目標は「杖を使用して20 mを30秒以内で歩行すること」などである。これなら目標は特異的で計測可能といった条件をともに満たしている。また,基盤にある病歴の自然経過や病状の病態生理との関連を含めて達成可能な目標であることも必要である。進捗状況がみえるように,目標達成までの時間を限ることも有用である。急性期後のリハビリテーション場面では,およそ1～2週間以内に達成可能なように計画することが有用であり,長期的障害を有する人々ではこうした目標はもっと長い時間の単位で設定するとよい。最後に,各目標は当人にとって切実なこと,例えば,ある人々にとってはお茶の入れ方を学ぶことは切実かもしれないが,別の人々にとってはビールの缶の開け方を学ぶことのほうが切実かもしれないので,それぞれに設定することである。

　要約すると,目標の適切をSMARTと覚えておくことが役に立つ。すべての目標に必要なことは:
- Specific　特異的であること
- Measurable　計測できること
- Achievable　達成可能であること
- Relevant　切実であること
- Time limited　時間を限ること

● 結果の計測

　障害者とリハビリテーションチームはいつ目標が達成されたかを知る必要がある。それぞれの目標は妥当で信頼性のある帰結を確認する手段(計測法)を得ることが重要である。本書の後半では数多くの特異的な帰結の計測法について考察する。要約すると,長期目標に向けた進捗状況を評価するために有用な,全般的な障害や生活の質(QOL)を監視

するために考案されてきた数多くの計測法がある。短期的な部分目標はより特異的な帰結の計測法を必要とすることが多い。そうした例としては、歩行速度の測定のような移動性の特異的計測法、動作研究上肢テストのような手の機能の特異的な計測法、記憶の客観的計測のようなより特異的な心理学的パラメータなどがある。使用される帰結の計測法はすべてそれが測定している帰結に特異的で、そのうえ妥当性と信頼性の両者を備えていることが必要である。特定の場面で、妥当性が明らかでなく信頼性が示されていない帰結の計測法を使用することはほとんど意味がない。壊れたはかりで調理の食材を計測するようなものである。しかし、計測の尺度は複雑であったり時間をかけたりする必要はない。特異的で多少は複雑な移動性の計測法がときに有用なこともある。とくに研究場面においてであるが、忙しい臨床場面では毎日、客観的に計測できる単純な目標も使用されることがある。ある一定の時間、一定量の水を満たした柄付きのシチュー鍋を保持する能力は、その人にとって実際的意味のある場合には単純だが客観的目標となる例である。

客観的に計測できる目標は有用であるが、障害者とその家族の意見がまず第一に重要であることを忘れてはならない。いかなる客観的計測法でも常に色づけして適合させることは可能なはずである。客観的計測法は、重要ではあるが、障害者の意見や感じ方や希望を無視することは許されるべきではない。まさに障害者こそが目標設定およびその適切な計測と監視モニターの中心人物でなければならない。

● リハビリテーションの効用

リハビリテーションの特異的効用については本書の後半部分で自ずと明らかになるであろう。しかし、一般的意味でリハビリテーションの効用は以下のようにまとめられる。

● 機能的効用

今や、連携のとれた専門職種間リハビリテーションアプローチは伝統的な単一の専門職サービス提供より良好な機能面での結果を生み出す確かなエビデンスがある。例えば脳卒中に関して、リハビリテーションユ

ニットはより大きな機能獲得を迅速に生み出し,自宅退院の可能性が良好で,重症度や死亡率を減少させることができる。外傷性脳損傷でも同様で,現在では多発性硬化症のような増悪性の病状でもリハビリテーションの機能的効用に関するエビデンスが存在する。これらの特異的な課題は後半の章で考察する。また,リハビリテーションユニットでの短期的な改善獲得が長期的な機能改善にまでつながるエビデンスもある。リハビリテーションチームによる長期的な関わりが確立されていなと,短期的な機能獲得や新しい技能はやがて失われてしまう。このことは急性期後のリハビリテーションユニットだけでなく,進行性疾患では長期的な地域での支援とリハビリテーション支援も重要であることを意味する。リハビリテーション過程のどの要素がこうした機能的効用を生み出すかは分かっていない。それは基礎的なリハビリテーション過程によるものなか,単に多専門職種あるいは専門職種間チームによるものなのか,あるいは両者の組合せによるものであるのか。このことにはさらに多くの研究の余地があるが,こうした機能的効用は,これまで概説してきたリハビリテーション過程全体の結果である可能性が非常に高い。

● 不要な合併症の縮小

障害者は治療されていない合併症により,不要な二次的問題に陥りやすい。例えば,治療されない痙性は筋拘縮を生じることがあり,機能をさらに悪化させ,依存性を増大させ,褥瘡のようなさらに多くの合併症にさらされる危険がある。他にも例えば,不適切な治療を受けたための失禁や隠れたうつ病など重大な問題を生じることがある。本書では追って,こうした多くの例を概説する。

● よりよい連携と社会資源の活用

複合的で重度の障害をもつ人ではさまざまな保健や社会的,およびその他のサービスを必要とする。アセスメントや治療や経過追跡では不必要な重なり合いを生じる可能性も確かにある。リハビリテーションチームは障害者とその家族に対して,その状況に応じた接触や情報の提供に努めるべきである。このチームはさまざまなサービスを提供できる最善の立場にある。今日では,複合障害をもつ多くの人々はケースマネジャ

ーを利用すべきである。ケースマネジャーの重要な役割は異なる保健や社会的入力を上手にやりくりすることである。理想的には障害者または鍵となる家族のメンバーがこの役割をこなすべきであるが、これは必ずしも簡単ではない。とくに認知障害や知的障害の後遺症をもつ人々には困難である。

● 社会資源における費用対効果

残念ながらリハビリテーションの費用対効果を確認する研究はほとんどない。一般的に、こうした効用を示した研究もいくつかはある。例えば、英国のニューカッスル市では多専門職種による多発性硬化症チームが確立された。経済的にみれば、病床利用を縮小し外来通院を減らすことでチーム自身の費用は埋め合わされるので、チーム全体は費用的に損得なしの事業として導入された。費用対効果についての研究は必要だが、良好な機能的獲得や不要な合併症を抑止することで乏しい保健および社会資源の最大有効利用をしなければならない。もし障害者が支援により仕事に戻ることができるなら、たとえ非常勤基盤のものであっても、国家経済にとっては大きな費用削減となる。障害費用の約80％は雇用機会の喪失によるものだからである。

● 教育, 研修, および研究

リハビリテーションのすべての領域でさらなる研究へのニーズが存在する。より多くの教育、研修および研究が必要とされている。リハビリテーションチームはこうした教育や研究能力を発揮し、知識を強化し、啓発し、障害における差別を減らすために役立つことができる。

● まとめ

この導入の章では、リハビリテーションの概念、原理、過程について概説し、効用のいくつかを提示した。リハビリテーションは障害者とその家族を中心に巻き込んでの教育と能力付与の過程である。長期的な戦略目標に向かう途上で一連の特異的な目標に導かれる必要のある過程である。リハビリテーションは機能改善、不要な合併症の軽減、効率のよいサービスの提供、費用対効果、専門職と障害者の両者のための全般的

な教育，研修，研究において鍵となる役割を提供することで，これらを実行することによって実際の効用を生み出すことができる。

　要約するとリハビリテーションの基礎的作業は：

- 障害者とその家族とともにパートナーシップで，すなわち協力者として仕事をする。
- 障害の本態，自然経過，予後などについて正確な情報を与えて助言する。
- 障害者とその家族のニーズと感じ方に耳を傾ける。
- その人の障害，家族，社会的，雇用のニーズに適した現実的なリハビリテーションの目標（ゴール）を確立するよう援助する。
- こうした目標がどの時点で得られるかを障害者とリハビリテーションチームが知るために適切な評価法を確立する。
- 専門職種間チームの様式ですべての同僚と仕事をする。
- 障害者の介護者および代理人たちと必要に応じて連携（リエゾン）する。
- 保健および社会福祉の専門職の適切な教育と研修，ならびに障害者の教育的ニーズを満足させる援助を請け負う。
- リハビリテーションサービスの多くの側面―科学的原理から基礎的サービスの提供まで―に踏み込んだ質量的研究を請け負う。

　リハビリテーションは過去においてはかなりあいまいでぼんやりとした過程と（しばしば弁明とともに）みなされてきた。しかし，現代リハビリテーションは精巧な科学と伝統的な医療技術の組合せでなければならない。

■推奨文献

1　Barnes, M.P. and Ward, A.B. (2000) Textbook of Rehabilitation Medicine. Oxford University Press, Oxford.
2　Brisenden, S. (1986). Independent living in the medical model. Disability, Handicap and Society 1, 173-8.
3　Dobkin, B.H. (ed.). (2003). The Clinical Science of Neurologic Reha-

bilitation, 2nd edn. Oxford University Press, Oxford.
4 Greenwood, R.J., Barnes, M.P., MacMillan, T.M., and Ward, C.D. (eds). (2003). Handbook of Neurological Rehabilitation. Psychology Press, Hove.
5 Wade, D.T. (ed.). (1996). Measurement in Neurological Rehabilitation. Oxford University Press, Oxford.

第2章
疫学

- ●病態の発生率と罹患率 16
- ●国際生活機能分類（ICF） 18
- ●国勢調査庁（OPCS）の適用 18
- ●疫学情報はどのように役立つか 21

　疫学は人口における疾病の発生パターンおよびこれらのパターンに影響する要因に関する研究である。本書の始めの方の章で論じるのは異質に思われるかもしれないが，こうした考察は障害の全体的問題と個別の病態を視野に置くことになる。疫学の知見は疾病や病態の自然経過病歴に深く結びついているので臨床の診療には必要不可欠なものである。

● 病態の発生率と罹患率

　発生率は，年間など単位時間内に新しく出現する事例の割合である。罹患率は，ある時点での地域（コミュニティ）で病気に侵されている人々の割合である（英国の障害者数は600万人）。

- ・両者の相違は患者の生存に依存して大きくも小さくもなる。
- ・罹患率の高い病態は資源の配分に重大な影響を与える。たとえば，骨関節炎，脳卒中，外傷性脳損傷など。
- ・癌や運動ニューロン疾患などの急速に進行する疾患は，サービスの提供がきわめて短い時間で変更を迫られることもあることを予測しながら迅速で柔軟な対応が必要となる。
- ・リハビリテーションサービスは発生率よりは罹患率との関係大であ

表 2.1 障害の種類—英国における障害罹患率の推定
（人口 1000 対，障害の種類（ICIDH）ごと，および年齢ごと）

障害の種類	年齢（歳）			全成人
	16〜59	60〜74	75〜	
歩行（移動能力）	31	198	496	99
聴力	17	110	328	59
身の回りのケア	18	99	313	57
巧緻性	13	78	199	40
視力	9	56	263	38
知的機能	20	40	109	34
行動	19	40	152	31
リーチと伸長	9	54	149	28
コミュニケーション	12	42	140	27
失禁	9	42	147	26
外形	5	18	27	9
摂食嚥下	2	12	30	6
意識	5	10	9	5

Martin J, Melzer H, Elliot D. *The prevalence of Disability among Adults*. OPCS Report 1. London: HMSO; 1988. より引用

る。

障害はありふれたものであり（**表 2.1**），英国の成人人口の 14 ％ が障害を有する。16 歳以上の成人での障害罹患率は人口千人につき 135 だった。施設で暮らす人も含めるなら，罹患率は 1000 対 142 に増加する。障害者の 77 ％ は 2 つ以上の身体障害を有することに気づかれ，これは地域で暮らす 16 歳以上人口 1000 対 104.1 で，施設で暮らす人々を含めると 1000 対 109 であることを意味する。歩行など移動能力障害がすべての年齢群でもっとも多いが，身体障害と精神障害の合併がもっとも重

コメント ① 疫学統計では通常人口千人対，あるいは 10 万人対で表記する。
② 法的な成人年齢は確かめていないが，ここでは 16 歳以上を成人として，142 を 14 ％ としているだけ。％ 表記するときは小数点以下を削除するのも一般的。

度な障害のように思われる。

● 国際生活機能分類（ICF）

世界保健機関（WHO）は，1981年の国際障害者年の準備の一端として，1980年に機能形態障害，能力低下，社会的不利に関する国際分類（ICIDH）を出版した。これは実地臨床で広く採用され，リハビリテーション過程を開始する方法として確立されてきた。しかし，年が経つにつれその欠点が明らかになった。とくに障害者が医療以外の場面で臨床的に管理される場合にである。さらに，障害者の従属依存に焦点を当てているマイナスのイメージがある。その結果，さらなる分類が1997年に作成された。そのなかで，能力低下と社会的不利の領域はより肯定的な用語である「活動」と「参加」で置き換えられた。これは依然として，生活に対する障害の影響を認識するのにおおいに成功したというわけではなく，保健介護から生活の社会的側面に移し変えるものでもない。こうしてICF（International Classification of Functioning, Disability and Health）は2001年に制定され，個人と環境因子を追加する試みは生活機能と参加への制約に対する感じ方に重要な影響をもたらした（図2.1）。これは生活機能における臓器器官の機能低下を介した疾患の影響を認識するものであり，同時に個人的な生活機能の低下と参加の制約とも結びついている。ある人が尖足のような機能形態障害をもっているからといって，その人の活動や参加が制限されることを意味するものではない。制限は，その人の生活の内容や周囲の環境次第である。たとえば，この機能形態障害は事務所で仕事をしている中年の専門職の社会参加への影響は小さいが，肉体労働者やプロスポーツ選手では相当に制限することになるだろう。

● 国勢調査庁（OPCS）の適用

国勢調査庁は1988年と89年に障害に関する大規模調査を実施した。英国で暮らす障害者の生活に関する基本的な概要を伝えている。類似の実態調査は他所でも実施されてきたが，OPCSが作成した方法によっ

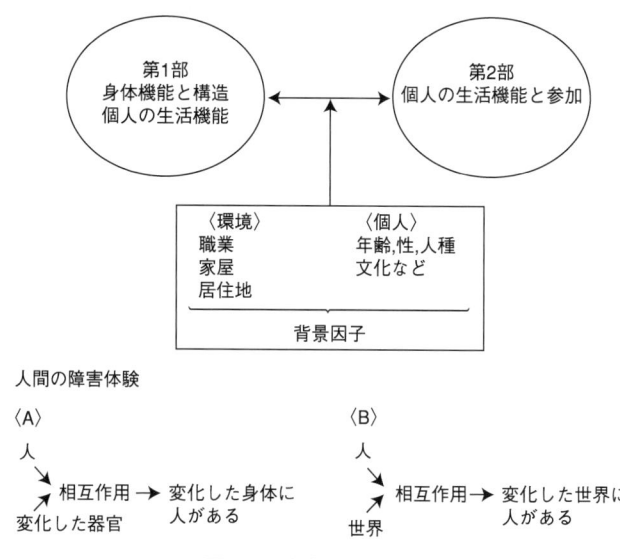

図 2.1 障害の ICF 分類

表 2.2 障害のタイプと各重症度に占める割合（%）の国勢調査庁（OPCS）分類

重症度	1〜2	3〜4	5〜6	7〜8	9〜10	合計
その他の障害(身体的でない)	38	26	17	5	0	23
身体的	39	35	31	25	18	33
身体的および感覚的	21	31	30	36	28	28
身体的および精神的(±感覚)	2	8	24	34	56	18
全体	100	100	100	100	100	100

Martin J, White A, Melzer H. *Disabled Adults, Service, Transport and Employment*. OPCS Report 4. London: HMSO; 1989. より引用

表 2.3 身体障害と全障害の原因となる疾患群(グループ)の頻度—持ち家にいる成人(人口 1000 対)

疾患の ICD グループ	障害のタイプ 全タイプ	歩行(移動)	リーチと伸長	巧緻性	外形
筋骨格	46	56	64	67	61
耳	38	1	0	0	1
眼	22	2	0	1	2
循環器	20	23	10	7	5
精神	13	3	2	3	1
神経系	13	12	21	22	12
泌尿器	3	1	1	0	2
新生物	2	1	3	2	4
内分泌	2	2	1	1	1
感染	1	1	1	1	3
血液	1	0	0	0	0
先天性	0	0	0	0	3
その他	6	5	3	4	1

Martin, J., Melzer, H., Elliot, D. (1988). *The prevalence of Disability among Adults*. OPCS Report 1, HMSO London. より

て日常生活における個人の生活機能と参加に関して障害の計測が可能である(**表 2.2**)。

英国でもっとも多い障害は筋骨格疾患によるもので,次いで目や耳に関連した障害である(**表 2.3**)。一般的には,神経学的病態の占める割合は小さいものであるが,OPCS 尺度で計測すると重症度の大きな障害カテゴリーに入る。実際,若年者の重度障害としてしめる割合は神経疾患によるものが大きい。

重度障害は多数の病状を伴うこともあり,60 歳以上の人々は 2 つ以上の病態をもつことが多く,年齢とともに重症度は増大する。関節炎と高血圧の 2 つの病態をもつことがもっとも多い。60 歳以上では 1/4 以上の人々が 2 つ以上の病態を併せもつ。高齢者のリハビリテーションの

若年者群と比べて本質的な違いは併存疾患の有無である。病態によっては国内で罹患率の地域差がある。たとえば，多発性硬化症は英国の北へ行くほど増加する。したがってサービスは地域ごとにその特徴を反映させねばならない。さらに，英国のある地域の豊かさと社会条件には差があり，障害と社会的不利は職業的，知識階級的および収入によるレベルを反映しているように思われる。

● 疫学情報はどのように役立つか

リハビリテーション医学では，障害者の機能形態障害，生活機能，あるいは社会参加のいずれを変えようと試みているのかを知ることが重要である。たとえば，移動の障害されている人で浴室を使用するために階段を上れるようにすることがリハビリテーションの目標であるなら，3つの方法で問題にアプローチすることができる。

- 病理と機能形態障害に対する決定的な治療によってその影響を減少させ，四肢の機能を修復することが可能となる。
- 生活機能に関しては，機能形態障害があっても，階段を上り浴室まで歩く訓練をすることが可能である。
- 椅子の昇降機と車椅子があれば，その人は昇降機で2階に運ばれ，階段の上で車椅子に乗り移り，浴室までは自分でまたは介助してもらって到達できる。

究極の目的は同じでも，活動に関わる人々やレベルはさまざまで，障害者とその家族に及ぼす影響もさまざまである。

障害者にとって社会参加は取り組みがもっとも困難な領域である。それは人それぞれの状況次第であり，保健基盤のリハビリテーションチームがコントロールできる範囲をしばしば越えるからである。障害者の生活の満足度はおおかた計測が困難で，社会参加の減少が機能形態障害や能力障害の必然的で直接的な結果ではないためである。現実的には，機能形態障害や生活機能と家庭環境や仕事や人間関係などその他の外的要因との相互干渉によるからである。トラブルは障害者に対する一般的な社会通念から派生し，家族の文化や社会的価値，期待により影響され

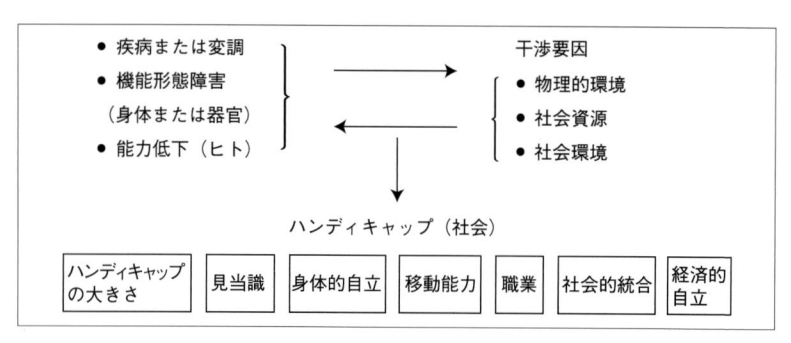

```
┌─────────────────────────────────────────────────────────────┐
│ ● 疾病または変調            干渉要因                          │
│ ● 機能形態障害         →    ● 物理的環境                      │
│   (身体または器官)     ←    ● 社会資源                        │
│ ● 能力低下（ヒト）          ● 社会環境                        │
│                    ↓                                        │
│              ハンディキャップ（社会）                          │
│ ┌────────┬──────┬──────┬──────┬────┬──────┬──────┐        │
│ │ハンディ │見当識│身体的│移動  │職業│社会的│経済的│        │
│ │キャップ│      │自立  │能力  │    │統合  │自立  │        │
│ │の大きさ│      │      │      │    │      │      │        │
│ └────────┴──────┴──────┴──────┴────┴──────┴──────┘        │
└─────────────────────────────────────────────────────────────┘
```

図2.2 疾病，変調，損傷の結果のモデル（Badley & Tennant 1997 より）

る。たとえば，成人障害者の両親の期待は後天的障害より先天的障害（あるいは非常に幼少時からの障害）がある場合には，有意に低い。したがって，ある個人の生活ににおける身体障害の影響は，疾患過程あるいは個々の能力障害の数と関連するのではなく，背景因子と関連する。背景には見当識，身体的自立，移動能力，職業，社会的統合，経済的自立が含まれ，Badley のモデル（1995）がこれを要約している（**図2.2**）。重度の障害があっても，その生活スタイルには十分に満足している人もいれば，軽い障害でもそうでない人は多い。

第3章
リハビリテーションチーム

- リハビリテーションチーム ……………………23
- チームの存在理由（なぜチームなのか）……24
- 専門職種間チーム ……………………25
- 総称的リハビリテーションワーカー ………26
- キーワーカーあるいはケースマネジャー …27
- 核となるチーム ……………………28
- チームリーダー ……………………29

● リハビリテーションチーム

　リハビリテーションはチームワークで成り立つ。広域の異なる専門職が関わる必要のある過程である。リハビリテーションチームは多くの異なる専門職種によって機能できる。多くのチームは病院を基盤に脳卒中や外傷性脳損傷後の人々と仕事をするのが基本である。こうしたチームには主として医師，セラピストおよび看護師が関わる。しかし，他のチームは異なる背景で仕事をし，チームのメンバーも専門性が異なる。地域リハビリテーションチームは地方役所の雇用職員であることが多く，ソーシャルワーカーや地域作業療法士など，ときとして雇用専門職のようなその他の専門職種が含まれる。したがって，リハビリテーションのチームメンバーについてあるべき専門職を定義することは不可能であり，またその必要もない。そうした定義はまさに専門職の境界を不適切に強調することになりかねない。リハビリテーションチームの本質は単に異なる専門職が寄せ集まることではなく，障害者という共通の宝のた

めに異なる専門職が一緒に働く緊密なグループとして結びつくことである。適切な専門職の単純な集合は多専門職種チームと呼ばれるものである。こうしたチームは必要な範囲の専門職を含めることが多いが，エビデンスとしてリハビリテーション過程から得られる効用の数々を生み出すことはない。リハビリテーションチームは緊密に一体化して機能することで，依頼人の目標が設定され経過観察されることができ，こうした目標は伝統的な専門職の境界を超えているはずである。チームは専門職志向性ではなく，帰結志向性であるべきである。

チームの定義については広範な文献があるが，以下の文献（Furnellらによる）はリハビリテーションチームのおもな特徴に関する要約として有用である：

- 定期的に顔を合わせる異なる専門性をもった専門職。
- 各メンバーごとに，チームの目的にかなった時間配分を慎重に割り振ること。
- チームの構造と機能を規定するチームにとっての明白な目的に関する合意のあること。
- チームの活動を支援する適切な事務管理と臨床的調整が必要だが，必ずしもすべての場面で同一の人物である必要はない。
- 基盤となる地域の範囲を限定すること。
- 個々のメンバーにとって特異的で独自性のある技能や役割の明確な区別と尊敬，および分担することの多い役割の認識。

●チームの存在理由（なぜチームなのか）

適切なリハビリテーションチームは，障害者のために機能的な効用を生み出すというエビデンスがある。こうしたチームの効用のいくつかとして考えられるのは以下の通りである：

- コミュニケーションの改善。
- 異なる専門性を有する人々の間で知識の共有。
- より一貫性のある目標志向性アプローチとケアの良好な継続。
- リハビリテーション提供のための幅広い視点を創出。

- チームメンバーの貢献を強化し，動機づけを高め，個々人の効力を増加させるために刺激的な環境の創出。
- 相互依存性に支援する雰囲気につながる団体精神の創造。

これらの特徴は障害者のためにリハビリテーションチームの重要性を強調するだけでなく，構成メンバーのためにチームの重要性を強調するので有用である。リハビリテーションは広範な課題であり，いかなる人であっても緊密で完璧なリハビリテーションプログラムを提供するために必要とされる知識と情報のすべてを所持することはできない。地域では往々にしてあることだが，単独で仕事をしている臨床家たちは淋しく孤立していると感じることが多く，チームの機能の一部は相互依存性の支援であり，問題の認識であり，さらには個々人の誰もが孤立し消耗していると感じることのないチーム文化の開発である。

● 専門職種間チーム

リハビリテーションの本質は目標の設定と障害をもつ特定の個人のニーズに焦点を当てることである。障害者が個別のニーズを厳密な専門範囲に詰め込むことはまれである。自分には特異的な理学療法や作業療法の目標とか臨床心理の目標があると自ら言うことはめったにないだろう。多くの場合，専門家のそれぞれの領域を超えているように思われる。リハビリテーションチームはこうしたクライエント中心の目標の重要性を知り，それに従って自分の仕事を適合させるべきである。たとえば，長期目標が自立歩行であるなら，その前の適切な副目標はその人なりに自立して階段の数段を昇れるようになることであろう。この目標を達成するためのチームの中心メンバーは理学療法士であろうが，理学療法士の助言に留意してクライエントの個別の目的を達成することはその他のチームメンバーの義務であることに変わりはない。言語療法士は，その人を階段の上にある言語療法の部屋に連れて行くが，言語療法士により実践されるコミュニケーションの方策を理学療法士が知る必要があるのと同じように，階段昇降の手技について知ることが必要になるだろう。

このアプローチは専門職種間作業と呼ばれる。リハビリテーションチームのメンバーは専門職の範囲を超えて柔軟に仕事をする心構えが必要である。「それは私の仕事ではない」はリハビリテーションチームに求められる態度ではない。専門職種間作業は、個別に分離した専門性と熟練を保持しつつ、専門家の領分をあいまいにすることと解釈される。このアプローチの究極の目標はチームメンバー全員が結束して遂行する統合的アセスメントを生み出し、統一された治療計画を展開することである。したがって、単純な多専門職種チームより、それには高度のグループ介入と集中的な治療努力を必要とする。また、障害者とその家族をチームそのものの一部として取り込むべきでもある。家族にとっても達成しようとしている目標と方法を理解することは重要である。そうした理解は家族がリハビリテーションのチームの一員である場合にのみ生まれる可能性がある。

● 総称的リハビリテーションワーカー

これは各自の仕事ぶりを寄せ集めているリハビリテーションの概念である。各々の専門職の領分の垣根を超えているので、こうしたセラピストはもはや理学療法士や作業療法士や臨床心理士として分類されることなく、単にリハビリテーションチームの協力者として認識されるのみである。この根本の取り組みは広い基盤の上に立った総称的訓練を意味し、現在のところ存在しない（例外的にはおそらく、ブダペストのピート研究所やその他のセンターで実践されている伝導教育の多少人工的な環境において存在）。これは外傷性脳損傷後の神経行動学的問題のリハビリテーションの関連でよいモデルとなるであろう。このタイプのリハビリテーションは、とくに回復の後半段階では、ケアの意思疎通と協業を個別に強調する必要がある。そのことにより、さまざまな行動障害に対する各自の応答は、連携の取れた十分に裏づけのある一貫性をもつことができる。こうしたチームのメンバーは、臨床神経心理士により実践されることが多いが、専門職の範囲と境界がもはや不明瞭な超専門職種様式で仕事をする。しかし、神経行動学チームは特殊な例であり、これ

を伝統的な急性期後のリハビリテーションユニットで適用することは非常に難しいものであり，おそらく不適切なことが多いだろう。しかしながら，そうしたユニットでは日々のリハビリテーションのほとんどが総称的保健ケアワーカーにより遂行され，彼らは有資格セラピストによる指導の下に働いていることが多い。これらの総称的補助職種（助手）はキーワーカーの役割を果たしていることがしばしばあり，障害者と広域チームの間の主要な接点となっている。他にも異なるモデルは多数ある。いくつかのセンターではこうした助手が障害者のための重要な調整役や教育的役割を果たしているが，一方別のセンターでは，助手は有資格のセラピストに完全に従属している。残念ながら，リハビリテーションチームワークに関する異なるモデル間での有意義な比較研究はほとんど存在しない。

● キーワーカーあるいはケースマネジャー

リハビリテーションチームにより採用される作業モデルが何であれ，障害者とつながりをもつべき人々が常に数多く存在する。これが混乱や統制欠如を生み出すこともある。チームはこの問題をめぐってさまざまな方向を発展させてきた。共通するシステムはキーワーカーの配置である。一人のチームメンバーがチーム，障害者およびその家族の間での中心的結び目（リエゾンの鍵）になるよう割り当てられる。キーワーカーはリハビリテーション過程に関する主要な情報源として，障害者の思いや理解度をチームにフィードバックし，その逆も行う。このシステムは定期的なチーム会議の代用とみなすべきものではなく，当該専門職の義務の放棄があってもならない。それはリハビリテーションチーム過程全体の単なる一部であり，良好な連携とリエゾンとコミュニケーションの明瞭なチャンネルをもたらすものであろう。理論的にはキーワーカーは，その個人が適切な範囲の対人技能と障害者のニーズに関する広域の背景知識を有する限り，特別なチームの一員でありうる。多くの場合，障害者自身がキーワーカーとして振舞うことが全面的に適切であろう。しかし，このことは必ずしも可能ではなく，とくにその人自身が認知障

害や知能障害を有する場合は難しい。後見人が必要とされる場合，おそらく後見人がキーワーカーとして振舞うことは不適切であろう。後見人の役割は純粋に障害者の主張を代弁するもので，一方キーワーカーの役割は，意見や目標がかけ離れていたり非現実的と感じられたりするとき，交渉や仲裁に関わることが多い。

キーワーカーの役割をケースマネジャーの役割にまで拡大することがある。ケースマネジメントの概念は必要な専門職スタッフと協調して障害者を手助けする手段として発展してきた。ケースマネジメントに含まれうるものとしては：

- 単一事業所内での単純な調整。
- 事業所の範囲と境界を超えた調整。
- ケースマネジャーがクライエントの代理として主要な事業所と交渉するようなサービスを仲介。
- 法令団体，あるいはその他の任意で私的な事業所からクライエントのために購入可能なサービスのための予算保持義務。

ケースマネジメントの効力に関する対照試験はほとんど存在しないが，これは広く実践される役割であり，ほとんど確実に良好でより緊密なサービスを提供して，人々を支援している。とりわけ，認知障害のある人々がサービスの迷路から自分にあった道を見つけ出すのに役立っている。いまや，ケースマネジャーの役割は独立した有効な専門職としてみなされつつあり，専門的役割を減らすべく計画することや専門の範囲や境界を越えること自体は新しい専門職技術を生み出さないことは確かである。

● 核となるチーム

超専門職種作業が重要であるにもかかわらず，保健分野でのリハビリテーションチームには核となるメンバーが存在する。チームの核となるメンバーは：

- リハビリテーション看護師（ナース）
- 臨床神経心理士

・作業療法士
・理学療法士
・言語療法士（言語聴覚士）
・リハビリテーション科医

　こうした人々に接触しない急性期後のリハビリテーションチームを想像することは難しい。しかし，チームはその他の専門家にも広範囲に注目する必要がある。ソーシャルワーク，カウンセリングは日常的で，ときどき栄養士，足病治療師，リハビリテーション工学士などにも加わってもらう。泌尿器科や整形外科などその他の診療科専門医と接触することもときには必要である。地域では，核となる人々の広域ネットワークが必要となることが多い。保健の必要性は直ちに社会的必要性に変換され，社会的サービスから提供された情報により作業療法士やソーシャルワーカーがきわめて重要になる。後半の段階では，有用な結びつきは職業リハビリテーションの専門家，およびその他の任意のプロバイダー，法律家，社会安全保障職員，さまざまな障害支援団体などにより育成される可能性がある。

　したがって，核チームと支援チームの概念が存在する。前者のほとんどは障害者と毎日の日常的基盤で関わるような人々からなる。支援チームはもっと末端で関わる。支援チームは通常はそれほど身近なものではなく，障害者個人ともチームとも毎日接触するわけでもない。彼らは，チーム内の固有のメンバーであるというよりは，チームに対するコンサルタント（相談者）としての役割といえるかもしれない。

● チームリーダー

　これには問題がある。多くのリハビリテーションチームのリーダーは医師である。これは通常歴史的あるいは政治的理由からであって，必ずしも医師が最善のリーダーになれるからではない。実のところ，医学教育は本来的に急性場面での迅速な決断を下すために自律的な独立思考を奨励するため，このスタイルはチームリーダーに求められる資質に最も適しているとは限らないことが議論となることがある。しかし，多くの

組織において，また多くの文化において，医師以外の誰かがチームを率いるべきであると提案するのは実際的ではない。医学が他の専門性の上位にあることではいくつかの利点がある。医学教育は他の専門職修練の比較的狭い視野よりは特定の疾患について広く見通すことができる。医師は他の専門職の役割を多少とも理解して「全人的」な見方を要求され，チームのメンバーの補完的役割に関する理解はすぐれている。しかし，チームリーダーにはその他の資質も必要である。リーダーは他者の言に十分耳を傾けることができ，また，その助言を拒絶できる強さを持つことができることである。リーダーとして強くアピールする必要のあるその他の性格としては以下のものがある：

・良好な対人的社会的技能。
・チームの長期的未来に対する眼力。
・コミュニケーションの技能。
・傾聴する技能。
・柔軟性―他者の言をよく聴いて他のチームメンバーの考えや見方に従ってチームの方向性を調整する能力。
・たくましさ―困難な決断をその時々にすること。
・とりまとめ技能。
・良好な時間の管理―臨床的課題そのものより，チームの活動性に十分な時間を提供できること。
・財政的予算的理解。
・政治的技能―同僚やマネジャーに影響力をもち，チームに最大の資源を管理すること。

これらの基準をすべて満たすことのできる人材が実在するかどうかは疑問である。

従来どおり病院基盤のチームは，通常は病院のコンサルタント（専門医）の監督下にあるが，今では医師以外のチームリーダーをもつチームの数が増加していて，とくに地域での場面や障害者の神経行動学的な認知障害が強調されるチームで目立つ。

総括的には適格なリーダーであることが専門的背景よりも重要である

ことは疑いないことである。

■推奨文献

1 Fumell, J., Flett, S., and Clarke, D.F. (1987). Multidisciplinary clinical teams : some issues in establishment and function. *Hospital and Health Services Review*, January, 15-18.
2 Wood, R.L (2003). The rehabilitation team. In : *Handbook of Neurological Rehabilitation*, 2nd edn (ed. Greenwood, R.J., Barnes, M.P., McMillan, T.M. and Ward, C.D.), pp. 41-50. Psychology Press, Hove.

第4章
サービス組織

- ●サービス提供の原理 ……………………………32
- ●地域リハビリテーション・サービス ………34
- ●地区リハビリテーション・サービス ………36
- ●リハビリテーションユニット ………………37
- ●組織のモデル―外来診療 ……………………39
- ●組織のモデル―プライマリケアチーム ……40
- ●組織のモデル―地域リハビリテーションチーム ………………………………………41
- ●組織のモデル―専門家セラピストと看護師 42
- ●組織のモデル―自立生活運動と社会資源センター ………………………………………43
- ●発展途上国における地域リハビリテーション ………………………………………45

● サービス提供の原理

　この章は，包括的リハビリテーション・サービスの提供に関するさまざまな組織的側面について考える。リハビリテーション・サービスを開発する単一の方法はない。物理的基盤，チーム，構造，見通し，提供されるサービスの範囲は明らかに地域ごとに異なる。この章ではサービスの組織のための可能性のいくつかを概説し，異なるシステムの長所と短所について考察する。

　しかし，チームをいかに組み立てるかにせよ，仕事のためにどのような基本原理を選択するかが第一に確立すべきことである。有用な一連の

原理は 1985 年に the Prince of Wales Advisory Group on Disability (障害に関するウェールズ王子顧問グループ) により作成されており,以下のようなことである:

- 障害者およびその家族はサービスが計画されるときに相談を受ける必要がある。
- 情報は障害のあるすべての者に明瞭に提示され,速やかに入手可能である必要がある。
- 地方および国のコミュニティにいる障害者の生活は,義務と恩典とを促進する必要がある。
- 障害者はどこに住むか,いかにして自立を維持するかについての選択権を持つ必要があり,それには選択の方法を学ぶ手助けも含まれる。
- 長期的障害は病気と同じ意味ではないこと,およびケアの医学モデルは大多数の事例で不適切であることが認識される必要がある。
- サービスは,障害者の周囲と条件にもっとも適した生活法に関して決断する自由のための自立を提供する必要がある。

プリンス・オブ・ウエールズ原理の一部ではないが,7番目の原理に以下を追加することができる:

- 十分に包括的範囲のリハビリテーション・サービスはできる限り個人の家庭近くで提供される必要がある。

ほとんどの包括的なリハビリテーションシステムは2系統のサービスを基本とする。多くのリハビリテーションは在宅で,あるいはその個人の近所で実施することが可能であり,またそうすべきである。したがって,各地域は機動的な地域のリハビリテーションチームをもつ必要がある。しかし,障害者のあるものでは,およそ 10％ くらいであるが,もっと多くの専門家によるサービスの熟練手技と施設を必要とすることも認識されねばならない。専門家サービスのいくつかの要素は地域的に供給することができると期待されるが,地域チームにより提供されたサービスを補完し追加するために,ほとんど確実に地域専門リハビリテーションセンターが存在する必要がある。地域レベルあるいは地区レベルで

必要とされるサービスの範囲とタイプは，適切な研修を受けたスタッフ，資源，設備の入手の可能性次第であることは明らかであり，地域ごとに異なるだろう。地域サービスと地区サービスの間の緊密な結びつきは大切である。障害をもったクライエントは連続的ケアによって，あるサービスから別のサービスへ切れ目なく移動できるはずであり，その個人が地域センター内にいるときもいないときも，なるべくなら地区のセラピストがクライエントとの接触を維持すべきであろう。しかし，資源は不足していて，理想的な十分に相互連携した2系統のリハビリテーションシステムを達成するのは困難である。

● 地域リハビリテーション・サービス

地域専門家リハビリテーションセンターは地区のチームと同一の哲学に則って活動すべきである。リハビリテーションの同一の原理によって活動すべきであり，とくに専門職種間チーム，目標設定，適切に文書化された結果の計測での同一原理によることが必要である。地域のチームは多くの専門職セラピスト，医師，看護師からなり，さらには専門職の範囲として道具や設備とアセスメント関係の職種を含めることもあるだろう。各センターでサービスを受ける人口は，地区チームの，地区の地形の，地区の資源の規模や範囲によって非常にまちまちである。しかし，以下のサービスのリストは，必要な技能と道具が地区では入手できないときには地域センターから提供される必要がある：

- もっとも複雑で多発性の障害を有する人々のための専門職リハビリテーション・サービス，とくに身体的，心理的，行動学的問題の組合せを有する外傷性脳損傷の人々など。
- 脊髄損傷サービス―英国では別々の脊髄損傷地域センターのネットワークがあり，歴史的はストーク・マンデヴィル病院のルードヴィヒ・ガットマン卿による最初の手引きに従って発展した。
- 複雑な車椅子と特殊シーティングのための専門サービスが必要。
- 地域生体工学サービス。
- もっとも合併の多いコミュニケーション障害の人々のための特殊専

門器具を提供するためのコミュニケーション・エイドセンター。
- 介助技術，とくに環境制御システムに関する助言とアセスメントのセンター。
- 障害者の自動車運転に関する情報と助言とアセスメントのサービス。
- 切断者および四肢変形のある小児や成人のためのサービス（腕神経叢損傷や外傷性切断など）。
- アセスメントおよび持続性昏睡や持続性植物状態や重度意識障害のある人々の長期介護のための入院サービス。
- 狭い地区ではほとんど提供されることのないような専門家外来サービス。外来的支援の範囲は非常にまちまちであるが，可能性のあるサービスには以下のものがある：
 —痙性外来
 —痙性やジストニアなどの症状に対するボツリヌス毒素注射サービス
 —障害者のためのセックス相談と助言サービス
 —装具専門家サービス
 —神経心理学専門家外来，とくに認知障害，知能障害，記憶障害をもつ人々のために
 —神経行動学専門家サービス（入院，外来とも），とくに外傷性脳損傷の関連で行動学的問題をもつ人々のために

地域センターは，センター内および地区のチームの保健専門職のための教育と研修にも重点を置く必要がある。さらには地域周囲のその他の保健と社会福祉の専門職のためにもまさに必要である。したがって，講義施設や適切な図書室やその他インターネット資源が提供される必要がある。

最後に，地域センターはリハビリテーション研究も重視して活動できるはずであり，地区の学術センターとの連携は重要であろう。

地域センターの設計も重要である。台所，風呂場，トイレ，寝室などの現実に即した評価区域を含める必要がある。広範囲の専門器具を含め

る必要性も高く、アセスメントと展示目的での専門的車椅子や介助技術などがある。屋外区域は表面の異なる路上での戸外歩行訓練のために提供され、おそらく適切に提示されるべきいろいろな自動車運転適合器具のために自動車運転道路が必要とされる。もし障害者とその家族がかなりの距離を旅行中であるなら、適切な宿泊施設、さらには一定時間親類が滞在するための施設も必要になることになるだろう。

● 地区リハビリテーション・サービス

　地区リハビリテーションチームは、それぞれの地区に住む人々のためにたとえば、脳卒中ユニットも含めた急性期後の標準的なすべての入院リハビリテーションを供給できることが必要である。英国で急性期入院を受け入れる地区総合病院のほとんどは今では何らかの形態でリハビリテーションユニットを所有している。実に、2004年までにこうしたすべての病院は脳卒中リハビリテーションユニットをもたねばならないという、英国政府の要請があったからである。しかし、その他の急性期後のリハビリテーションを必要とする人々への入院サービスを忘れてはならない。とくに中等度の脳損傷、多発性硬化症、運動ニューロン疾患などのさらに複雑な神経学的問題を有する人々に対してである。地区レベルでの入院リハビリテーションユニットは臨床および教育の両者において地域センターと緊密な連携をもつ必要がある。地域センターは地区のユニットから患者の紹介を受け、そこで問題が上手く解決したなら、その人は地区入院ユニットを経て地域に帰されるべきである。

　しかし、地区の入院リハビリテーションユニットは、重要ではあるが、地区に住む障害者のすべての保健ニーズを満たすことはできない。入院ユニットから退院した人々のほとんどはリハビリテーションの必要性をもち続けるだろう。急性の問題を生じる心配がないような障害者(脳性麻痺や多発性硬化症などの人々など)も大勢存在し、こうした人々は病院基盤の急性期後リハビリテーションユニットと接点をもつことはないと思われる。地域に焦点を当て、地域を基盤にすることが好ましいリハビリテーションチームのニーズは明らかに存在する。こうした

サービスのいろいろなモデルについてはこの章で後述する。

　厳密には地区リハビリテーションチームは以下のすべて，または大半を提供できる必要がある：

- 入院急性期後リハビリテーション・サービス―とりわけ，脳卒中や中等度の外傷性脳損傷後，および多発性硬化症などの進行性病態をもつ人々への必要に応じたアセスメントと救護施設。
- 失禁の問題をもつ人々へのサービス。
- 地区での補装具サービス。
- 地区での基本的車椅子に関する処方と維持サービス。
- 褥瘡のある人々への看護師基盤サービス。
- 身体障害に関連した問題での対処の仕方や調整について手助けするため，セックス相談も含めて，カウンセリングサービス。
- 適切な範囲での外来支援サービス。
- 別の病院への入院を必要とする身体障害者のために，急性期内科，外科，精神科病棟とのリハビリテーション・リエゾン・サービス（リハビリテーション科との連携）。
- 補助具や機器のサービスで，おそらく環境制御器具の地域提供を含む。
- 基本的な情報と助言のサービス

　地区のチームは，その他の関連職種や部門と接触するために，広域のネットワークを維持する必要があろう。ネットワークには地区役所，社会福祉部門，家屋建築部門，地区雇用リハビリテーション・サービス，社会安全管理事務所が含まれる。地区の障害者グループは地区のリハビリテーションチームとも連絡し，同様の問題をもつ立場として貴重な支援や情報を提供することができる。

● リハビリテーションユニット

　リハビリテーションチームには物理的基盤が必要で，専門のリハビリテーションユニットをつくることには多くの利点がある。物理的ユニットが，急性期後の入院施設に必要なことは明らかである。しかし，地域

基盤のチームであっても,クライエントと会い,器具を展示し,セミナーを開いたり,必要な行政的支援を提供するための部屋を必要とする。したがって,地区ごとに明確に仕切られた物理的基盤をもつべきである。理想的には,リハビリテーションユニットは以下の設備が必要である:

- 適当数の入院病床―その数字は地区のニーズと資源によって著しく異なるが,約25万人の人口に対して(急性期後の)神経学的障害を有する16～65歳人口の急性期後リハビリテーションニーズに適した病床数は約20床であろう。
- 公共の生活空間。
- 訓練用の台所と寝室と居間。
- 地域に戻る準備のために日常生活技能をさらに練習することのできる独立式(家具つき)アパート。
- 適当な外来診療用の空間―とはいえ,多くのサービスは自宅で,またはせめて総合診療外科医やその他の地域センターなどの地区施設で提供されるべきである。
- 情報提示の部屋。
- 地区チームや,たぶん地区ボランティアや障害者グループのためのセミナーや教育や会合のための部屋。
- 数多くの適切な駐車場と,輸送系列を利用しやすいこと。

ユニットそのものはすべての障害者が完全に利用できなければならないことは明らかである。

物理的ユニットの存在は,職員の志気を引き出し,教育,研修,研究を刺激し,独立したリハビリテーションチームの発展をもたらすように思われる。このユニットが急性期の病棟から分かれて独立した場所にあるなら利点が多い。独立したリハビリテーションユニットへ移動することは地域へ退院することに向けた一歩とみなすことが可能であり,より適切な「病院外」での設計を可能にするだろう。

●組織のモデル―外来診療

　障害者人口に保健介護を等しく供給することが主要な配給調達課題である。成人人口の14％が障害者であり、少なくとも人口の2-3％は重度障害があり、地区のリハビリテーション・サービスは非常に多数の人々をみる必要があり―その多くは現状に即して直ちに対応する必要がある。サービス供給には多くの異なるモデルがあり、単独のモデルが他に勝るといったものではない。サービスの計画は地区のニーズにかなって、その他の地区や地域の資源、スタッフ、施設を考えに入れる必要がある。一つの区域においてさえ、次章で述べられるいくつかのサービスモデルを適用しうる。

　障害をもつ人々の短期的、および長期的支援のための伝統的モデルは病院の外来を通じてである。外来サービスの長所は以下のことである：

- 物理的に1ヵ所で人々をみることはスタッフの時間を最大利用できる観点から資材の準備が容易である。
- 急性期後の人を世話していたのと同じ入院チームが外来基盤でその人を診続けることが可能なことが多い―したがってケアの連続性が保証される。
- 同じ種類の問題をもつ人が特別診を受診できるよう手配することも可能である―たとえば、多発性硬化症特殊外来あるいはパーキンソン病外来、あるいはその代わりに失禁外来や痙性外来など症状基盤の外来を提供することができるだろう。このサービスでは専門家の多職種チームが手近に居合わせて、必要なアセスメントと治療を提供し、さらには適切な情報と助言を提供することが可能である。こうした外来診療は関係のある地区の自助グループにとって中心的役割を果たすであろう。

しかしながら、外来システムには多くの重大な欠点がある：

- 外来診療は医学モデルで運営され、若手の研修医が診察することが多い―しばしば、初めてで障害やその状況に関する特別な知識をほとんどもっていない。
- 各個人と過ごす時間がほとんどない。

- 再来予約の間隔は数ヵ月先になりがちで，ときにはもっと短い間隔が適当な場合もある。
- 特殊疾患外来は，障害や症状に関して必要な範囲をまかなうために，そういった外来を十分な数だけ配置することに関して補給調達問題を生じることが多い。したがって，まれな病態をもつ人々のニーズを無視する危険がある。
- より重度の障害にある同一の病態の人々をみることは，人によってはストレスになる。
- 外来診療は一般的には利用者から不満足なものとみなされていて，多くの出版物からこの点を確認できる。

●組織のモデル－プライマリケアチーム

英国の典型的なグループ総合診療医（GP）は約1万人いる。リハビリテーションチームからの支援を必要とする多くの人々は，チームが典型的なGP人口以内に基盤を置くなら管理可能な数にまで減らされる。GP基盤のリハビリテーションチームの利点には以下のものがある：

- プライマリケアチームの残りの者が，その他の一般的な医学的問題を生じたときには身近にいて処理できる。
- 障害をもつ人々は独立した特殊な概念とはみなされない傾向にあり，その他の一般大衆と同様にGPの医院を普通に受診する総人口の一部とみなされる。
- GPの医院は地区に存在して，通常は障害者がまともに通いやすいようになっている。
- 地区プライマリケアチームの知識は地区リハビリテーション専門職と接することで増大するはずである。

しかし，明らかにいくつかの欠点もある：

- 多くの障害はかなり稀なものである。たとえば，GPが多発性硬化症の新患をみるのは20年ごとに一人くらいだろう。したがって，プライマリケアチームの熟練のレベルは相当に限定され，プライマリケアチームは研修を積んだリハビリテーションスタッフによって

適切に補われる必要のあることは間違いない。
- 必要な熟練したリハビリテーション専門職がすべてのプライマリケアチームに提供されうるとは限らないので,人材集めと人材の維持が大問題となることもある。
- 地区のリハビリテーションチームは専門職的には孤立していると感じることがあり,地区と地域のチームとの適当な連携および教育と研修のために特別に時間を確保しなければ徐々に技能は低下していくことになるだろう。

しかし,プライマリケアチームが身体障害をもつ人々の長期的マネジメントに関わることのできる方法は多数ある。たとえば,あるプロジェクトではリハビリテーション専門医と理学療法士がプライマリケアチームの定期会合に出席し,パーキンソン病の人々へのマネジメントの問題について話し合う。また,あるプロジェクトでは専門家リハビリテーションチームが GP の医院へ出張診療を行う。さらなるプロジェクトでは,大きなグループ GP において一人の GP と一人の地区看護師が地域リハビリテーションチームによる特別研修を受けてきて,障害者が出会うより基本的で日常的な問題を管理する―このようにしてある種の地区専門家の知識を地区に住む障害者に提供できる。

● 組織のモデル―地域リハビリテーションチーム

理論的には完全な専門職種間リハビリテーションチームを地区のコミュニティで提供することができるだろう。このチームはその区域の地区プライマリケアチームおよび地区の病院ユニットすなわち地域ユニットと密接に連携して仕事をする必要のあることは明らかである。こうした配置はプライマリケアチーム自身によって提供されるサービスのいくつかの欠点をしのぐはずである。1 例として,ニューカッスル(Newcastle upon Tyne)には地区コミュニティ多発性硬化症チームがある。このチームは地区障害者生活センターに物理的基盤をもつが,アセスメントと日々の治療はその個人の家庭で行われる。地区のデイユニットでは週単位の集団理学療法が行われている。このチームそのものは,理学療

法士（チームマネジャー），作業療法士，治療助手，秘書からなり，みな常勤形態で雇用されていて，他に非常勤としてカウンセラー，ソーシャルワーカー，多発性硬化症看護師，臨床神経心理士，リハビリテーション科医が加わる。このチームは広域の専門家の支援にアクセスし，休暇病床は地区リハビリテーションセンターで提供される。このチームはさまざまなところからの紹介を受け付ける。おもなものとしてはGP，神経内科医，地区の多発性硬化症協会（チームの資金を分担）がある。このチームは地区社会サービス部門と良好に連携しているので，保健チームと社会サービスチームとによる二重のアセスメントの必要性は避けられる。こうしたチームの欠点としての可能性は：

・チームにとっては保健を焦点にしやすいので，重要な社会および職業問題をあまり強調しないことがある。
・チーム特定の障害（多発性硬化症など）のみを取り扱うことが多く，その他の診断病態の人々が犠牲になる。
・地区ごとの包括的地域リハビリテーションチームの提供は，研修を受けたスタッフを十分な数だけ集めることはできないので非現実的である—またそうした数のスタッフのサービスのために支払う財源もないだろう。

● 組織のモデル—専門家セラピストと看護師

　完全な地域リハビリテーションチームを地区ごとに提供することが非現実的であるなら，いくぶんか費用を安くする可能性としては，専門研修を受けた個別の臨床家を提供することである。近年，専門臨床家の概念が，とくに看護の世界で目だって成長してきた。今では，パーキンソン病，てんかん，多発性硬化症などの病態に熟練した専門研修を受けた看護師および，たとえば失禁やストマケアの分野で仕事をする症状基盤の専門看護師が存在する。今では，痙性のマネジメントに特別に習熟した理学療法士のような—すなわち同様の専門セラピストの概念も広まっている。これらの専門セラピストや看護師のあるものは今でも病院を基盤とするが，多くは地域場面で働き始めたところである。あるものはプ

ライマリケアチームと一体となり，またあるものは地区または地域のリハビリテーションセンターから出張して仕事を実践している。このモデルには多くの長所がある：

- 幅広い範囲の疾患や症状を対象とすることができる。
- 地域において一人の広範囲の研修を受けた臨床実務家を提供することは，完全な地域リハビリテーションチームより明らかに費用は安い。
- 臨床実務家は，その専門領域内にある人々の接点として働くことができる。多くの問題が臨床実務家により取り扱われるはずであるが，地区や地域のチームに前向きの紹介をすることはありうる。
- プライマリケアチームとの密接な連携を維持することができる。
- 障害者は自宅でみてもらえる―したがって病院の外来部門や大学病院の受診といった不要な通院は割愛される。

しかし，明らかに欠点もある：

- 一人では全体的な診断群に関して必要とされるすべての専門性を提供することはできない。
- 各人は孤立して仕事をしているので，専門職種間リハビリテーションチームの一員として働くことの利点はもてない。
- 各人は長期の研修を必要とし，専門性の発達を持続させるために多大な努力が必要とされる。現時点の，少なくとも英国においてはこうした包括的研修と支援プログラムをどこででも入手できるわけではない。

しかし，保健専門職の資源が比較的制限されているのであれば，地区や地域のセンターと結びついて地域で仕事をする独立した専門臨床家の概念は，こうした展開が適切で質の高い研修プログラムと手を携えて続く限りは追及する価値のあるモデルである。

● 組織のモデル―自立生活運動と社会資源センター

今では，障害者が自分に必要なサービスを購入するため障害者自身に予算を供与する地区役所の例が多数存在する。これは自立生活運動と一

般的な障害者団体により強力に支援されたモデルである。障害者は自分にとって適切な地域リハビリテーションチームのメンバーにアクセスして自宅で自分で購入する。これは多くの障害者にとっては有効な解決法である。しかし，場合によっては問題を生じる。認知や行動の障害をもつ人々は自分自身に必要なものを決めることが困難であるからだ。これは難しい問題を生じうる―誰かが彼らの問題を管理せねばならず，ある人が自分の予算を管理できるか否かを誰かが判断する必要がある。もし後見人が必要であれば，こうした後見人にはどのサービスが提案されていて，どれが適当であるかを理解できるよう適切な研修が必要である。このシステムではいかにして提供できない不適当な要求の申し出を取り扱うのであろうか。財源が不十分で，その人の予算が足りなくなったときにはどうなるのであろうか。これらすべての疑問には解決策があり，このモデルが多くの人々に十分に役立っていることは事実である。しかし，誰にとっても必要なサービスをすべて購入することは障害者人口にとって入手可能な資源を極度に増大させる必要があり，当然の如く困難が生じてくる。

　いくつかの施設が共用されるなら，問題は軽減されるだろう。一つの解決法は地区コミュニティ資源センターを提供することである。こうしたセンターは，地区にあってアクセスしやすく，情報サービスや障害者生活センターを含む一定範囲の設備を収容し，地区ボランティアや自助団体および地区リハビリテーションチームの出先にとっての拠点として機能するだろう。外来診療所は地区の病院や地域センターからの事実上の出張診療によりセンター内に開設することが可能であろう。社交的なレクリエーション活動も提供可能で，家屋建築，社会安全保障，雇用サービスなどその他の代理業種もセンター内に事務所をもつことが可能である。このセンターは障害者により障害者のために管理可能であり，むしろそうあるべきであろう。数多くのこうした社会資源センターは今では英国や海外で確立されてきた。

● 発展途上国における地域リハビリテーション

　この章までの例のほとんどは西側世界，とくにヨーロッパ，米国，オーストラリア，カナダでの保健システムに該当する。しかし，その他の世界の大半では適切なリハビリテーション資源や設備はほとんどない。発展途上国の多くの人々はリハビリテーション施設にはまったく無縁である。病院のリハビリテーションユニットに入院できたとしても，退院後の地域支援は存在しない。したがって，発展途上国におけるこれらの困難を克服するためには別のモデルを開発する必要がある。世界保健機関（WHO）は地域基盤リハビリテーション（CBR：community based rehabilitation）の概念を開発した。このモデルはいろいろな解釈が可能であるが，一般的なアプローチは地区コミュニティのために，そこに住む障害者の主要な支援者となることである。地区村のワーカーはある種の基礎的障害の研修が，およそ2～3週間の長さで提供される。世界の多くの地域では地区村で2名以上の人がすでにある種の基礎的な保健介護や出産の側面に関わっている。これらの人々はさらなる研修を提供され，一般的には非政府組織により支援されていて，さらなる障害の背景知識を提供される。この基本的レベルの研修で，こうした人々は自分の村の障害者のニーズの約80％を取り扱えることが明らかにされた。村のワーカーは支援とその時々の研修と指導監督を必要としており，これらは通常さらに多くの研修を受けた人により提供され，彼らは数多くの地区村を受け持ち，おそらくは定期的に訪問してより複雑な問題を取り扱い，地区の病院や地域センターに適切な紹介依頼を行う。

　CBRモデルは多くの場所で，自分の村の障害者団体が彼らにとって経済的に意味のある雇用を提供できるように確立されてきた。おそらく何らかの外部支援を受けて，この団体は木工や裁縫や自転車修理などの技能のために研修を受け，基本的な道具を提供される。これらの団体は中央管理としての小さな蓄えに貢献し，外部への紹介や薬を必要とする団体の数名の会員を支援することができる。こうした研修や障害者の支援は明らかに理想とは程遠いものであるが，こうしたシステムは保健介護や雇用の見地から多くの障害者にとって意味があり，安価で支えとな

る解決策を提供することが明らかにされてきた。この概念は障害の刻印（スティグマ）を減らすための方法にもなっている：多くの文化において障害者は自分たちの集団（コミュニティ）から隔離されている。そこには大きな基盤でなされねばならない多くの物事へのニーズがあり、障害のための適切な下部構造を確立するために発展途上国では非常に重大な資本投資を必要としている。しかし、CBR は始まったばかりであり、世界の多くの地域では未だ障害者のための長期的支援の手段に過ぎない。

第5章
障害の評価（アセスメント）

- ●障害評価の必要な理由 …………………………47
- ●計測 …………………………………………48
- ●事例 …………………………………………49

● 障害評価の必要な理由

　リハビリテーションは非常に複雑な活動であり，定量化することが困難である。帰結の計測法は病因の治療でみられる特異性を欠くが，新しい考え方が問題を評価するための新しい方法をもたらしている。病因や疾患の活動性を計測するよりは，リハビリテーション過程による変化に焦点を置く。すなわち，自然回復や単一の損傷や疾患の急性期後の回復を越えて患者にもたらされたリハビリテーションによる付加価値である。リハビリテーションは進行性障害をもつ人々で進行増悪を緩やかにし，QOL を改善することが多い。こうしたものには統計や病態の改善を用いた計測は適切ではないだろう。本質的に，患者には5つのカテゴリーがある：

1. 病前の健康水準まで自然に完全回復する可能性のある患者。
2. 確実に回復する患者だが，病前の健康や機能水準にまでは戻れない。
3. 大きな改善はみられない患者だが，改善の可能性はある。
4. ゆっくりと進行増悪する患者だが，治療やリハビリテーションにより進行を遅らすことができる。
5. リハビリテーション介入にもかかわらず，確実に急速に進行増悪

する患者。

リハビリテーションはすべての患者で有効だが、リハビリテーションユニットはそれぞれのグループごとに異なる治療計画を立てなけれならない。したがって、患者側にとっては機能の変化を知るために、保健サービスの政策側にとってはサービスへの資金割り付けを手助けするために計測が重要である。機能と健康の国際分類はすべての患者やそのおそれのある人々のために、その人に応じた背景のもとに機能障害や能力の変化に関して、リハビリテーションの問題を評価の対象にすることができる。

●計測

用語は以下のように定義することができる：
- 計測：観察を定量化するために標準を使用
- 計測法：その観察を定量化するために使用される手技
- 帰結：そうした道具を使用して得られた結果

リハビリテーションで必須の計測は特定の患者のためにリハビリテーションの目標を定め、リハビリテーションの取組みの終わりにその患者は目標を達成したか否かを決定することである。これは成功の計測であるが、真の価値は現実的で、達成可能で、望ましい標的を定めるチームの技能に依存している。目標がやさし過ぎれば、計測は天井効果を示すことになる。すなわち、非常に多くの人々が目標を達成したり尺度の最高点を獲得したりする。一方、難しすぎれば、患者の実質的な達成度は十分に理解されない。線形定量計測には、名目数、順序数、間隔数、比例数、階級数がある：

- 名目尺度：直線に沿って特徴を番号で分類する。尺度の点はそれが使用されている背景では意味を持たないが、その特徴の頻度が研究されるなら有用なことが多い。
- 順序尺度：各連続する得点が直線に沿ってパラメータを計測するよう順位をつける。すなわち、ある点の上下は、その直前に比べて高いか低いかである。このタイプの尺度の例は Visual　Analogue

Scale や Barthel Index や FIM (Functional Independence Measure) である。
・間隔尺度：間隔尺度は間隔が共通している―すなわち，ある点と別の点との間は一定単位の計測―任意のゼロ点を持つ（おそらく，計測の単位であるので）
・比例尺度：その起点が真のゼロである間隔尺度で，例としては体重の計測や事例ごとの費用
・階級尺度：自然の階級で，例としては上昇尺度の各点がその直前の点より能力や技能が大きいことを示す。

理想的な尺度は感受性があり，特異的で，信頼性があり，適切で，妥当で，強力でなければならない。それぞれ，その属性が評価される標準的基準に対して妥当でなければならない。障害研究では，疑陽性と疑陰性の知見が多いので，真の陽性率（感受性）は疑陽性率と比較される必要がある（すなわち，特異性）。尺度は妥当であるだけでなく，信頼性があり一貫性がなければならない。また，検者間および反復評価での信頼性も必要であるので，検者間（inter-rater）信頼性と反復テスト（test-retest）信頼性が重要である。

● 事例

異なる障害領域を計測するために使用される尺度の例を**表 5.1** に示した。**表 5.2** と**表 5.3** はそれぞれ MRC 尺度と修正 Ashworth Scale である。

● コミュニケーション

失語症は Frenchay 失語スクリーニングテスト（FAST）を用いてふるい分けることができる。これは絵や写真のセットを記録する能力を計測し，病棟でのテストとして臨床的に役立つ。これは，言語療法士が通常使用しているボストン失語症スクリーニングテストと相関がある。

● 認知機能計測

Mini-Mental State Examination が認知機能障害のふるいわけテストとして広く使用されている。これは，記憶や注意や言語などの大脳機

表 5.1 異なる障害領域を計測するために使用される尺度

領域	機能形態障害	機能と参加
移動	筋力, 例 MRC 尺度。痙性 (Ashworth & Tardieu Scale, Wartenberg Test, Motoricity Index (下肢および上肢))	歩行速度と距離/時,「立ち上がって行く (Get up and go)」テスト
上肢と手	握力:握力計(ダイナモメトリ)は粗雑であるが単純で実施しやすい;小さなカフ(マンシェット)や血圧計の使用は臨床実務では便利である。	9穴ペグテスト:協調性のある指の運動を実行する能力を評価する。これは9個の穴に9個のペグをさすのに要する時間を計測する。このテストは50秒以内に完了しなければ,打ち切って終了となる。
機能	生理学的消費指標 (PCI) = (活動時脈拍数−安静時脈拍数)/活動速度	
コミュニケーション	Frenchay 失語スクリーニングテスト (FAST), Boston 失語スクリーニングテスト	
認知	Mini-Mental State Examination, Hodkinson Mental Test Score	数唱:WAIS (Wechsler Adult Intelligence Score) の中にある注意のテスト
気分	病院不安とうつ病テスト	
能力障害	日常生活活動・動作	OPCS 能力障害尺度, Barthel Index, Functional Independence Measure (FIM), Nottingham Extended ADL Scale, London Handicap Scale, Sickness Impact Scale

表5.2 MRC 尺度

0	筋活動なし
1	最小限の筋収縮はあるが,関節を動かすには不十分
2	関節を動かすに十分な筋収縮があるが,重力に抗すことはできない
3	重力に抗して関節を動かすに十分な筋収縮あるが,身体的抵抗には勝てない
4	重力に抗して関節を動かすに十分な筋収縮あり,軽度/中等度の抵抗に打ち勝てる
5	筋力正常,すなわち,強い抵抗に打ち勝てる十分な筋収縮

表5.3 修正 Ashworth Scale

4	硬化した四肢
3	全可動域の関節運動縮小,運動困難,著しい筋緊張
2	全可動域の関節/四肢運動可能だが,筋緊張の亢進はかなり目立ち,四肢の運動は容易
1+	筋緊張の軽度亢進,関節可動域運動を通じて抵抗が感知される
1	筋緊張の軽度亢進,関節可動域運動の終わりに小さな抵抗が感知される
0	筋緊張の増加無し

Bohannon RW, Smith MB (1986), Physical Therapy 67, 206-7. より

能の多くの要素のアセスメントを含めている。認知機能のテストの組合せに含めるには便利で基礎的な方法である。しかし,Hodkinson Mental Test や Wechsler Adult Intelligence Scale (WAIS) の中にある注意のテストである数唱は病棟(ベッドサイド)では価値がある。

Hodkinson Mental Test では以下の質問に対する正答に対して患者に1点を与える:

- 患者の年令
- 時刻(最も直近の時間)

- テストの最後に想起するために住所を教える
- 病院の名称/町のどの区域か
- 年
- 月
- 患者の誕生日
- 重要な出来事に日付，例として第二次世界大戦
- 君主/首相の名前
- 20から1まで逆唱（間違いのないことが正答）

病院不安とうつ病尺度は脳卒中リハビリテーションでは便利であるが，その後価値は低下している。不安/抑うつに関して7点以下の得点は正常で，11点以上は異常である。

● 日常生活活動（ADL）―修正 Barthel Index

これは脳卒中で妥当とされてきた。1ヵ月時に6ヵ月時での機能自立を予測できる。コミュニケーション困難や，認知障害，気分障害を考慮していないが，単純で，信頼性があり，迅速に実施できる。また，その患者ができるかできないかよりはむしろするかしないかを計測するようになっている。したがって，階級的有意性の要素が現れる。合計得点は20点になる（表5.4と5.5）。

FIMは18の下位テストがあり，1から7の尺度で計測される（1は全面的介護を必要とする，から7は完全自立まで）。Functional Assessment Measure（FAM）は外傷性脳損傷の介護負担に好都合なようにFIMに追加されてきた。これは同一の判定基準を使用するが，FAMは拡大日常生活活動を計測して，急性期後の外傷性脳損傷リハビリテーションに関連した地域での移動能力や認知症状を補う。FIM＋FAMは入院場面においてのみ妥当とされ，リハビリテーションチーム全体で実行されるように考案されている。また，リハビリテーションの目標を計画するための情報が得られるよう考案されていて，障害が簡単に同定できるように得点を表示することができる。英国のリハビリテーションユニットではこの計測法の経験を積み重ねてきており，実施される計測法セットのひとつになってきた。

表 5.4　修正 Barthel Index

課題	得点	記述
排便	0	失禁（または浣腸を必要とする）
	1	時々失禁（週1度）
	2	失禁なし
膀胱	0	失禁/カテーテル使用
	1	時々失禁（最大で，1回/24時間）
	2	失禁なし
整容	0	身辺ケアに介助を必要とする
	1	顔/髪/歯/髭剃りで自立
トイレの使用	0	全介助を必要とする
	1	介助を必要とするが多少は独りでできる
	2	自立（出入り，着衣，尻拭き）
食事	0	不能
	1	切ることや取り分けに介助を必要とする
	2	自立
移乗	0	不能で，座位バランス喪失
	1	1～2名の多大な介助を必要とするが，座位保持可能
	2	口頭指示や軽度の身体的介助を必要とする
	3	自立
移動	0	不動
	1	角を曲がることを含めて，車いす自立
	2	1名介助（口頭指示/軽度身体的）で歩く
	3	自立だが，何らかの補助具を使用することはある
階段	0	不能
	1	介助（口頭指示/軽度身体的）を必要とする
	2	自立
更衣	0	全介助を必要とする
	1	介助を必要とするが，手助け無しでも半分は可能
	2	ボタン，ジッパー，紐を含めて自立
入浴	0	全介助を必要とする
	1	自立，少なくともシャワー利用

表 5.5 Nottingham Extended ADL Index

活動	質問（あなたは……をしますか）	全くしない	介助で	難しいが独りで	容易に独りで
移動	戸外を歩き回りますか				
	階段を登りますか				
	自動車の乗り降りをしますか				
	でこぼこ道を歩きますか				
	道路を横切りますか				
	公共輸送機関で旅行をしますか				
台所	自分で食事をしますか				
	熱い飲み物を自分で作りますか				
	熱い飲み物を部屋から部屋に運びますか				
	台所の流しの洗い物をしますか				
	温かい食べ物を自分で作りますか				
家事	外出時に自分の金銭を管理しますか				
	衣類の小物を洗濯しますか				
	全部の洗濯をしますか				
レジャー活動	新聞や本を読みますか				
	電話を使いますか				
	手紙を書きますか				
	社交で外出しますか				
	自分の庭の手入れをしますか				
	自動車を運転しますか				

採点：0＝全然行わない／介助で行う；1＝難しいが独りで／容易に独りで

● 参加

　いくつかの尺度が見当識，身体的自立，移動，職業，社会統合，および経済的自給に関する WHO の ICIDH の原著から生れてきている。その中では，London Handicap Scale（ロンドン社会的不利尺度）と Edinburgh Rehabilitation Status Scale（エジンバラ　リハビリテーション状態尺度）が最も知られるものになっている。Frenchay Activities Index は社会的統合を計測し（人間行動の計測であり，したがって精神病や人格障害がない場合には社会的機能の便利な計測），生活の参加の側面も示す。安寧（well-being）は保健だけでなく社会場面でも計測するのが困難で，人々が如何に健康を感じるか，どのくらい生活に満足しているかに関して多くのプロフィールが主観的みかたを同定するために工夫されてきた。Sickness Impact Profile と SF36 は推奨される代表的なものであり，後者は筋骨格障害を持つ患者で広く使用されてきた。

■推奨文献

1　Wade, D.T. (1992). *Measurement in Neurological Rehabilitation*. Oxford University Press, Oxford.

第6章
痙性

- ●定義 …………………………… 56
- ●上位運動ニューロン症候群 …………… 58
- ●治療の目標と帰結の計測 ……………… 59
- ●治療戦略―増悪因子の軽減と姿位 ……… 60
- ●治療戦略―理学療法 …………………… 61
- ●治療戦略―経口内服薬(i) ……………… 62
- ●治療戦略―経口内服薬(ii) ……………… 63
- ●局所治療―フェノールとボツリヌス毒素 … 64
- ●髄腔内手技 ……………………………… 65
- ●外科的および整形外科的手技 ………… 66

●定義

　痙性は神経リハビリテーション分野でもっとも多く出会う問題の一つである。移動機能を低下させる重大な要因で，リハビリテーション過程の大きな阻害因子である。未治療や不良な治療を受けた痙性は関節拘縮をもたらし，食事の際に適切な姿勢を維持することをはじめ，コミュニケーション，および日常生活の多くの側面で問題を生じる。筋スパズムは，痙性に伴うことが多く，疼痛を生じ，褥瘡発生の前駆要因の一つである。痙性の適切な治療は困難なものではなく，全般的QOLにきわめて役立つことが多いので，リハビリテーションチームにとって大層やりがいのある挑戦の一つである。

　さて，痙性とは何か。これは，「著しい腱反射亢進を伴う緊張性伸張反射の速度依存性増大で特徴づけられた運動障害」として定義されてき

た．しかし，当たり障りのない定義は痙性が思いのほかさまざまな様式で生じるという事実を隠してしまう．通常は上位運動ニューロン症候群のさまざまな他の症状を合併する（次項参照）．ほとんど常に随意筋活動の障害を合併する．こうした障害はいろいろあるが，筋力低下，最大筋力到達の緩徐化，随意運動の拙劣が含まれることが多い．この巧緻性低下は筋の協調障害と企図した運動に拮抗して作用する筋に対する不十分な抑制，あるいは抑制欠如により生じることが多い．達成できる随意運動の範囲は限られた少数の一定のパターン（いわゆる痙性共同運動（シナジー））のみに限られることもある．

共同運動は四肢の他動運動への抵抗として認められることが多く，伸張筋の不随意な賦活が含まれる．反応は通常は速度依存性で，緩やかな伸張より急速な伸張に対して大きく応答する．伸張は「スパズム」を誘発することがあり，これは不随意で，2肢以上の共同筋と拮抗筋の自己制約的な同時賦活であることが多く，しばしば近位帯あるいは障害された四肢に解剖学的に近接する体幹を含む．これらのスパズムは皮膚刺激により誘発されることもある．伸展筋，とくに下肢での特徴的パターンは「折りたたみナイフ反応」として知られるものが多い．筋が短縮位から漸増性に伸張されると，初期応答は通常，速度感受性抵抗である．しかし，ひとたびある長さに達するとすべての抵抗は消失し，伸展筋は弛緩し，短縮されるときにのみこの活動が回復する．これらの症状が上位運動ニューロン症候群でみられるその他の陽性または陰性徴候と共存するなら，痙性は予想以上にさまざまに異なる臨床的問題を生じうることに気づかれる．

基礎的な神経生理学的レベルで，骨格筋を支配する α 運動ニューロンが痙性では興奮亢進状態にあるため，普通は反応を誘発させることのないような入力で賦活される．多くの場合，この興奮亢進状態は皮質あるいは高位脊髄からの下行性抑制性入力の欠如により促通される．1a求心性神経線維を通って α 運動ニューロンに至る反射ループの活動を減少させる方法は痙性を低下させるのに有効なことが多い．したがって，局所麻酔薬や神経融解薬のように感覚入力を阻害する薬剤，あるい

はバクロフェンのようにシナプス前抑制の可能性のあるもの，これらはすべて他動的伸張に対する反応で筋活動賦活の強度を低下させることが示されてきた。これは痙性の神経生理に関するかなり単純化した見方ではあるが，脊髄レベルでの求心性/遠心性反射弓の過剰活動が，多少論理的な治療の基礎となるモデルを提供する。

● 上位運動ニューロン症候群

痙性は上位運動ニューロン（UMN）の病変に伴うさまざまな現象の一つに過ぎない。UMN 症候群は UMN の経路の何らかの病変あるいは障害により生じる問題を総称した呼び名である。UMN 病変はさまざまな陽性徴候と陰性徴候を生じる（**表 6.1**）。

したがって，UMN 症候群には広範囲の障害があり，そうした障害の一つが痙性にすぎない。一般的な意味では，UMN 症候群の陽性徴候には多くの治療の可能性があり，陰性徴候の治療に関しては制約がある。痙性の治療では，その患者ごとにあったりなかったりする UMN 症候群のその他の症状が，治療に対する反応に大きく影響することがある。

表 6.1　上位運動ニューロン病変の陽性徴候と陰性徴候

	筋力低下
陰性徴候	巧緻性低下 易疲労性
陽性徴候	放散を伴う腱反射亢進 クローヌス バビンスキー反射陽性 痙性 伸筋スパズム 屈筋スパズム 集団反射 運動中に協調性を欠く同時収縮のパターン 連合反応およびその他の協調性を欠き一定様式でのスパズムパターン

● 治療の目標と帰結の計測

痙性の治療は，すべてのリハビリテーション過程と同様に，特異的に達成可能な目標とその目標を達成するために注意深く計画された戦略を確立してから開始せねばならない。

まずは，その痙性がそもそも治療する必要があるかどうか，である。痙性は異常な神経生理学的できごとであるが，その個人にとっては役に立つ現象でもありうる。たとえば，下肢の痙性は歩行や移乗の間に重量を支持するための補装具の如くに役立つことがある。腕の痙性はときに更衣での補助として役立つこともある。痙性の治療のいくつかは重大な副作用を生じることもある。たとえば，経口の抗痙性薬剤は筋力低下や疲労をもたらし，これらは概して痙性を治療せずに放置する場合よりも障害となることがある。一般的に，痙性の治療目標は：

・機能を改善させること
・不要な合併症の危険を低下させること
・疼痛を軽減させること

ときには，痙性の治療目標は痙性のある人を，実のところ手助けしないこともある。ときには，痙性は看護ケアをとりわけ困難にすることがある。その人が動くときはいつでも，スパズムが生じ，ベッドや椅子，あるいはトイレでの姿勢設定を著しく困難にすることもある。その人自身がとくに痙性に悩まされていないこともあり，痙性の存在すら気づかないこともある。治療の価値としての理由が衛生，更衣，移乗の管理で介助するために看護ケアを容易にするためであることもある。

目標が確立したら，適切な計測法を選ぶ必要がある。痙性に関して信頼性の証明された計測法がいくつかあるが，ほとんどが実のところ研究場面においてのみ適当なものである。もっとも一般的な尺度はModified Ashworth Scaleである（第5章および**表5.3**を参照）。この尺度には問題もあるが，もっとも広く使用されている。しかし，実際の臨床的意義は，機能的目標に一致した単純な計測法を使用できることである。たとえば，治療の目的が疼痛を減少させるためなら，単純な視覚的疼痛尺度を帰結の計測法として使用すればよい。目的が歩行を改善す

ることであるなら,単純な 10 m 歩行時間計測テストで十分であろう。帰結の計測は単純で,実際的で,掲げられた治療目的と一致したものであるべきである。

最後に,痙性はダイナミックな現象であることを忘れてはならない。それは姿勢によって多様であるだけでなく,疲労の程度によっても,服薬のタイミングによっても,さらには天候によっても多様である。したがって,ときにアセスメントは 1 日の異なる時間でその個人を観察することにより,かなり長期的過程で行うことも必要である。迅速なベッドサイドや外来での診察では不十分なことがあり,不適切な治療をもたらすこともある。

● 治療戦略―増悪因子の軽減と姿位

● 増悪因子の軽減

痙性を再燃,増悪させる外的刺激が多数存在する。一般原因としては以下のものがある:

- 膀胱の拡張や感染
- 便秘
- 巻き爪や褥瘡など皮膚の異常
- 適合不良の補装具,下肢装着カテーテル集尿袋,窮屈な衣服や靴を含め,外的原因による感覚刺激増大
- 車椅子での不適切な座面や不良姿位
- 昏睡様であったり認知が障害されたりした人々で,基盤にある急性腹症や下肢骨折により痙性の増悪が生じうる。

ときにはこれらの詳細な注意だけで,他の介入を行わなくても,痙性の治療に十分なこともある。

● 姿位

もっとも重要で単純な治療は個別の適切な座り方であろう。脳卒中や脳外傷後の急性期に長時間ベッド上で過ごすときに一般的に適用される背臥位は,「緊張性迷路性背臥位反射」の促通により伸張性スパズムを増悪させやすくなる。より垂直位に座らせておくだけで,この姿勢を避

けて痙性を低下させることができる。また別の例としてとくに脳外傷後の急性期には，「非対称性緊張性頸部反射」が存在する。これは頭を一方に回転させると，股関節は外転・外旋位で屈曲位をとりやすく，他側の股関節は内転・内旋位をとりやすいことを意味する。これは整形外科的後遺症として，とくに小児では内転側で股関節の亜脱臼を生じさせることがある。この反射に対する注意により，後遺症を予防できる。股関節内転位で20〜30分間腹臥位を取らせておくだけで，下肢の痙性を6〜8時間抑制できることがある。側臥位，座位，立位などその他の恣位はすべて痙性筋に伸張を生じさせるために役立ち，拮抗筋群の使用を促通することができる。

● 治療戦略―理学療法

　痙性の治療に関して，もっとも貴重なリハビリテーションチームのメンバーは理学療法士である。理学療法士は以下の領域で中心的役割をもつ：

- 姿位：姿位の重要性については前項で述べたが，適切な恣位と座り方について担当するのは通常理学療法士である。ときにかなり複雑な座位装置が，満足な機能肢位を保つと同時に，痙性を低下させるために必要である。座らせ方の基本原理は，快適で機能を最大化できるようバランスよく，対称性に安定した姿勢に身体を保持することである。さまざまなクッション，足のストラップ，膝当て，内転防止パッド（ポメル），腰椎支持具，外側体幹支持具，頭頸部支持装置が工夫され，これらの多くは市販されて入手可能である。

- 他動的伸張：脳卒中や脳外傷後の急性期に，あるいは慢性的な痙性のある人々の治療過程として，他動的伸張が大切である。痙性筋のこうした伸張は，全可動域を通じて行うことが望ましく，筋や軟部組織の拘縮といった長期的障害を予防することができる。一般的に，痙性筋は24時間ごとに約2時間最大伸展位に保持すべきことが推奨される。これは理学療法士が直接施行するのがよい。そのほか，適切な座位や立位装置で最大伸展位姿勢におくことや，スプリ

ントやギプスで伸展位に保つこともよい。ときには，筋を伸張するために補装具の使用が必要である。
- 直接的な痙性治療法：ときに，痙性筋の伸張は不可能で，さらに筋を弛緩させることが必要になる。寒冷（例，アイスパック）や温熱（温水浴など）の適用はともに痙性筋を弛緩させる手技である。他の方法として電気刺激がある。
- 力動的理学療法アプローチ：特別な手技が，とくにかなり動き回れる人々には痙性抑制や機能的効果があると主張する理学療法学派が多数存在する。ボバース法は広く使用されるが，他の学派としては固有受容性神経筋促通法やブルンストローム法がある。ある特定の手技が他の方法より効果が大きいというエビデンスはほとんどなく，現在では多くの神経学的理学療法士は，担当患者の痙性を緩和し機能的歩行改善のために，別の力動的アプローチとして電気刺激の利用を選択することが多い。

● 治療戦略―経口内服薬(i)

経口薬はかなりの問題をもたらす。すべての抗痙性薬は筋力低下と易疲労性を生じることがある。ときにはこれらの副作用は，もともとの痙性より大きな問題で，すべての薬剤は注意して使用し，継続的にモニターする必要がある。入手可能な薬剤としては：
- ジアゼパム：これは抗痙性薬剤として最初に使用された。おそらく抑制系神経伝達物質GABA（ガンマアミノ酪酸）の作用を増強することで抗痙性効果を有する。確かに抗痙性薬剤ではあるが，しばしば筋力低下や疲労を生じさせるので，現在ではめったに使用されない。
- バクロフェン：これはおそらくもっとも広く使用される抗痙性薬である。これはグルタミン酸やアスパラギン酸，サブスタンスPなどの興奮性神経伝達物質の放出にシナプス前抑制作用に働くGABA B受容体アゴニストである。ほとんどの抗痙性薬に眠気，疲労，筋力低下などの一般的な副作用が多数ある。これらすべての

副作用は用量依存性で、効用と受け入れがたい副作用の間の治療の窓（範囲）はきわめて狭い。ほとんどの人は毎日40〜80 mgのバクロフェンが必要で、分割して内服する。この薬は、はじめは少量から導入し、中止する際にも同様に少量ずつ離脱させる。

- ダントロレンナトリウム：これは抗痙性内服薬としてはあまり有用でない。しかし、作用の様式は末梢性で、骨格筋に対して直接的効果がある。したがって、他の中枢性作用を有する薬剤と併用すると相乗効果を有する可能性がある。一般的な副作用の範囲があり、加えて肝毒性を生じるので定期的な肝機能のモニターが必要である。この薬剤はゆっくり増量すると副作用を減らせるので、1日量25 mgから始めて、数週間以上かけて最大1日量400 mg程度まで分割投与で増量する。

● 治療戦略—経口内服薬(ii)
● 比較的新しい経口抗痙性薬

- チザニジン：チザニジンは米国と英国では、ごく最近導入されたが、いくつかの国では何年も前から入手可能であった。作用のメカニズムは不詳であるが、いくつか考えられるのは、おそらく脊髄介在ニューロンからの興奮性アミノ酸放出を阻害することであろう。バクロフェンの効果に類似しているが、筋力低下を生じることは少なく、耐性もそこそこ良好である。しかし、それでもダントロレンと同じように口渇、疲労、めまいを含む数多くの副作用があり、肝毒性を伴うことがあるので定期的に肝機能をモニターする必要がある。

● その他の抗痙性薬

文献的に、広い範囲のその他の抗痙性薬剤があり、研究対象となってきた。しかし、未だ試験的な時代にあるのがほとんどである。現在、入手可能で有用な可能性のあるのは以下のものである：

- カーナビス：カーナビスは英国では2004年に認可されそうであった。これは有用な抗痙性作用だけでなく、嘔吐抑制や鎮痛作用もあ

るとのエビデンスがある。もう少し長期的な研究がなされれば，有用な抗痙性内服薬となるかもしれない。
・クロニジン
・L-ドパ
・ギャバペンチン：この薬は，もともと抗痙攣薬として市販されていたもので，抗痙性作用と神経痛の鎮痛作用をもたらすことが示されている。一般的に副作用は少なく，経口抗痙性薬剤として使用可能である。

● 局所治療—フェノールとボツリヌス毒素

ほとんどの痙性は局所的で，1〜数ヵ所の筋群を傷害する。経口治療の明らかな問題は，治療が単に痙性筋群に対してのみ抗痙性作用を示さずに，全身性に一般的な作用を示すことである。したがって，経口全身性薬剤の必然性を避けるための局所的手技が発達してきた。

● フェノールあるいはアルコール性神経ブロック

この単純な手技はフェノールまたはアルコールの注射により末梢神経をブロックするものである。注射針が容易に届く末梢神経であれば，どこでもブロックすることができる。もっとも有用な神経は

・閉鎖神経—内転筋の痙性
・後脛骨神経—下腿筋の痙性
・坐骨神経—ハムストリングスの痙性
・正中，尺骨，筋皮神経—屈曲性前腕痙性

手技は単純で，針電極を通じて薬剤を注射することである。針先はできるだけ神経に近づけるよう操作し，その位置は電気刺激で確認する。次いで，少量のフェノールまたはアルコールを同じ針で注射する。これで直ちに神経ブロックを生じ，支配筋は弛緩する。ブロックは通常2〜3ヵ月持続するが，ときに永久性になる。この手技には時間を要することがあり，ときに不快を伴う。回復しうる状態で短期的ブロックが必要とされることがあり，ブロックの持続効果が問題となり，そうした場合には長期的ブロックは避ける必要がある—しかし，短期の保証はな

い。運動/感覚混合神経に注射すると，永続性の有痛性異常感覚を含む厄介な感覚性副作用を生じることがある。しかし，それに勝る利点は，この手技が単純で安価であることで，したがって資源の制約された保健サービスの体系で使用されることがある。

● ボツリヌス毒素

ボツリヌス毒素は潜在的神経毒で，神経終末からのアセチルコリンの放出をブロックする。毒素は固定量のアンプルで入手可能で，通常は生理食塩水で再溶解する必要がある。次いで，再溶解液を直接痙性筋に注射する。毒素は筋肉内で広がり，2～3日の経過を経て局所的弛緩を生じる。抗痙性効果は約2～3ヵ月持続し，その後は注射を反復する必要がある。手技は迅速で単純，効果的であり，通常は副作用もない。少数の人々で感冒様症状を呈することがある。おもな問題は，不必要な筋力低下を生じる筋の過剰な弛緩であるが，これは手技を注意深く行えば稀である。しかし，ボツリヌス毒素は非常に高価なので，国によっては使用されないようである。

長期的にはボツリヌス毒素を反復注射した人々の約5～10％は臨床的な抵抗性を生じる。これは毒素に対する抗体の産生によると思われる。もっとも一般的に使用される毒素はA型毒素（ディスポート，またはボトックス）である。B型毒素（ニューロブロック，またはミオブロック）が現在では入手可能で，治療抵抗性の問題を克服できる人もいる。しかし，B型毒素はA型毒素ほどは有効性が認められず，重度な口渇感や注射部位の疼痛を含む厄介な副作用が多い。

これらの問題にもかかわらず，ボツリヌス毒素は革命的な痙性治療となり，局所的痙性マネジメントのために，温熱マッサージなど単純な方法や理学療法に次いで，多くの人々に治療選択されている。

● 髄腔内手技

● 髄腔内バクロフェン

経口薬の問題を回避する別の方法は抗痙性薬を直接脊髄に注射することである。髄腔内バクロフェンは1984年に始めて処方された。この手

技に含まれるものは，

- 皮下ポンプの埋め込み
- ポンプから髄腔につながるシラスチック　カテーテル

ポンプは完全にプログラムすることが可能で，脊髄に少量のバクロフェンを持続的に注入することができる。重度で治療抵抗の痙性に有用である。とりわけ下肢の痙性に有用であるが，髄腔内バクロフェンは上肢にも作用する。しかし，欠点として，

- 外科的手技を必要とする。
- カテーテルが移動する危険がある。
- ポンプ障害の危険があり，その場合にはバクロフェンが欠如したり過剰になったりする。

● 髄腔内フェノール

運動，感覚，膀胱機能が全くないきわめて重度な痙性を有する人々には，馬尾と末梢神経を破壊するために腰椎にて髄腔内フェノールが注射されることがある。これはすでに対麻痺で失禁のある人々では非常に役立つが，痙性のもっとも重度な障害のある人々のために残された手段である。注射部位以下のすべての感覚が失われるので褥創を生じやすくなる危険がある。

外科的および整形外科的手技

痙性が最初に適切に治療されるなら，手術を必要とすることは稀である。しかし，重度または抵抗性の痙性を有する人々ではときに手術が必要とされる。拘縮の存在に対するマネジメントのために必要とされることもある。多くの抗痙性手術手技がある。

- 前方および後方リゾトミー（神経根切除）—当該神経の切断による脊髄反射弓の遮断。
- 後根入口区域の顕微鏡手術（ドレゾトミー）—多少侵襲性の小さい手技である。
- 経皮的ラジオ波リゾトミー—ほとんど侵襲性のない手技である。同じく脊髄反射弓を遮断する。

- 脊髄および小脳刺激―これは効果的だが，手術，装置の欠陥，費用に関してかなりの問題がある。

 ときに関節や四肢の外科的肢位修正が重度な痙性に対して必要となる。適切な座位を促通するため，姿位を安楽にするため，装具を適用するために，さらには余分な合併症の可能性を減らすためにである。さまざまな整形外科的介入法があるが，もっとも一般的なものは，

- アキレス腱の延長術―固定した尖足および内反尖足変形に対して。
- 内転筋切断または閉鎖神経切断術―重度の内転筋痙性に対して。
- ハムストリング腱の切断またはハムストリング延長術―膝の屈曲変形に対して。

● 上肢の手術

 腕の手術は下肢に比べてかなり困難であるが，さまざまな腱切り術や腱の延長術に多少の可能性がある。

- 二頭筋および腕橈骨筋の延長術―肘屈曲変形に対して。
- 尺側手根屈筋側屈筋の延長術―手首の屈曲痙性に対して。
- 母指の橈骨側への長母指屈筋移行術―単独の母指握り込み変形に対して。

 肩の手術はさらにもっと困難であるが，重度の肩内旋に対して大胸筋，肩甲下筋，広背筋の腱切り術を含めた手技がある。

 この項は痙性のマネジメントに関する外科的手技の明確な総説ではないが，可能性のある手術的介入に関するいくつかの考え方を提供する。しかし，痙性の早期段階での適切な治療により手術はほとんど必要ないことを強調するのは大切である。

第7章

尿失禁

はじめに …………………………………… 68
正常な膀胱機能 …………………………… 69
病態生理 …………………………………… 71
尿路系障害の管理（マネジメント）………… 71

● はじめに

膀胱と大腸の神経制御は前頭葉から仙髄へ広がり，膀胱機能障害は多くの神経疾患や外傷できわめて一般的である。失禁は大きな能力障害の問題であるが，しばしばごく単純な方法で大半が介助可能である。治療には2つの主要な目標がある。

- 症状，とくに失禁のマネジメント
- 腎臓の損傷を最小化する

腎不全は主要死因であり，とくに脊髄損傷後では目立つが，適切なリハビリテーション，泌尿器科的アセスメント，および経過観察によりこれを防ぐことは可能である。したがって，腎障害と死亡は今日的には不適切なケアの反映である。大便失禁はその健康に対する危険よりも社会性に対する破滅的衝撃に関して管理される。

神経学的障害者および多臓器不全の高齢者における失禁の有病率は，

- 尿失禁—全般的には不詳だが，一般的
- 大便失禁—かなりまれで，これは糖尿病などでみられるように，自律神経障害の症状である。

● 正常な膀胱機能

解剖と生理は複雑である（図7.1）。膀胱は排尿筋からなり，尿を貯めることができ，排尿が切迫するまで圧を上昇させることなく膀胱を膨らますことができる。膀胱の平滑筋は排尿を開始するために収縮し，外括約筋の横紋筋は別に神経支配されていて弛緩する。

● 神経支配
- 解剖学的神経支配：排尿筋の体部への主要な神経供給はS2/3/4レベルの脊髄にある副交感神経ニューロンからである。膀胱の，とく

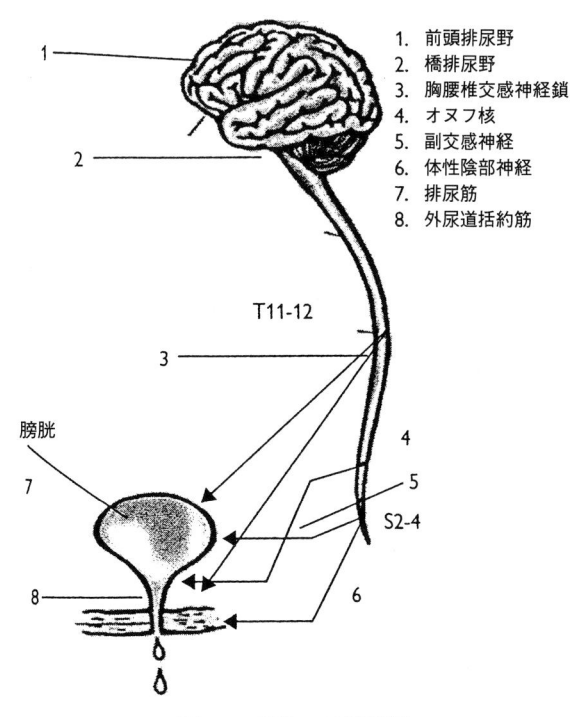

1. 前頭排尿野
2. 橋排尿野
3. 胸腰椎交感神経鎖
4. オヌフ核
5. 副交感神経
6. 体性陰部神経
7. 排尿筋
8. 外尿道括約筋

図7.1　膀胱の神経制御

に頸部は胸腰椎交感神経鎖からの供給も受けている。節後交感神経線維はアドレナリン作動性で，節前交感神経線維および副交感神経線維はコリン作動性である。その他の神経伝達物質も絡むが，この単純な分類は治療を考えるときには便利である。
・体性神経：尿道括約筋は脊髄のS2/3/4レベルで境界明確なオヌフ核から運動支配を受けている。これは副交感神経と統合され，またこの近傍から発し，運動神経線維は陰部神経に入り込み，尿道と肛門の括約筋双方に到達する（図7.2）。
・感覚神経：膀胱感覚は大半が骨盤神経と陰部神経を経て脊髄に伝達され，外側脊髄視床路を上行する。求心線維は単純脊髄反射を形成するため，オヌフ核でシナプスを作り，同じく交感神経鎖ともシナプスを作る。
・橋排尿中枢：これは長い脊髄反射を調節し，上位脳中枢からの調整

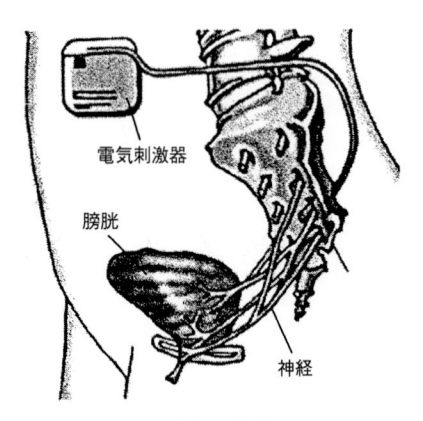

図7.2　前方仙骨刺激器
（Bradley Scott）

的な影響（主として抑制的な）を受け，協調的な機能を提供する。
- 高位皮質の影響：前頭葉の前方内側部の病変は排尿と排便の問題（尿意促迫，促迫失禁，膀胱感覚低下，尿閉など）を生じる。他の前頭葉病変は社会的脱抑制を生じ，排尿メカニズムは正常であるが，不適切な時と場所で排尿する。

● 病態生理

膀胱直腸障害は3つのレベルでの遮断で生じる：橋上位，仙髄上位，下位運動ニューロン（**表7.1**）。

● 膀胱排尿筋-括約筋協調不全

これは排尿筋が収縮するときに括約筋が弛緩できないことであり，このメカニズムに関わる外括約筋と排尿筋を支配する非協調の原因となるのは脊髄病変である。これは膀胱内圧上昇，上部尿路拡張，腎臓への逆行圧，および腎障害をもたらすことがある。加えて，脊髄損傷患者で感覚が保たれている例で，遠隔性の誘発刺激となって引き続く高血圧性危機（自律神経性過反射）を生じる危険がある。症状は，尿を押し出そうとする排尿筋の力と尿を保持しておく括約筋との間で尿の流れが遮断されることとなる。

● 尿路系障害の管理（マネジメント）

尿路系障害のマネジメントの要約を**表7.2**と**表7.3**に示す。

● カテーテル

間欠導尿は安全であるが，患者のコンプライアンス，導尿のための上肢機能と姿勢に技能を必要とする。侵害受容性刺激を減らすために小さなバルーンを使用するべきである。留置カテーテルは無菌性条件で挿入される必要がある。合併症としては尿漏れ，閉塞，結石形成，感染，膀胱縮小がある。尿漏れに対して太いカテーテルを使用することは誤りで，排尿筋刺激性を増大させるだけである。抗コリン作動性薬剤の内服は排尿筋の活動を抑制するのに有用である。恥骨上尿路設置は，安全性が良好で尿道防御プロフィールの理由から長期的に好ましい。

表 7.1 膀胱直腸障害の病態生理

病変	機能変化	疾患例	帰結
橋上位	前頭葉離断、脳質周囲脱髄、基底核機能障害、側脳室前角拡大	脳損傷、脳卒中、多発性硬化症、パーキンソン病	過反射性膀胱収縮、尿閉（まれ）
仙髄上位	延髄あるいは脊髄病変からの抑制外括約筋と排尿筋作用の協調障害を生じる下行路病変	脊髄損傷あるいは機能障害など	尿意促迫、頻尿、促迫失禁を生じる過反射性膀胱
下位運動ニューロン	S2/3/4 損傷が膀胱感覚低下を生じる外括約筋弛緩を伴う低緊張性膀胱	腰椎椎間板ヘルニア、外傷、脊髄内病変	尿閉と尿漏れ、多量残尿、ストレス失禁

表 7.2 尿路系障害のマネジメント

問題	行動	理由
腎機能障害	検査（生化学スクリーニング，超音波，経静脈尿路撮影（IVU））および内科的側面の管理	健康全般と生命・生活のため腎機能を維持する必要
	導尿または超音波により排尿後残尿の評価 >100 mL で有意	残尿結石形成，感染，腎機能障害
残尿障害	失禁看護師アドバイザーの参加 カテーテル–間欠導尿	個人または介護者により実施する間欠導尿で，8 F または 10 F のカテーテルを使用して無菌的より清潔第一に行う．最低 1 日 2 回．括約筋機能良好な人々に最適
	カテーテル留置	間欠導尿が不可能なときに使用．14 F～16 F サイズのシリコンチップカテーテル．安全性が良好で尿道防御の理由から恥骨上尿路設置は長期的使用に好ましい（本文参照）
	仙骨神経刺激	図 7.2 神経接合を制御
	尿路感染症の治療	腎機能と健康全般の防御
	排尿筋収縮不良による尿閉（まれ）	コリン作動性，抗コリンエステラーゼ，または選択的 α1 ブロッカーの内服
排尿筋過反射	チズメトリー 膀胱訓練 抗コリン作動性薬剤内服 ボツリヌス毒素	膀胱内圧と排尿筋過反射の評価 膀胱内圧が低下 排尿筋活動が低下 筋肉内ボツリヌス毒素は良好な結果をもたらし，約 9 カ月間持続 膀胱鏡下に注入
	カテーテルとコンドームによる排尿 尿吸収パッド，ナプキン，など	尿漏れに対する防御

第7章 尿失禁

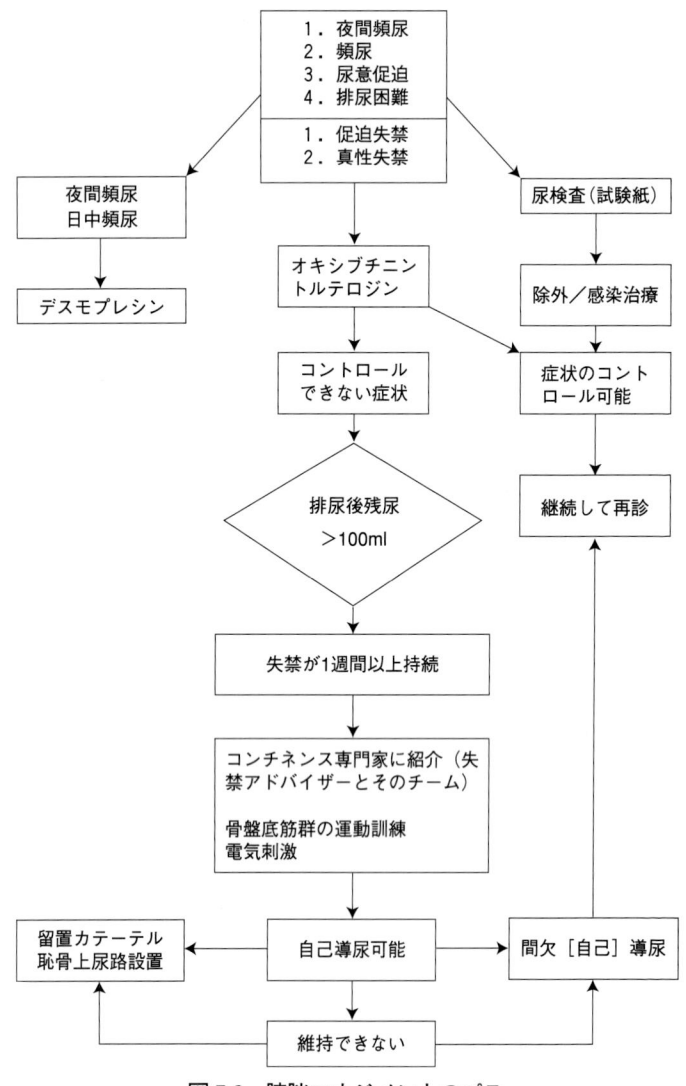

```
         ┌─────────────────┐
         │ 1. 夜間頻尿      │
         │ 2. 頻尿          │
         │ 3. 尿意促迫      │
         │ 4. 排尿困難      │
         ├─────────────────┤
         │ 1. 促迫失禁      │
         │ 2. 真性失禁      │
         └─────────────────┘
```

- 夜間頻尿／日中頻尿 → デスモプレシン
- オキシブチニン／トルテロジン → コントロールできない症状
- 尿検査（試験紙）→ 除外／感染治療 → 症状のコントロール可能 → 継続して再診
- 排尿後残尿 >100ml
- 失禁が1週間以上持続
- コンチネンス専門家に紹介（失禁アドバイザーとそのチーム）
- 骨盤底筋群の運動訓練／電気刺激
- 自己導尿可能 → 間欠［自己］導尿
- 留置カテーテル／恥骨上尿路設置
- 維持できない

図7.3 膀胱マネジメントのパス

表 7.3　尿失禁に対する手術手技

手技	処方
括約筋アブレーション	このニーズは，排尿筋内へのボツリヌス毒素使用以来減少した。括約筋切除はいくつかの脊損病棟以外では現在まれである
尿路形成	メトロファノフ手技（回腸導管）は良好な膀胱コントロールを可能にし，人々の生活を変えることができる
その他の手技	膀胱形成術（clam cystoplasty）。人工尿道括約筋と仙骨刺激は下位運動ニューロンが正常か否かに依存する。非常に効果的だが，患者のコンプライアンスを必要とする

●手術

　個々の外科的手技の適用と処方については泌尿器科教科書を参照すること（**表 7.3** を参照）。泌尿器科チームとの密接な作業はリハビリテーションチームの必須の業務領域である。

第8章
性別と性欲

- ●一般的な問題（全般的課題）……………………76
- ●性欲 ………………………………………………78
- ●男性性機能 ………………………………………78
- ●女性の生殖 ………………………………………79

● 一般的な問題（全般的課題）

性と性欲は障害問題ではもっとも無視され、ほとんど議論されていない。障害者人口でいかに多くの人々が性機能障害を報告しているのかは実質的には知られていないが、72％という数値が示唆されている。専門職はこの話題について語ることに非常に困惑することが多く、依然として多くの人々は述べる価値のない、障害者の人生や生活に関わりもない現象といった態度を示す。今日でも障害者は性的感覚（フィーリング）をもつべきではないといった気分が続いている。性と性機能は重要性であり、障害者とその家族および介護者の感情的なニーズについて考察することは、手助けしてあげようとしている人の全体像を知るために必須である。

●定義

- ・性機能、感情的ニーズの脈絡（コンテクスト）の外側に置かれ、身体機能に特化する。
- ・性欲は、関係を作ること、自尊に関する疑問の全体、個人の外見、パートナーとなる可能性のある人への魅力を含み、人間スピリットのきわめて本質的要素である。障害者だけでなくすべての人々の生

活に欠かせない一部としての役割をもつ。

　感情的で個人的な愛着に関する障害者の欲望や願望は他の人々のそれとなんら変わるものではない。そうした望みはしばしば軽視され，生まれつきあるいは幼少時より障害をもつ人々は期待を低下させられることが知られている。家族も期待を低下させているので，性や性欲が問題として取り上げられると，おびえたり困惑したりすることが多い。したがって，医師やリハビリテーションチームのその他のメンバーは話題を開放的に率直にもち出すことが大切で，そうすることでどんな話題でも自由に話しあうことができる。ひとたび障害者が自分のフィーリング（感じ方）の適切なはけ口を見つけ出すことができるなら，しばしば感情の欲求不満が大きく解消される。いくつかの性心理クリニックが開設されるようになったが，数はまだまだ少ない。性と性欲について教えることは今ではリハビリテーション医学専門医の研修カリキュラムの一部となっていて，社会心理的側面と身体機能に焦点を当てている。さまざまな手技が身体的問題を上手に処理できるので，いくつかを以下に述べる。しかし，まったく見ず知らずの人と自分の性生活を論じている身体障害のある男性または女性のほとんどは多くの不安で満ちている。

　一般的な疑問は：
- カテーテルを使用中にどうやって性交を遂行することができるのだろうか？
- 性交中に失禁しないだろうか；お互いにどうやったら身体が十分に近づくのだろうか；友人や家族との関係をどのように関係付けるのだろう？
- 彼らは妊娠や親になるかもしれないことにどのように対処するのだろうか？

　障害者ははじめには失敗することが多いが（ほとんどの能力者たちとも同じように），粘り強く頑張りとおし，失敗にめげずにパートナーと親密である方法を学習し，期待にかなうようになるだろう。

● 性欲

性は親密さの行為であり,性欲はパートナーになる可能性のある人を魅惑する個人の人柄である。上述のように,若年障害者は自分自身の性的感じ方を表現することに関して,大きく妨害されることが多い。多くの男性は不能(インポテンス)で,彼らの80〜90％は通常は心因性の原因である。通常,時間とリラックスと自信とにより不能は解決するが,この問題を克服するための手助けを必要とし続ける者も常に存在する。再度,上述のように,性行為は必ずしも個人的関係における満足を計測するために唯一の尺度であると考える必要はない。開放的で完全な関係におけるQOLの創出は性交を成し遂げる能力とまったく同様に価値のあるものであろう。

● 男性性機能

インポテンスは脊髄または馬尾の病変に伴うことが多い。自律神経と感覚神経経路の障害が,海綿体および尿道海綿体の血管収縮を障害することにより,男性で勃起機能を障害することがある。病変のレベルが低いほど,インポテンスの本態が器質性であることが多くなるようである。脊髄の仙髄部が正常である人々は反射性の勃起を達成するようであるが,性交のためには不十分であることが多い。概して,脊髄損傷男性の約半数は性交に十分な勃起がある。仙髄前方刺激器の植込み術が勃起達成のために利用できるが,勃起障害のもっとも一般的な男性は歴史的にパパベリンの海綿体への注入を利用してきた。これはペニスの線維症を生じることがあるが,手技としては成功してきた。最近ではシルデナフィル(sildenafil)(バイアグラ)が圧倒的に処方される。この薬は,性交の約1時間前に内服し,正常な感情刺激に応答して勃起の適当な発現を可能にすることで有用である。効果は服用量に比例するが,ほとんどの人々は25 mgと100 mgの間で十分であるとしており,標準用量は50 mgである。冠不全を生じることがあるので高齢者ほど注意が必要である。明らかに冠動脈疾患のある場合には禁忌である。また,プロスタグランディンE_1(ミューズ)は亀頭の局所的な刺激でペニスの硬直を

生じるので再び関心をもたれており,したがって,シルデナフィルを服用できない人々に勧められる。この薬は外用塗布で適用され,勃起は15分以内に期待される。

射精機能は脊髄損傷男性では勃起機能よりももっと多く障害される。完全な上位運動ニューロン病変の男性のわずか5％と完全な下位運動ニューロン病変の18％が射精能力が多少でも維持されていることを報告している。治療はペニスに対する振動刺激と直腸内に設置したプローブを用いた電気刺激により行う。後者は併用しないこともある。これにより射精を引き起こし精子を収集することができるが,この手技は性行為を促進するためではなく,脊髄損傷患者の不妊症のマネジメントとして説明されるべきである。電気射精も診療所では可能であるが,これも不妊治療目的である。振動刺激の手技はすべて家庭で利用することが可能であるが,D6 レベル以上の損傷患者では注意を払う必要がある。というのは,すべてその使用に伴う問題として自律神経過反射を生じることがあるからである。尿路感染のマネジメントは大変重要で,そうした感染症はすでに障害されている精子産生能力を制限することになる。同様に,旧式の括約筋切除術は精子の逆行性射精を生じることがあり,この手技はめったに行われず,あまり好まれない。

● 女性の生殖

障害女性の性に関するおもな側面の一つは避妊に関する教育を受けていないことの多いことである。男性の 75％が性機能障害を報告しているが,女性では 56％とさほど一般的ではない。しかし,多くが疲労,感覚の低下,リビドーの喪失,オルガスムスの障害を訴えている。これはとくに多発性硬化症と外傷性脳損傷者で目立つ。性機能低下は後者では一般的な変化であるが,前頭葉損傷では脱抑制や性的過活動性が報告されている。

妊娠の遂行には危険増大を伴い,とくに褥創の危険,尿路系で目立つ敗血症の危険がある。産褥ケアは脊髄損傷ユニットと連携して行う必要がある。D10 レベル以上の損傷女性は未熟児出産の危険があり,D6 レ

ベル以上では自律神経過反射の危険があり,これはとりわけ出産が切迫している警報としての証である。こうした特殊な女性のための選択肢として硬膜外麻酔が考慮されるべきである。

第9章
食事と嚥下障害

- はじめに ……………………………………… 81
- 評価（アセスメント）……………………… 82
- 神経支配 ……………………………………… 84
- 正常な嚥下の機序 …………………………… 85
- 嚥下障害のマネジメント …………………… 87
- 人工栄養支援 ………………………………… 88

はじめに

嚥下障害は多いものである。おそらく脳卒中後の約半数は回復過程で嚥下障害を呈し，嚥下の問題は外傷性脳損傷後，パーキンソン病，多発性硬化症の晩期，および運動ニューロン疾患でも同様に多い。重症筋無力症や筋ジストロフィーなど，その他の神経疾患全般でも口や咽頭癌などの局所的病変でも嚥下障害を生じることがある。

嚥下は栄養の維持と唾液の処理に必須である。毎日，約1.5Lの唾液が産生され，覚醒している大人は1分間におよそ1回唾液を飲み込むので，これは1日約1000回に達し，さらに食事中に必要な嚥下の回数が加算されることになる。

まず嚥下に問題のあることに気づくことが重要である。問題が明白な場合には，かんだり，飲み込んだり，咳をしたり，早口にしゃべったりするのが難しいことを食事中や直後に自から述べることが多い。しかし，とくに小児や認知障害のある人々ではこの問題に気づきにくい。気づく手がかりには以下のようなものがある：

- 胸部感染症を反復
- 体重減少
- 栄養不良
- 食事に要する時間が過剰
- 食後の口の中に食物残渣
- 唾液分泌過剰
- 食後のしわがれ声
- のどに食物が貼りつく感じ
- 食物や飲み物の逆流
- 呼吸困難
- 嚥下時疼痛
- 過剰努力性咀嚼
- 咳払いの増加
- 食後の喘鳴

このように，自分では問題を述べることができない人々の嚥下障害の手がかりはたくさんある。

嚥下障害の繰り返しでは栄養不良や反復性肺炎を伴うことが多いので重大であることを認識しなければならない。経皮内視鏡的胃瘻栄養法（PEG）は今では診断が確定すれば嚥下障害のマネジメントとしてかなり簡単に行われる。

● 評価（アセスメント）

嚥下障害のアセスメントには多職種が関わる。今日では嚥下障害のマネジメントに特化した専門の言語療法士（言語聴覚士）が，栄養士や医師—とくにビデオ嚥下造影（VF）によるアセスメントを実施する放射線科医とPEG栄養チューブの挿入を実施する外科医と協力して実施する。

最初に重要なのは完全な病歴を聴取することがである。摂食のすべてが嚥下の問題を伴うわけではない。ある人々では行動，気分，認知の困難が食事のすべてに干渉したり妨害したりすることがある。覚醒レベル

の低下した人々では摂食は困難である。たとえば，脳卒中後で重度な知覚障害あるいは失行がその人の皿やナイフやフォークの使用を妨げることがある。こうした人々は食物が見えなかったり，認識できなかったりして，食べたり飲んだりするために手と口の必要な動作を協調させることができない。重度の振戦のため食物を細かく切れず，コップを保持できないこともある。感覚性失語のため「食事ができていますよ」という指示を理解できなくすることがある。重度のうつ病では単に食べたいと望まないだけのこともある。したがって，嚥下と栄養のアセスメントは，行動，気分，認知，知能の全般的評価をもとに行うべきである。

● 栄養アセスメント

栄養状態についてアセスメントする必要がある。体重と身長の計測は体表面積と体重の比率を計算するのに必要である。理想的な比率は明確ではないが，総体脂肪は，二頭筋，三頭筋，腸骨筋などの部位の皮膚の厚さの計測から推定でき，正常値も入手できる。正確な体重の記録は，当面する問題が嚥下であるのか栄養であるのかを判断する唯一の方法となることもある。

● 口腔内と舌の診察

口と歯の全般的な状況，および歯のかみ合わせのすべてに適切な診察が必要である。

・口腔内の外傷，感染，あるいは解剖学的異常
・唾液腺の分泌障害
・虫歯あるいは不適切な歯列，または義歯の適合不良

すべてこれらの症状は，それぞれに異なる治療が必要である。

● 嚥下の診察

通常の嚥下の観察からは限られた情報量しか得られない。正確な情報を得るためには覚醒していて真直ぐに対称性に腰掛けて観察する。検査者は水や濃厚なプリンやヨーグルトのように一様に滑らかな食物を飲み込ませてみて，飲み込みを示す喉頭の挙上があるかないか，咳をしたり唾を飛ばしたり，呼吸困難や弱いしわがれ声の臨床的兆候がないかをみなくてはならない。

しかし，嚥下を評価する唯一の適切な方法がある。すなわちビデオ嚥下造影検査（VF）の利用である。これは嚥下のすべての過程で嚥下機能のアセスメントを可能にする。ほとんどのアセスメントでは数多くの食物が使用される。バリウム液，ヨーグルト混合バリウム，バリウムクッキーなどである。放射線科医は問題の診断をつけるため，咀嚼および嚥下期をスクリーニングする。人によっては，嚥下機能を改善させる可能性のあるさまざまな手技がスクリーニング中に試されることもある（後半を参照）。

嚥下障害のもっとも一般的な結果は食物や飲水が気道に入ってしまうことである。食物は声帯を通り気管に入り，さらにはさまざまな程度の呼吸不快感や呼吸障害を生じることがある。吸入された食物が引き起こす問題の大きさは，その量と誤嚥の頻度とその人自身の全身状態に依存する。問題なく誤嚥に耐えるように見える人もいるが，ほとんどの人々は反復する胸部感染症や肺炎につながることが多い。

最後に，催吐反射（gag reflex）の存在が必ずしも安全な経口栄養の兆候とみなすべきではないことを知ることが重要である。

● 介護者/食事介助者のアセスメント

ときに，明らかな摂食や嚥下の障害が診察で確認されていないだけでなく，実のところ困難が障害者をはじめ介護者や食事介助者にも問題となっていない。食事の準備に時間と手間が必要なことが多く，ときに食事の過程では著しい努力が必要とされる。たとえば，脳性まひの小児は適切な食事を摂るために1時間近くかかることもある。慌てて準備して，姿勢や個人的好き嫌いに対する不注意はすべて障害に結びつく。

● 神経支配

多くの脳神経が飲み込みの過程にかかわる（表9.1を参照）。これら脳神経の通常の臨床検査と診察は嚥下困難のある人の全般的な評価の一部として重要である。

表 9.1 嚥下過程に関わる脳神経

脳神経	機能
V	咬合筋および舌の前方 2/3 と口腔への感覚
VII	唇を閉じるために必要な口輪筋を支配し，舌の前方 2/3 の味覚の神経
IX	舌の後方 1/3 と口腔への味覚と感覚，および扁桃，咽頭粘膜，軟口蓋への感覚，および催吐反射と咳反射に関与
X	第 9 神経と類似するが，発声と喉頭での声帯閉鎖にも関与し，食道の感覚と運動にも関与
XI	舌の運動

● 正常な嚥下の機序

嚥下は便宜的に 4 つの主要なステージに分けられる：

- ステージ 1（口の準備） この段階で，食物は捏ねて，嚙んで，圧縮されて塊になる。この相は，明らかに唇，舌，顎の適切な協調に依存し，適当量の唾液を必要とする（図 9.1（1））。
- ステージ 2（口腔相） この段階は食塊や液体の咽頭への随意的な移送に関わる。舌がこの過程で主要な役割を演じ，食塊を硬口蓋と接触させるために上方と後方へ動かす。食塊が前方口蓋（口峡）弓に到達すると反射的嚥下が開始される（図 9.1（2,3））。
- ステージ 3（咽頭相） これは反射段階であって，もはや随意的制御下にはない（図 9.1（4,5））。この段階には数多くの重要な筋活動が関わる：
  ―食物と液体が鼻に逆流しないように口蓋咽頭を閉鎖する。
  ―食材が喉頭へ侵入することを防ぐために喉頭を閉鎖する。これは喉頭挙上と前方運動によりもたらされ，前方運動は輪状咽頭筋を開くために伸張し手助けする作用も有する。
  ―食塊の食道への送り込みを手助けするための咽頭の蠕動

(1) 口の準備期

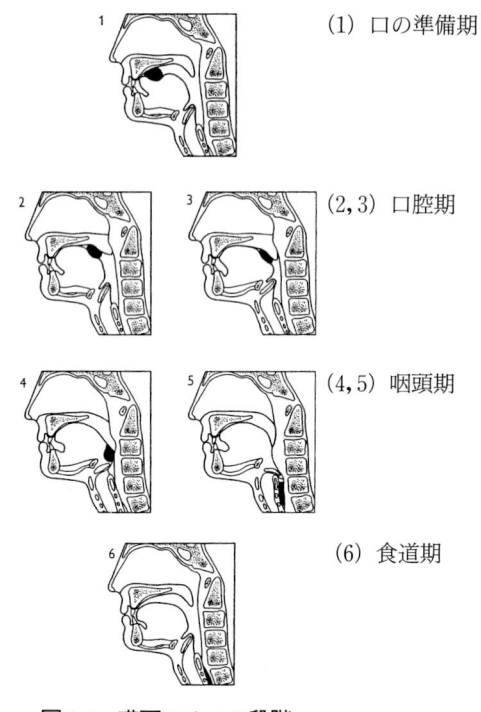

(2, 3) 口腔期

(4, 5) 咽頭期

(6) 食道期

図 9.1　嚥下の 4 つの段階

—輪状咽頭筋の開放と食道への食塊の通過
- ステージ 4（食道相）　これは再び自動的段階で，食塊が輪状咽頭筋の高さ（レベル）で弛緩した上部食道括約筋から食道を下降して，弛緩した胃-食道/噴門括約筋を通って胃に入る過程にかかわる（図 9.1（6））。

ビデオ嚥下造影検査（VF）が嚥下の正確なアセスメントおよび嚥下過程で障害されている部分の鑑別を可能にする唯一の方法であることを強調したい。

ビデオの記録により、迅速で自動的な嚥下相の詳細な分析が可能である。

● 嚥下障害のマネジメント

リハビリテーション過程のすべての部分でも同様だが、何らかの治療介入は正確にモニターされることが重要である。反復するビデオ嚥下造影検査（VF）が使用されることもあるが、この検査を繰り返すことのできる回数には制限がある。したがって、定期的な体重モニターのように、その他のあまり直接的でないモニターの方法が有用で、とくに、BMI（体容積指数）の計算が有用である。これは体重（kg）÷身長の二乗（m^2）で計算される。正確な食事日誌を継続することも有用である。これには、食事や飲み物摂取の詳細ならびに食事の一貫性、その人が食事中に食物で咳きこんだりむせたりする回数、食事を食べ終える時間などを含めることもある。

次いで必要な食事摂取量を計算するために、エネルギーおよび蛋白必要量を計算する必要がある。この時点で栄養士をチームに含めることが必須となる。

●経口食物の調整

VFはもっとも食べやすい食物の濃度や硬さを示唆することも可能である。スープなどの薄い液体、あるいはビスケットなどの粉々になりやすい食物は避けるのが最善である。通常は、滑らかでやや硬めのものが最善で、次いで濃厚な液状物あるいはピューレ様または軟らかい食物が適している。食事が人によっては口当たりがよかったり好き嫌いがあったりするので、ここでも栄養士の助言が必要である。

VFは可能性のある別の方法を示唆できることもある。いくつかの一般的な指針には以下が含まれる：

- 姿勢—頭や首の姿勢変化が嚥下障害を緩和することがあり、どのような例でも、可能であれば、頭と首は立てて対称性にすべきである。
- 食事中にはリラックスして、話しはしない習慣を身につけることは

- 完全に清明で慎重な咀嚼相から目的をもった飲み込み（嚥下）まで，口の中に少量の食物をといった，食事のレジメを開発することはしばしば役に立つ。
- 一般的に日に数回の少量の食物は2〜3回の量の多い食事よりも，嚥下の視点と疲労に伴う問題を取り除く視点の両者から好ましく，障害者とその介護者の両者においても同様である。
- 運動訓練が口の運動コントロール，筋力，可動域および食塊コントロールを改善できるという多少のエビデンスがある。
- 遅延した嚥下反射のためにいくつかの特別な手技がある。こうした人々では反射が誘発されるのが遅すぎて，ある種の誤嚥を防ぐことができない。食事の前に冷たい喉頭鏡で咽頭口蓋弓をなでることが反射をより効果的に誘発することもある。しばしば氷をしゃぶることも同様の効果を示す。

● 栄養サプリメント

栄養サプリメントは食事摂取のみでは不十分であるエビデンスがあれば直ちに考慮する必要がある。今日では広範囲の経口栄養サプリメントがある。これらは一般的に，蛋白とエネルギーであり，また，いろいろな好みで処方可能である。不適切な食事を補給するための高エネルギーのスナック，食事，飲み物もある。

人工栄養支援

経口栄養が誤嚥の危険のために禁忌であったり，栄養必要量を満たすには不十分であったりするときには，ある形式での非経口的な食事が必要になる。基本的には経鼻胃栄養と胃瘻栄養の2つの非経口的経路がある。

● 経鼻胃栄養

経鼻胃栄養は迅速に始められ，脳卒中や脳外傷などで，人によっては口からの栄養が全くあるいはほとんど摂ることができないような急性イベント後の初期から利用されることがよくある。現在では非常に耐久性

があり細穴のポリウレタン製チューブがあり、挿入しやすく、2, 3日留置してもさほど不快ではない。しかし、経鼻胃栄養には重大な問題がある。多くの人々はチューブを不快に感じる。チューブは時々交換する必要があり、再挿入では調子を狂わすことがあり、鼻を傷つける原因となることもある。その他の欠点としては、チューブが詰まる、チューブが抜けるなどがあり、さらには経鼻胃チューブそのものが防御的な嚥下のメカニズムをいっそう障害することがある。

● 経皮内視鏡的胃瘻造設術（PEG）

近年、PEGによる栄養が外科手術による胃瘻に代わる迅速で安全な方法として広く受け入れられるようになった。全身麻酔の必要はなく、チューブの挿入は簡単な手技で、単に局所麻酔、ときに短時間作用の精神安定剤の静注を必要とするのみである。合併症の比率は非常に低く1％未満である。チューブはX線指示の下に、あるいはより一般的には内視鏡により設置される。チューブは不快感の少ないもので、チューブが閉塞したり抜けたりといった危険はほとんどない。

チューブ栄養はボルスか持続ポンプで投与することができる。ときには、ポンプによる終夜栄養が不十分な経口摂取を補うのには便利である。しかし、栄養のほとんどすべてをチューブを通して必要とする人々にはボルス栄養が一般的に最善である。これは患者が日中の大半を自由に動き回れるという長所がある。通常、ボルスは4～6時間で施行され、あるいはまさに普通の食事時間に行われる。通常1回に200～400 mLの食事量に耐えられるので、1日に3～4回の栄養注入が必要である。水薬はこのチューブにより投薬される。

● 問題

詰まったり、抜けたりといったチューブそのものの問題のほかに、下痢、腹痛、腹部膨慢、胃逆流、嘔吐といった一般的な問題が数多くある。ときには、こうした症状を最小限に減らすための栄養レジメに適合させるためにかなり長い日時がかかることもある。

しかし、PEG栄養は通常は簡単で安全であることから、広く多くの人々に実践されていて、対象は脳卒中や脳外傷など回復可能な病態から

の短期間に，あるいは多発性硬化症や運動ニューロン疾患の人々など，永続的な嚥下障害をもつ人々のため長期間にわたって実施される。

第10章
コミュニケーション

- ●導入と参照 ………………………………91
- ●評価（アセスメント）……………………91
- ●言語障害 …………………………………92
- ●おもな合併しやすい疾患 ………………93
- ●コミュニケーション補助具（エイド）………94
- ●患者の経過追跡 …………………………94

● 導入と参照

コミュニケーションは話すこと，非言語性コミュニケーション，特殊感覚（聞く能力と視る能力）を包含し，正常な認知機能に依存する。言語聴覚士はコミュニケーションのアセスメントとその障害治療において果たすべき役割が大きいが，全体のリハビリテーションチームは患者とコミュニケートする方法に熟達している必要がある。コミュニケーション障害のある患者は理解されないことが多く，世の中問題だらけに感じる。一方，純粋な運動性言語障害の人々は，通常は自分が問題をもっていることが分かるため，そのことでひどく欲求不満になる。

● 評価（アセスメント）

自分のコミュニケーションが社会参加を妨げる人々は言語聴覚士によるアセスメントが必要である。アセスメントは熟達した者でさえかなり長時間を必要とする。したがって他の専門職が言語聴覚士に取って代わることは単純にはありえない。紹介の時点で，その患者がアセスメント

過程に実際に対処し理解できることを確かめることに注意する必要がある。言語聴覚士は個人的コミュニケーション技能が，非言語性コミュニケーションを含めて，どのように改善するかをコミュニケーションのすべての面で関わり，リハビリテーションチームの残りの他メンバーにその助言を伝達する。こうしてその他のチームのメンバーと家族に，患者の欲求不満を最小限に減らすため，患者が適切に反応し応答できるように，一貫したアプローチを提供することが必要である。

● 言語障害

● 話し言葉の障害

- 話し言葉や構音は正常な筋活動に依存する。構音に関わる構造の神経筋コントロールの低下や消失は不明瞭な話し言葉，構音障害性話し言葉を生じる。
- 調子と質は舌，唇，口蓋，声帯などへの損傷により障害され，例としては口蓋裂の過剰鼻音でみられる。
- 構音への損傷は脳卒中あるいは外傷性脳損傷後の蘇生手技により生じることもある。
- 失構音（無構音）は神経筋コントロールの機能障害による話し言葉の完全な喪失を記載するための用語である。

● 言語の障害

失語症は4つの要素により特徴づけられる：

- 表出（運動）
- 理解（受容性）
- 読み（読書）
- 書き（書字）

この障害の原因は頭頂および側頭領域で優位半球を障害する病変である。読み書きも障害されることが多いが，受容性障害ではより広範な病変が示唆される。全失語は言語のすべての側面の障害を示唆し，患者は知性のないブーブーうなるような音を発することしかできないことが多い。

● 流暢性の障害

　口ごもったりどもったりすることはためらいや話し言葉の遮断により生じ，成人ではあまりみられない傾向がある。慢性の神経疾患（脊髄損傷やとくに多発性硬化症で）は肋間筋や横隔膜の筋力低下を生じることがあり，息継ぎのコントロールを低下させ，流暢性も低下させる。

● 声の障害

　音声障害の原因は器質的にも心理的にもありうる。声帯のポリープ，結節，浮腫は異常なストレスと緊張を生じ，歌手でよくみられる。話し言葉は通常は理解できるが，就労する能力に悪影響することが多いので，非常に厄介なものである。こうした問題は，たとえば外科手術での局所的な喉頭損傷により生じることもある。

● おもな合併しやすい疾患

● 脳卒中

　脳卒中生存者の約15％は失語症になる。脳卒中で非優位半球頭頂葉の病変は一過性の構音障害を生じることがあり，通常は回復も良好であるが，非言語性のコミュニケーションを低下させることもある。脳卒中後の表出障害は側頭葉の後上方部および前頭葉の運動病変による。理解の障害は側頭葉の後下方部の感覚病変による。

● 外傷性脳損傷

　失語症と構音障害ともにみられるが，脳卒中患者の場合とは対照的にかなり急速に解決することがよくある。おもなコミュニケーション障害は非言語性コミュニケーションと認知障害にあり，言語聴覚士はリハビリテーションチームのスタッフと協力して，障害者にアプローチしコミュニケートするための一貫性のある方法を見つけ出す必要がある。

● 多発性硬化症

　痙性構音障害と失調性構音障害が疾患の進行に伴って舌や口の周りの困難から始まり，結果的に摂食障害を生じることもある。

● その他の慢性神経疾患

　パーキンソン病，運動ニューロン疾患，重症筋無力症のいずれもが構

音障害と音声障害(失音声)を生じ、パーキンソン病は古典的には疾患の進行とともに声が小さくなっていく。疾患コントロールにおいてオン-オフ期には話し言葉はひどく障害され、話し言葉のみで症状のコントロール状況を判定できるほどである。

● 脳性麻痺

コミュニケーションはアセスメントを要する主要な症状である。構音障害と音声障害はよくあるが、言語の障害はほとんどなく、あれば通常は学習能力障害を伴う。手話、マカトンあるいはブリスサインのような符号システムはコミュニケーションを改善させることができ、言語聴覚士の参加はここでは非常に重要である。

● コミュニケーション補助具(エイド)

コミュニケーション補助具は口頭言語コミュニケーションのためには有用な代用となることがあり、障害者の人生や生活を変容させることもある(**表10.1**)。重度の構音障害や表出性失語が示唆されるような例でも、極めて単純なことが多い。受容性の障害がある場合にはほとんど役立たない傾向がある。利用者はかなりの動機づけを必要とし、このことは認知や学習の困難を有する人々での使用を除外する。

● 患者の経過追跡

回復はゆっくりなので、数ヵ月から数年にわたっての経過追跡が必須である。コミュニケーション補助具の利用者は、道具を正しく使用しているか、その補助具は治療としてではなく毎日の生活で役立っているかを確かめるためにチェックを受ける必要がある。多くの障害者はQOLに関して補助具の価値を見出すが、また多くのものがその使用を止めてしまう。友人や家族と意思疎通するための非言語性コミュニケーションを上手に使えるからである。もっと発展的なコミュニケーション補助具を欲しい場合にはコミュニケーション技術会社へアクセスなど、地域センターから手に入れることができる。

表 10.1 コミュニケーション補助具のタイプ

補助具のタイプ	説明
直接選択	シンボルを指示するために身体の一部を使用する。たとえば，キャノンコミュニケーションエイド，コミュニケーションのための小型携帯用タイプ装置。並みの知性のある人は単語ボード（文字盤）の使用を好む。これで文字を指し示し，人によっては非常に上手に単語を書き表すようになる。
スキャンニング	この方法は非常に重度の身体障害に有用である。一連の選択肢がスクリーンに現れるので，利用者はその中から正しい選択を指差したり，そぶりで示したりする。
符号化	文章フレーズを使用するためにキーの印を利用する。キーボードのある印を押すと，予め設定された文章フレーズが現れ，より流暢なコミュニケーションを可能にする。比較的大きな語彙を使用したいと願う認知機能の正常な人が使用するようである。脳卒中後で当面は制約されるとしても，符号化方法は野心的であり，直接選択法，スキャンニング法および環境コントロール装置と組み合わせることができる。

第11章
その他の身体的問題

- ●褥瘡 …………………………………… 96
- ●拘縮 …………………………………… 98
- ●慢性疼痛 ……………………………… 99
- ●慢性疲労症候群/線維筋痛症 ………… 101

この章では診断や機能障害に基づく分類法にうまく適合しない多くの身体障害の状態から,すなわち褥創,拘縮,身体障害の意味合いでの疼痛,慢性疲労症候群(ME,線維筋痛症,など)をとりあげる。

● 褥瘡
● 定義
褥瘡は皮下の紅斑(エリテーマ)領域で,圧迫が取り除かれないことによる虚血の結果として潰瘍や皮下組織の壊死に進展することがあるものと定義される。

● 特徴
褥瘡はかなりの死亡率と有害の原因となる。その95%は完全に予防可能であるが,NHS(英国国民保健省)の巨額な費用の原因となっている。全入院患者の3~11%が褥瘡を生じる。褥瘡は虚血と皮下血管への損傷により生じ,はじめは持続的な皮膚の紅斑が特徴である。そこでは,摩擦力からの圧力が皮膚の血管を損傷している。これにより虚血,細胞壊死,表層の潰瘍を生じる。深部の構造は骨突出部の近傍で生じる剪断力により損傷されることが多い。これがより広範囲の皮下の破壊を生じる。壊死組織は常に感染し,周囲組織の炎症を次々と引き起こ

し，全身性毒素を生じる。汗や尿による皮膚の湿潤軟化は皮膚の張力を低下させ，高齢者では老化がストレスに対する皮膚の耐性を低下させ，脆弱性を増大させるのでとくに危険である。

●臨床症状とステージ分類
  ・ステージ1：無傷皮膚の変色で，白色化しない紅斑または表皮喪失が含まれる。表面に始まり内面へ進行する。
  ・ステージ2：表皮および真皮を含む皮膚の部分的喪失。数週間以内に治癒する。
  ・ステージ3：皮下組織に拡がる皮膚全層の喪失。深部に始まり，それ以下の皮膚壊死を生じる。治癒には数ヵ月を要する。
  ・ステージ4：全層の皮膚喪失で，組織壊死を伴い筋，骨およびその他の深部構造を含む広範囲の破壊を伴う。

●危険の大きい患者は？
  表11.1は褥瘡発生のおもな危険因子を示す。

表11.1 褥瘡の発生の危険因子

不動（寝たきり）	神経疾患，とくに四肢/対麻痺 肥満 昏睡/錯乱
感覚低下	重度の身体疾患 体重減少 アルブミン低下 ビタミンC欠乏
変形	異常な負荷を生じる 骨折 尿便失禁
予防	Norton尺度またはWaterlow尺度の使用 「危険」患者の教育 変形のマネジメントと2～3時間ごとの体位変換 シーティング，クッション，マットレス

表 11.2　褥瘡のマネジメント

身体処置	除圧がもっとも重要な要因 壊死組織のデブリドマン，感覚のない患者で病室で実施することができて，治癒過程を加速する
全身の健康	蛋白とビタミンCを含む良好な食事が必須である。貧血を治療するための増血剤。増血剤でHb 10 g/dLを維持できなければ輸血。便秘/大便負荷の治療。尿/大便失禁の予防
治療のトピックス	潰瘍を被い，皮膚を保護するための半透過性フィルム。感染を減らすための抗菌薬。浸出液を吸収するためのアルギン酸包帯/ハイドロコロイド/ハイドロゲル治療法。壊死組織を除去するための酵素，ハイドロコロイド，ハイドロゲル治療法。肉芽組織を引き出す薬剤投与
感染	深部潰瘍と下層骨感染に対して必要な抗菌薬投与
手術（保存的治療の補助としてのみ）	一次修復治療。免荷部位（臀部，仙骨部，大転子部）のための皮膚と筋フラップを整えるための正規の形成・再構築外科手術。グラフトはストレスや負担に耐え切れないことが多いので行わない。

● 褥瘡のマネジメント

褥瘡のマネジメントは**表11.2**に記載した。

● 拘縮

● 定義

拘縮は機能（巧緻性，移動，など）の低下につながる四肢運動の制限である。

● 特徴（症状）

腱と関節の拘縮は，神経学的あるいは筋骨格系の病態による長期間の不動で生じる。筋と腱の短縮または関節包の制限が線維症に先行して生

じ，関節と四肢に関して可動域の低下を生じる。この過程は四肢の疼痛，関節疾患，痙性，あるいは単純な不適切肢位で始まることが多い。結果的に，その過程を元に戻すために四肢の伸張（ストレッチング）に多くの時間を費やす必要があり，拘縮がもたらす重度の問題には疼痛，股間部の衛生の問題，歩行での全足底接地の困難，巧緻性の低下，著しい自尊の低下，気分の変化がある。

● 治療

治療は困難で，痛むこともよくあるが，拘縮が出来上がってしまったら持続的なスプリント装着および外科手術の併用またはいずれかを考慮する必要がある。

・スプリント：四肢を伸張し，レジン製ギプス包帯を用いて，7～10日間続けてから取り除く。次いでさらに四肢を伸張し，新しいギプス包帯を使用する。四肢の視診を促し理学療法を可能にするため，後ろ板や割入れギプスを使用することが多い。

・外科手術：重度の片麻痺や対麻痺の患者のように，四肢機能の回復が不可能であれば，組織の分離を可能にするために腱切り術や関節切開術を必要とすることがあり，さらに伸張法（ストレッチング）を行う。

● 慢性疼痛

慢性疼痛に伴うことの多い状態には以下のものが含まれる：

・慢性の筋骨格痛，たとえば首や腰の痛み
・職業性の上肢障害
・関節の変性疾患
・反射性交感神経ジストロフィー（ズデック萎縮）

● 中枢性疼痛症候群

脳卒中や外傷性脳損傷後の視床痛は能力障害を生じ，異常感覚を生じたり，身体の麻痺側，多くは一側に限って異常な知覚に気付いたりすることがある。その原因としては痛みや温度を支配する脊髄視床皮質路の機能障害が考えられる。患者はしばしば複数のタイプの疼痛を経験する。運動，接触，寒冷とくに冷たい風は疼痛をもたらすことがよくあ

る。

マネジメントは抗痙攣薬（とくに，ギャバペンチン，カルバマゼピン，またはバルプロ酸）で始めるべきである。効果がなければ，抗うつ薬，筋弛緩薬，さらにはクロルプロマジンを試してみてもよい。ただし，これらのいずれもこうした目的での妥当性は確かではなく，基本的には成功しない。

● 反射性神経血管ジストロフィー/反射性交感神経ジストロフィー/ズデック萎縮

これは，四肢の近位部での損傷や障害が遠位部に疼痛を生じることのある障害の一群である。この疼痛は持続する特徴があり，痛覚過敏やアロジニア（異痛症）を伴う。局所の異常な交換神経活動が観察され，四肢の温度や色調の変化および異常な発汗を伴う。障害部位は冷たく蒼白になり，筋は萎縮する。拘縮や骨萎縮がみられると，ズデック萎縮の名で呼ばれることがある。交感神経遮断薬が治療薬として選択され，自分で行う運動と理学療法を組み合わせることが必要である。抗うつ薬内服のような慢性疼痛緩和のためのその他の方法も必要とされることがある。

● 疼痛のマネジメント

患者と介護者の完全なアセスメントが必要である。患者が変性疾患により何年間も疼痛を訴え続けてきた場合には，さらなる医学的介入は不適切で，これは明瞭な意思伝達（コミュニケーション）がなされるべきである。しかし，疼痛の増悪は効果的な内服と軽い能動的な運動とで治療される必要がある。患者は自分のマネジメントに責任があり，初期の方法で失敗した場合にのみ医学的手助けを求めるべきである。成功するか否かは役に立つ治療のレジメを発見することができるかどうかにかかっている。ほとんどの患者で身体運動，内服治療およびその他の治療を含めた複合的アプローチが必要とされる。

● 身体的治療と運動

慢性疼痛を有する患者への持続的な理学療法は保健専門職への依存性を増大させる。したがって，患者には体力を改善させる全般的な運動を

含む運動プログラムを教えなければならない。身体の障害された部位を保護するための運動や，疼痛の増悪にどのように対処するかについての情報を与えることが必要である。徒手整復と可動は慢性疼痛に関して，および急性場面での筋スパズムと疼痛を減らすために有用な可能性がある。しかし，慢性疼痛の自然歴を変化させるというエビデンスはない。

経皮神経刺激（TENS）あるいは鍼灸は疼痛を減らすのに有効であり，その他の治療法と組み合わせて使用することもできる。その効力を確実にするためには適切な教育が必要である。スプリント，コルセット，装具は急性増悪に役立つ可能性があるが，長期的使用は廃用性筋萎縮を生じさせるので，避けるべきである。

● 内服治療

数多くの内服薬が入手可能である；これらは表11.3に詳述。

● 特別な注射

表11.4で使用することの可能な特別な注射を示す。

● 認知行動療法

認知行動療法は，慢性疼痛において活動を正常化しようと試みる行動特性を開発することを含む。患者は毎日ある重要な課題を試すように励まされて，次いで休止をとり疼痛レベルの評価を繰り返して追跡観察する。これは多くの患者で効果を持ち，その目的は日々の活動への参加を可能にするコーピング（対処法）戦略を開発することである。時間はここでは必須の要素であり，アプローチの一貫性がよりよい答えを生み出す。

● 慢性疲労症候群/線維筋痛症

これは障害の一群で，広範囲の筋骨格痛，痛覚過敏，特定部位の圧痛，重度の易疲労性，および多くのレベルでの機能障害の症状複合がある。ME（myalgic encephalomyelitis：筋痛性脳脊髄炎）症候群と線維筋痛症は慢性疲労症候群として分類されてきた。この状態により生じる症状と能力障害は真実であり，想像上のものでもない（表11.5）。合併する障害は病理的なものよりむしろ機能的なもので，圧痛と合併する睡

表11.3 慢性疼痛に対する薬物療法

中枢作用の薬剤	単剤から始めて，増量およびオピオイド系鎮痛剤の併用考慮。麻酔系鎮痛剤は自然のエンドルフィン産生を抑制し，まったく依存性になることがある。したがって，これらは慢性疼痛では実用性がない。
抗うつ薬	三環系抗うつ薬は慢性疼痛における不安と抑うつの治療でもっとも有用であることが示されていて，おそらく鎮痛薬と相乗作用がある。これらは短期間では無効のことがあるので，3~6ヵ月間使用するべきである。三環系抗うつ薬と選択的セロトニン再吸収抑制薬（SSRIs）は疼痛緩和に同等の効果があるが，これらのグループのいくつかの例は他のものより良好な作用を有する。こうした場面で，パロキセチンは強い不安解消作用によりその他のSSRIsよりも有用な傾向がある。アミトリプチリンとドチエピンは夜間服用すると睡眠導入に有用であり，患者に十分な時間の休息をもたらし翌日の活動でずっと静かに落ち着いていることができる
筋弛緩薬	これらは慢性疼痛の治療ではほとんど役割がない。バクロフェンとダントロレンナトリウムはときに抗スパズム作用の性質から使用される。かなりの副作用と依存性を伴い，使用すべきではないだろう。長期的使用は推奨されない

眠障害が特徴的である。これはノンレム（non-REM）睡眠の選択的剥奪により再現することができて，これらの患者では普遍的に存在するようにみえる。
● 線維筋痛症の共通症状
・疼痛：基本的には首と背中にあって，ストレスや寒冷により増悪する。活動後の全身的な朝のこわばり，全身性の疼痛，鎮痛薬への応答不良。

表11.4 慢性疼痛のマネジメントで使用される注射

局所注射	関節内へのコルチコステロイドは,明らかな炎症を欠く場合でも活動性滑膜炎を鎮めるのに役立つ
局所神経ブロック	軟部組織の問題から骨関節炎による難治性の痛みまで多くの病態での疼痛を緩和する。たとえば,難治性の肩の痛みに対する肩甲上神経ブロック。局所性交感神経遮断剤は,炎症性関節疾患や骨関節炎から反射性神経血管ジストロフィーまで,多くの病態で使用される。効果の持続はときには短期間であるが,手技は比較的直接的である。さらに単純なものとして四肢遠位へのグアネシジン遮断薬があり,カフを巻いた四肢でグアネシジン 20 mg の静脈注射を用いる。
硬膜外注射	四肢疼痛の急性および急性間欠性の緩和に有用である。慢性的な場面では長期的な緩和は示されていない。
ファセット関節注射	ファセット関節症候群や変形性腰椎症で使用されるが,患者群ではエビデンスはこれを支持しない傾向がある。おそらくきわめて特殊な患者では価値があるかもしれない。それは関連痛および一つの関節全体へ局在性の圧痛のあるような患者である。月単位ではないが,数週間の疼痛緩和が可能である。

表11.5 慢性疲労障害の分類

主要症状	診断症候名
歩行運動痛	線維炎,疼痛増幅症候群,線維筋痛症
疲労	ME 症候群,慢性疲労症候群
頭痛	緊張性頭痛
腹痛,結腸障害	過敏性結腸症候群

- 疲労：努力が最小であっても生じ，重度なこともある。
- その他：主観的な四肢の腫脹，異常知覚，手足の異常感覚，睡眠不良，集中力低下，気分の低下，過敏性，脱力，頭痛（しばしば後頭または両側前頭），びまん性の腹痛，結腸習慣の変動，尿意促迫。

線維筋痛症は同定された病理（例，骨関節炎）により一次性と二次性とに分類される。他の病態（例，関節および筋肉疾患，甲状腺機能低下症，SLE，副甲状腺機能亢進症，骨軟化症）の除外により診断される。患者はしばしば不安になり（癌や多発性硬化症など基盤にある病理について），あるいは抑うつとなり，女性は男性より一般的に障害されやすい。

● マネジメント

患者にこうした症状が本物であり，想像によるものではないことを保証して安心させることが重要である。専門職や家族をも騙そうとしているわけではない。患者と家族の双方に不安の重大な要素のあることがしばしばあり，心配性の配偶者（パートナー）が問題を生み出すことが多い。治療は内服薬（三環系または選択的セロトニン再吸収抑制（SSRI）抗うつ薬）に緩やかな運動と認知行動プログラムを，組み合わせる。これらは患者に自分の痛みと能力障害に対する責任を受け入れさせ，疼痛をコントロールする自分自身の能力における確信を増大させ，活力（エネルギー）水準を改善させることを目的とする。疼痛が依然として問題の原因となっているとしても，患者は実質的には社会的，余暇的活動，および職業的活動をもっと増大することができるようになる。

● 予後

慢性疲労症候群と線維筋痛症の予後はとくによくはない。いくつかの自助グループが設立され，患者自身が自分たちの問題を理解してもらうための手助けを受ける一方，こうしたグループはリハビリテーションの便益よりは病気の役割を永続させることになる要素を含むことが危惧される。

第12章
技能補助具（テクニカルエイド）と補助技術

- はじめに ……………………………… 105
- 車椅子 ………………………………… 106
- 特殊シーティング …………………… 107
- 靴と装具 ……………………………… 109
- 義肢 …………………………………… 113
- 環境制御システム …………………… 116
- 運転 …………………………………… 119
- 車両改造 ……………………………… 120

はじめに

- 技術補助具（テクニカルエイド）は，障害者が自宅で，仕事場で，あるいは広くコミュニティで使用するためのすべての器具類をさす。台所あるいは風呂場での単純な自助具からホイストあるいは階段昇降機まで，障害者のための標準的な生活を改善するようなすべての項目を含む。あるものは障害者自身により個人的に使用され，あるものは介助者により操作されるように設計されている。この分野で特別な技能を有している作業療法士は，器具類を障害者生活センターで確かめることができる（アクセス情報は障害者生活財団を通じて）。介護機器は障害者を助けるだけでなく，介助者をけがから保護するためにも設計されている。たとえば，ホイストは介助者の腰痛症を防ぐ。
- 補助技術は障害者の参加と自立を改善するためのすべての技術的器

具を含む。これは，障害者が自宅や戸外で取り扱えるような単純な技術補助具とすべての自助具（電化製品など）をさす。コミュニケーション補助具については第10章でとりあげてある。

● 車椅子

長期的ニーズのある人々はNHSを通じて車椅子を入手できるが，自分で購入することもできる。障害者は職場，学校，家庭などで特別なニーズによって1台以上の車椅子を必要とすることもあり，したがってサービスはこれらのニーズに対して柔軟で適切である必要がある。

● 車椅子の処方にあたって配慮すべきことは：
  ・診断—例えば運動ニューロン疾患では，椅子の使用を妨げないか，再検討の必要性，配達に要する日数など。合併因子の存在の例としては痙性。
  ・椅子の使用頻度
  ・椅子が使用される場所。戸外で？　室内で？　両方で？　地域的な環境因子。
  ・椅子の乗り降りと移乗—補助不要，立位，手すり，介護者による手助け，トランスファーボード，など。アームレストは横移乗を可能にするためには取り外し可能にする必要があるか？
  ・椅子の運搬
  ・介護者にとってのニーズ
  ・シーティング—クッションの必要性，特別なあるいは複雑な座位システム，椅子での活動性，その他の因子，たとえば失禁。

● 車椅子のタイプ
  ・手押し椅子/バギー：障害児用—若年の健常児のために作られたものと同じ特徴。保護性であることが必要だが，使用しやすく，折りたたんで邪魔にならない必要がある。
  ・手動自己駆動式：9シリーズ車椅子—8シリーズと同じ大きさだが小車輪が4個ある。
  ・付添い駆動式：8L標準16インチ・シート（シートの幅は20イン

チまで選べる）；8 BL—15インチ×16インチのシート
- 動力式：室内用および室内/戸外用

多様性のある多くのモデルが入手可能である。付属品には体幹支持装置，加工変形肘掛，ティルト式背もたれ，頭部支持装置，取り外し式足置き（フットレスト）が含まれる。現在ではもっとスポーツタイプの車椅子もNHSを通して入手可能であり，これは若者の間では大人気のものもある。軽量車椅子は低重量のために安定性に欠けるため，フレームを硬くするので折りたたみはできない。動力式車椅子も通常は折りたたまない。C5レベルより上の四肢麻痺は電動車椅子を必要とすることが多い。コントロールボックス上のジョイスティックで制御されるが，ある患者群では顎で制御したり，呼気吸気で制御したり，頭部を使ったりする。さらには光電池を必要とすることもある。

車椅子の入手は通常は分割払いによるが，人によっては財政的給付額の範囲内で器具を賄えることがあり，さらに自己資金によって追加することができる。

● 特殊シーティング

特殊シーティングは座面システムの一部で，静止の椅子または車椅子を使用する際に座位姿勢を保ち，変形による異常な圧迫を取り除くために特異的に処方される。

● 特殊シーティング基準のための定義
- 軽度障害：頭部コントロール良好。体幹コントロールはやや不良から良好。支持なしでの座位は不安定なことが多い。安定した基盤で最小限の支持で良好的な機能と能力。
- 中等度障害：頭部コントロールは良好だが体幹コントロールは不良。支持なしでは安定した肢位で座れない。安定した肢位で座っているときに手のコントロールが制限される。
- 重度障害：頭部および体幹のコントロール不良。支持なしには座れない。上肢機能の制限。脊椎弯曲と関節拘縮。
- 静的支持：骨格の変形と圧迫の問題が持続。機能を維持し，変形増

悪を予防する。
- 動的支持：筋力低下や運動障害に対して。機能を強化する。

● 特殊シーティングシステムの目的
- 安定性とバランスを獲得するため。
- 姿勢を維持するため。
- 変形の発生や増悪を予防または遅らせるため。
- 生活機能を最適化するため。
- 快適さを提供するため。
- 体重負荷を分散させ，最大限の圧迫除去を提供するため。
- 機能支持を通して心肺負担を減少させるため。

シーティングシステムは障害の重症度，障害者の能力と要求，介助者の能力とニーズ，その他の環境因子に依存する。多くのシステムが学習障害を含めて乳幼児期からの不良肢位の結果としての変形が固定しているような小児のために考案されている。適切なシーティングシステムは個人の生活スタイルと自己評価を改善させることができる。

したがって良好なシーティングシステムは以下のことを目指すべきである：
- 快適な座位，食事，嚥下，コミュニケーションのために良好な肢位を可能にする。
- 膀胱や結腸の働きを促進する。
- 良好なアイコンタクトを提供する。
- 体幹を支持して呼吸を楽にする。
- 快適さを提供する。
- 介助者にとって実用的である。

● サービスの団体組織

特殊シーティングシステムは高価であり，保健ケアの制約で臨床的ニーズが存在しない限り自由には入手できない。単純なシーティングシステムが地区の車椅子サービスにより処方されるが，より複雑な装置は地域センターにより提供される。そこではリハビリテーション工学士，特殊なリハビリテーション専門職，セラピストからの熟練技術がより費用

対効果のよいサービス提供を保証する。

●靴と装具

装具は身体の外側に装着されるデバイスで，その部分を支持し機能を補助する。すべての医師とセラピストは，その潜在的な意義を理解するために学生時代と卒業後に装具の基本的研修を受ける。その他の技術的な手助けと同様に，装具使用に関する決定もチームで討議される必要がある。チームには医師，セラピスト，看護スタッフ，装具士を含み，各装具は特異的な目的をもって処方されるべきである。装具士と患者はともに装具の目的としているところの完全な知識をもつべきである。作製されたデバイスは装着されなければ，そこで適用された技術は全く用をなさず，大失敗である。したがって，チームは患者のコンプライアンスを確かめるべきであり，患者教育も大切な要素である。

- ●装具のタイプ
  - ・靴：インソール（中敷），靴の調整，注文靴
  - ・支持（支え）：カラー，腰椎サポート/ベルト，上顆炎クラスプ（留金）
  - ・スプリント（副子）：静的/安静（運動を妨げ関節を支持する）あるいは，作業/活動性（四肢機能の増大を助ける）
- ●靴

足の痛みは多いもので，体重負荷による関節疾患や神経損傷によるものが多い。足根骨下亜脱臼の予防は末梢性の痛みを予防するために初期の関節疾患で重要であり，よい靴を履くことが結果として安上がりで効果的である。多くの医師は快適な靴の処方がいかに足の痛みを有する人々の生活を変えられることができるかを実感していない。深い靴の開発により誰の足にも合わせやすくなったので，今では（注文による）整形外科靴を個別に製作する必要はほとんどない。

  - ・インソール：
    —内側縦アーチサポート：単純な扁平足による，外側足底神経圧迫のため，関節リウマチや骨関節炎でみられる足根骨外反亜脱臼の

ために使用される。
- 中足骨ドーム：中足指節関節疾患や亜脱臼における痛みを緩和するために中足骨頭から中足骨幹部へ体重をそらす。足指背側の皮膚肥厚（胼胝）を予防するために大きめのサイズの靴が必要なことがあり，その有効性をテストするために最初に仮合わせドームを作製して試してみるべきである。
- 踵インソール：外傷性の踵や足の痛み，および足底筋膜炎で使用される。衝撃吸収パッドに使用する新しい素材（ソルボタンやビスコラストなど）は踵の痛みを予防するのに有用である。

・調整靴：
- 靴の補高：これらは脚長差を矯正するために使用される。歩行中の正常な遊脚相を獲得するためには同じ脚長にする必要はなく，脚長差の半分まで足裏を持ち上げるのがよい。1cm以内の差はおそらくこの方法で矯正する必要はない。
- 深い靴：これらは足に変形のある人々のための強化靴である。滑り止めの踵つきで軽量で，はきやすいように幅広の前開きになっている。ほとんどの変形に対応できるようかなり安価であり，中敷で調整できるよう十分な広さがある。しかし，このことは最初にチェックする必要がある。
- 注文靴：足に問題のある人々に適合するよう個別に工夫され，丈夫な作業靴から快適で軽量なものまでさまざまな機能を満足させることができる。靴を最終的に仕上げる前に足型を作製する。適合に長時間を要することから，作製には高価な費用がかかる。

● 支持具
・カラー：首を支持し疼痛を緩和するが，運動の防止は確実ではない。頭部の確実で効果的な不動のためには，頭蓋骨またはハロー（halo）牽引を使用すべきである。これらは頸部損傷後の最初の2,3日間で筋スパズムを減少させ，リウマチ疾患の患者は麻酔のための挿管に先立っていずれかを適合させておく必要がある。
・コルセット：もっとも多い適応は急性腰椎椎間板ヘルニアに筋スパ

ズムを伴うもので，前方腹壁に対する支持である。ポリエチレンのジャケットが骨粗鬆症に伴う脊椎圧迫骨折の疼痛のために，そして筋ジストロフィーなどでみられるような進行性の体幹筋力低下の呼吸に対する影響を防ぐためにさまざまに使用され，役に立つ。

- 上顆炎クラスプ：前腕近位部に装着して伸筋と屈筋の起始部に対する負荷を減らすので，テニスやゴルフの競技者は筋腹全体で堅く握ることで筋の作用点をクラスプの直下へ移行させてゲームへの参加が楽になる。

● スプリント

スプリントの機能は以下のものである：
- 関節を安定させる。
- 不動により疼痛や炎症を減少させる。
- 最善の機能肢位に四肢を位置させる。
- 関節を保護して，安心して使えるようにする。
- 変形の進行を予防，あるいは減少させる。

連続スプリントは，関節可動域を増大させて関節や腱の四肢拘縮を減らすために行われる。能動的な理学療法が併用されると非常に大きな拘縮でさえ縮小できることがある。四肢は快適な範囲で最大限伸展させて，スプリントを装着する。ついで，目標が達成されるまで7〜10日ごとにスプリントを交換してより真直ぐなキャストを適合できるようにする。

スプリントには数多くのタイプがある：
- 安静スプリントは，四肢の病的部分を固定する。関節を安静にするため夜間に使用されることが多い。スプリントの脱着には手助けが必要なことがあり，とくに両側性の場合には問題である。例：関節リウマチ患者の手首や手のためのパドルスプリント。オルトプラストで作製し，急性の炎症関節を鎮静させるために使用され，夜間安静スプリントとして有用である。このスプリントを装着するときは手首（手関節）を10度伸展位に保つべきである。
- 作業スプリントあるいは生活スプリントは，四肢をある機能的なや

り方で働けるようにし,遊動または制限抵抗を可動部分に組み合わせることが多い。一つの関節を安定させることは,四肢全体の機能的な使用を改善させる可能性がある。例:橈骨神経麻痺での手のスプリント。

―手関節の作業スプリント:フツロ手関節スプリントはおそらく英国でもっともよく知られたものである。手掌表面に金属製のバーがあり,手関節を安静に保てるが,手の全体的使用は可能である。このスプリントは手根管症候群や炎症性関節炎で使用される。捻挫を繰り返す人々でも処方されるが,そのために使用するのは賢明ではないだろう。手関節が変形しているなら,個別に作製された装具またはポリテンスプリントが必要とされることが多い。

―手の作業スプリント:例としては,伸展筋腱破裂で機能を保持するために適用される。対立スプリントは,骨関節炎における第一手根および中手骨関節の疼痛に対して使用される。

・膝スプリントは側副靱帯あるいは十字靱帯に機能障害のある膝を安定させる(**表12.1**)。
・足関節(足首)/足装具(AFO):外側膝窩神経麻痺,第5腰髄神経

表12.1 特殊な損傷に対する膝スプリントのタイプ

損傷のタイプ	必要な膝スプリント
軽症の側副靱帯損傷	単純な膝用コルセット(例,ネオプレン)が患者の四頭筋およびハムストリング筋の運動訓練を可能にする
より重度な側副靱帯損傷	20度未満の変形にはヒンジ付き全膝コルセット。20度以上の変形にはほとんど役に立たない。
十字靱帯損傷	前後方向への運動を防止するための装具によりさらに複合的な安定
膝破壊	直線的ポリエチレン製下肢ジャケット

根圧迫,脳卒中による尖足(下垂足)に対して適応がある。足関節および足根骨関節不安定を支持し,中敷による矯正を加えることもある。軽量のオルトロンで作製され,これはとくに強力ではないので割れることもある。したがって,下腿上方でのストラップから靴の踵に固定する鉄支柱下肢装具が必要とされることも多い。

● 装具の入手方法

靴と装具はほとんどの病院の装具部門から手に入れることができ,そこには有資格補装具士が存在する。臨床医と補装具士が一緒になって障害者のために装具の適応と適用を計画するなら,患者への便益は大きい。

義肢

義肢は,疾病,外傷,喪失により障害された身体機能を代償するためのデバイスで,しばしば埋め込まれる。おもな義肢は,人工的な四肢,関節置換,埋め込み神経学的義肢に関するものである。人工的四肢(義足など)については第 28 章で詳細に解説する。

● 関節義肢

関節形成術は慢性関節疾患のマネジメントを革命的に変えた。今では患者は関節炎による重度の障害をもっていることを忘れるほど疼痛なしに生活を送ることができる。これは変性(骨関節炎)と炎症性関節疾患の両者に有用であり,もっとも多く行われてきたのは股関節置換である。熟練技術と上質の素材が義肢の耐久年数を増大させ,今では股関節形成術は 10 〜 15 年間の耐久年数が期待できる。骨関節炎では,骨質と周囲構造の強度がより保たれているため関節リウマチよりも良好な傾向があると考えられる。さらに詳しい知識については整形外科やリウマチ学の教科書の参照を勧める。手術の適応には夜間疼痛,関節可動域減少,そうしたことによる機能障害,基礎疾患の進行,内服薬や理学療法に対する反応が悪い場合が考えられる。関節不安定に対する手術は禁忌ではないが,かなりの変形がある場合にはあまり期待できないようである。

今日ではさまざまなデザインの義肢が入手可能であり，手術で関節全体あるいは一部を置換することができる。今日の多くの関節形成術義肢は負荷を減少させ，耐久年数を延長するために金属とプラスチックスの混合で作製される。義肢が緩んでしまった場合には再手術が可能であるが，新しい人工関節に最初に成功する可能性と同様のチャンスができるだけ得られるように十分な注意が必要である。関節形成術における注意点は感染であり，置換関節の疼痛があれば医師は義肢の感染または緩みの存在を思い出す必要がある。X線撮影はあまり使用されないが，ときに義肢の根部周囲の硬化像によって緩みに気づくこともある。テクネシウム-99を用いるアイソトープ骨シンチを行うと，緩みの特徴的症状がわかる。感染が疑われるなら，ガリウムまたはインジウムで標識した白血球によるガンマスキャンが急性および慢性の炎症を鑑別できる。ガリウムはリンパ球に，インジウムは多型白血球を標的とするので，両者とも非常に役に立つ。感染は，最低6～12週間の持続的抗菌薬治療を必要とし，義肢の除去が必要となることも多い。外科医は新しい義肢を考える前に，感染が完治していることを確認する必要がある。

● 神経義肢

これらは埋め込み式デバイスで，神経学的疾患，損傷，喪失により障害された人々の機能的自立とQOLの改善を目的とする。これらは一般的には使用されることがないので，患者の家族，介護者，およびリハビリテーション専門職はこうしたデバイスで何ができて何ができないかを知る必要がある。さらに，リハビリテーション専門職は，その使用により利益の得られる可能性のある患者を把握する必要がある。神経義肢は3つの広いグループに分けられる：

・失われた感覚機能の代償（感覚義肢）
・失われた運動機能の代償（運動義肢）
・変容した感覚あるいは運動機能の調整（神経調整器）

義肢は機能的神経刺激または機能的代償のいずれかをもたらすことができる。前者はすべてのその他の内科的あるいは外科的治療形式からは時間の領域で異なり，感覚または運動機能に対する影響はその瞬間の機

能的必要性に応じてコントロールされる。現在のところ,神経刺激は神経系により発生する刺激に比べればかなり劣るものだが,次第に改良されつつある。神経義肢とリハビリテーションに関する報告が最近英国リハビリテーション医学会(BSRM)から刊行された(D. Rushton 編:神経義肢と神経調整器とリハビリテーション. BSRM, London, 1977)。たとえば,神経義肢はかなり役に立つが,基盤にある機能障害を変化させるわけではない。障害を減少させるが,能動的リハビリテーションの代用にはならない。リハビリテーションは教育でもあるので,神経義肢の応用ではその使用法と働きについて教育的な手順を伴う必要がある。これらのデバイスは一般的ではないので,その処方と適合判定は専門的センターに限られる。しかし,これらのセンターに紹介する医師は,現在の障害が満足に管理されていないことと,埋め込み装置の使用によりさらなる改善の可能性があることを医師,患者,家族が同意していることを確かめねばならない。予想される効果を得るためには,相当な動機づけが患者に必要とされる。以下は,埋め込み式神経義肢のデバイスが入手可能なものの一覧である:

・ほとんどの国で,多くのセンターで使用:
　―心臓ペースメーカー(不整脈に対して)
　―髄液(CSF)シャント(水頭症に対して)
・いくつかの国で,専門的センターで使用:
　―脊髄後柱刺激装置(通常は,疼痛に対して)
　―横隔膜神経刺激装置(換気のために)
　―蝸牛刺激装置(深部難聴に対して)
　―バクロフェン・ポンプ(痙性に対して)
　―膀胱制御装置(失禁と排尿に対して)
・臨床的役割が確立されつつあり,2ヵ所以上のセンターで:
　―小脳刺激装置(痙性に対して,通常は脳性麻痺で)
　―下腿装具(中枢性下垂足に対して)
　―賦活化恥骨薄筋スリング(肛門直腸失禁に対して)
　―上肢刺激装置(C5/6四肢麻痺の握り動作に対して)

・研究中のデバイス：
  ─下肢刺激装置（対麻痺の起立または歩行に対して）
  ─小脳刺激装置（てんかんに対して）
  ─視覚皮質刺激装置（盲に対して）
  ─深部脳刺激装置（疼痛，振戦，運動障害に対して）
  ─海綿体薬物ポンプ（インポテンスに対して）

● **環境制御システム**

　近代技術が障害者の生活にもたらした最大の利益は，自宅で自分の生活をコントロールできる能力である。訪問者に対してドアを開ける，カーテンを閉める，テレビやラジオのチャンネル・スイッチ操作といったことは，非障害者にとっては日常的な当り前の活動動作であるが，これができないは障害者にとっては非常に欲求不満になりうる。そのうえ，介護者は安全性への心配のため家から離れられない。環境制御システム（ECS）は重度の身体障害者のために，自宅内の設備へのアクセスをコントロールする。緊急援助を呼び出し，電話やテレビなどの日常的な器具を操作し，照明などの電源のスイッチをつけたり切ったりする手段を提供することで，日常生活を全面的に変えることができる。障害者自身が望むことをより多く安全にできるという家庭での自立度の増大は，介護者にとって必要な息抜きをより多く獲得したり，買い物など自由に外出することが可能になることを意味する。

　ECSはそれ自体が目覚しい技術的進歩によるものであり，現在では視覚ディスプレイの装置はどこにでもある。ラジオ波や赤外線の利用は電気コードを不要とし，もはやコードにつまずくことを心配する必要はない。障害者自身や介護者にとって家庭がさらに安全なものとなっている。これまでは障害者とその家族で別々のスイッチを必要としたが，今では障害者と同じ装置を操作することができ，関係者全員が一体化しやすくなっている。

● 装置手配のしくみ

　ECSは英国では地域センターを通じて提供される。地域ECSコーデ

ィネータは各保健区域の地区コーディネータ（通常はリハビリテーションセンター内で働いている作業療法士）と密接に連携することが決められている。地域コーディネータは訓練，予算管理，契約交渉，装置の配給と維持，契約データベースの保持に関しても責任をもつ。一方，地区コーディネータは患者の経過追跡，契約の標準と個別のデータベースを維持すること，利用者と専門職の間の個別の連携といった仕事をする。

　それでは，障害者はどのようにして ECS を手に入れるか？　はじめに，訪問専門職がこのシステムを念頭に置きながら研修し，障害者それぞれに ECS がいかに役立つ便利なものであるかを分からせる。障害者はこれを受けて所定の用紙に必要事項を記入し，地域コーディネータに送付すると，研修を受けた判定者（通常はリハビリテーション医学の専門医）により医学的アセスメントがなされる。このアセスメントには個別ニーズと ECS の要件が含まれる。判定者は地域コーディネータにその障害者のニーズと ECS を導入するに当たって解決すべき問題点についての詳細な意見書を返送報告する。その後，装置の提供と配送の手配を担当する地区コーディネータがクライエントを訪れる。リハビリテーション工学技師は患者の家庭における装置の接続を整備し，地区コーディネータが利用者の経過状況を追跡をすることになる。ECS は保健省（日本の厚生労働省に該当）の予算により提供されるが，家庭への配線や付属器具は社会サービスの許可と資金調達を必要とするので，コミュニティ作業療法士も重要な役割を演ずる。

● 装置

　環境制御システムは通常 3 つの異なる仕組みからなる：
・選択ユニット，これはこのシステムの中枢である。
・さまざまな器具に関する選択と新しい設定のための利用者からの入力
・コントロールされた器具への命令

　典型的な ECS でコントロールされる器具としては，アラームや内線システムをもつドア入口の電話，照明スイッチ，電話のダイアルシステム，ラジオ/テレビなど家庭用娯楽の制御スイッチ，および入切を必要

とする諸設備がある。余分なことだが，カーテンやドアの開閉もできる。スイッチは車椅子から，あるいは静止した画面から操作され，さまざまなタイプのものが入手可能である。これらには手で操作するレバーあるいはジョイスティック，顎あるいはヘッドレストスイッチ，吸ったり吐いたり，圧迫パッドでのスイッチ，眼の運動を取り込む特殊な入力装置が含まれる。最新の入手可能なモデルとしてはスティーパー・フォックスやポッサム・コンパニオンなどがある*が，サービス現場では依然として旧式のものが出回っているので利用者は十分に満足できていない。

● アセスメントの過程

アセスメントに含めるべきものは何か？　病歴とそれに関連するアセスメント，および現状の障害の原因と経過はもちろん重要である。24時間の介護プロフィールと障害者が介助なしでいられる時間は必ず記載される必要がある。多くの重度障害者は実のところ介助者なしでいることがあまり多くはない理由として2つ考えられる。第一には，現実には介助なしでいたいとは願わないこと，第二には介助者が出かけることを恐れていることである。これらの側面に注意して取り組む必要があるのは明らかであるが，これらの場合ECSはあまり有用ではなく，家の中には使用されていない別の装置がみつかることもある。次に，社会参加の機会が重要であり，アセスメントに含める必要がある。介助の負担と何らかの身体的な制約や生活様式の制約があれば，それらに即して介助者の健康とニーズの文書化が必要である。診察では個々の運動機能だけでなく，精神状態，認知機能，特殊感覚（視力，聴力）を含める必要がある。画面を見ることができ，信号音を聞き分けることができるかは明らかに重要である。環境の調査により，評価者に現在使用中の他の装置について知ることができる。社会的にも実用的にもニーズに適合しないことも文書化を必要とする。これらの情報で強化されることで，アセス

＊：わが国でも複数の企業がECSを扱っている。インターネット上で検索する場合は「環境制御装置」と入力するとよい。

メントは実用的なシステムを推薦することができ，その装置が実際に適切であるか，そして役に立つかを確定するために試験使用を必要とすることもある。

● 運転

移動能力の自立は障害者の生活を変化させ，新しい技術はもっとも重度な身体障害者にさえ役立つようになった。自動車の運転は障害者の就労を可能にし，社会的接触を維持し，地域での自立した役割を可能にする。また，人々とのコミュニケーションを活性化し，自尊心も高まる。大小を問わず多くの自動車は，ギア変換は自動，補助力つきステアリング，電動窓を標準装備とするようになり，今日の自動車運転は昔より確実で容易なものになっている。

障害者は運転の適正に関する情報のために，以下のことが問われる；
・運転するための安全性
・入手すべきもっとも適切なタイプの自動車
・必要とされる補助装置と調整
・経済面で，購入かレンタルか
・運転のための保険と，税金免除の方法
・車椅子使用者であれば，いかにして車椅子をしまうか
・他に何名をその自動車で運べるか
・自動車教習を受ける必要性について指導員はいかにして評価することができるか
・運転が向いていなければ，長距離移動（輸送）のための代わりの手段について助言する

運転する際に医学的に不適切なものはてんかん，視力低下，認知障害（特別な知覚低下，記憶障害，転導性と不注意，知能低下），全失語，重度の気分障害，意識消失やめまい，などである。視力と知覚障害は運転が非常に困難であり，障害者を評価判定することは，リハビリテーション・チームの義務である。運輸局のガイドラインでは，てんかんは禁止条件に含まれる。しかし，近年は緩和されてきたため，覚醒中の発作が

12ヵ月以上なければ通常は運転免許の復活が許可される。これは単純な痙攣発作でも,外傷後てんかんでも適用される。睡眠中に痙攣を生じる夜間てんかんは,3年間以上発作なしであれば許可される。

● 車両改造

今日では,障害者の運転に適するように自動車の改造が可能である。しかし,トランスポートの問題は障害者の自動車運転を可能にするだけではすまない。アクセスも問題である。自動車を改造して車椅子から自動車の座席に移乗できるようにすることができ,障害者が自分の車椅子を自動車に乗せて旅行できるように改造することもできる。全体として数多くの座席クッション,運転補助装置,手元操作コントロール(ブレーキ,アクセルなど)は製造中にも製造後にも適合させられるので,適合のため製造過程で特殊な改造をすることは必ずしも必要ない。必要なときに直ちに助けを呼び出すための自動車電話など,ある種の機器は今では必須なものとなっている。

多くのリハビリテーションセンターは前述の事項について評価することができるが,英国移動センターのフォーラムは非常に大勢の人々に出会っている。興味深いことに,多くの健常者たちも70歳の誕生日に,その年齢以後も運転を続ける自信をつけるために障害者運転アセスメント受ける。

第 13 章
行動障害

- ●背景 …………………………………………121
- ●学習仮説 ……………………………………123
- ●行動障害の管理アプローチ：問題障害の定義 …………………………………………124
- ●行動障害の管理アプローチ：問題障害の精査と分析 …………………………………124
- ●行動障害の管理アプローチ：治療計画を明確にする(i) ……………………………126
- ●行動障害の管理アプローチ：治療計画を明確にする(ii) ……………………………127
- ●行動障害の管理アプローチ：評価 …………128

●背景

　行動の問題はリハビリテーション科では，とくに外傷性脳損傷の人々を扱うところでは残念ながらきわめて一般的である。外傷後健忘での錯乱期間は不適切な行動をもたらすことがしばしばである。幸いなことに，ほとんどの人々では行動障害は比較的軽症で期間も短い。長期間持続し深刻な破滅的行動を呈するものはごくわずかである。このグループは神経行動科で専門家の手助けを必要とすることが多い。しかし，大多数はリハビリテーション科で適切に管理できるはずである。ほとんどすべての科，とくに外傷性脳損傷の人々のケアをしているところは神経心理士につなぐことができるはずで，彼らは行動障害の人々のアセスメントとマネジメントの第一人者であるように思われる。

行動障害はどのような脳損傷でも生じうるが、外傷性脳損傷ではもっとも一般的である。とくに、無酸素脳損傷ではよくあるが、脳卒中や多発性硬化症では多くない。また、病前から精神病や学習障害による行動障害のある人々が外傷性脳損傷を患うこともあり、病前からの障害の増悪（ときには改善）を示すことがあることを知っておくとよい。

行動障害は大きく分けて二つのカテゴリーにまとめられる；不適切な過剰行動と不適切なまでの行動欠如である。前者は、外傷性脳損傷では比較的多く、以下のようなさまざまな問題を呈する：

- 言語での攻撃性
- 身体面での攻撃性
- 職員や他のクライエントに対して大声をあげる
- リハビリテーション・プログラムを攻撃的に拒絶
- 不適切な性行動
- 衝動性
- 極端な自己中心性

もっとも劇的な行動障害スペクトラムの極端は「突発性脱制御症候群」と呼ばれる。この症候群では、ほとんど前触れや前兆なしに突然、攻撃的で暴力的な発作を生じることがある。

スペクトラムの他方の極端にある不適切なまでの行動欠如に含まれうるものは：

- 無感動症
- 自発性の欠如
- 単純な日常的課題を遂行するために促しや誘導を必要とする

これらの場合に患者は意欲の欠如と評されることが多い。こうした言い方は避ける必要がある。意欲の欠如や怠惰といった解釈はその個人の過ちであるとすることから、この問題の解決のためにできることがほとんどない。こうしたレッテルにより誰も関心を持たなくなり、治療アプローチへのニヒリズムを生むだけである。

● 学習仮説

行動管理の手技は通常，さまざまな古典的学習仮説に基づいている。したがって学習仮説に関する簡単な概説が望まれる。これは複合的で専門家の課題であり，ここでは単純化して述べることとする。学習仮説には3つの大きな領域がある：

- 古典的な条件付け
- オペラント条件付け
- 観察による，あるいは代理の条件付け

● 古典的な条件付け

これは古典的なパブロフ仮説で，2つの刺激が連動する傾向があるという学習の視点から行動を説明する。彼の古典的な犬の実験で，パブロフは予めベルや光の刺激が食物の提示に伴っていると，ベルや光などの刺激で犬はよだれを出すことを示した。ベルあるいは光は条件刺激として知られ，よだれは条件反射として知られる。この連動は，一方の刺激が他方を伴わなくなると壊れることがあり，消去として知られる。ときに，この連動は異なった光や異なった音など類似の刺激で汎化することもある。

● オペラント条件付け

オペラントあるいは手段的条件付けは，人が自分自身の何らかの動作と周囲に生じる結果との関係を正しく学習すると生じる。これには食物の配給や賞賛を与えることも含まれる。オペラント条件付け研究から応用された手法は，大多数の行動変容手技のもとになっている。

古典的な条件付けとオペラント条件付けはともに関連学習の形式である。言い換えると，人はある体験ともう一つの体験との間の結びつきを学習する。今日，関連付け学習能力は重度の脳損傷がある場合でも再訓練できることを示すよいエビデンスが存在し，とくに動物での研究がある。関連付け学習は人々が昏睡状態にある場合でさえも示されてきた。これが関連付け学習が脳損傷者でもっとも成功している理由である。

● 観察による，あるいは代理の条件付け

これは観察を通して生じる学習である。たとえば，子供はその両親が

クモを怖がっているように見えると，クモを怖がることを学習する。こうした学習では認知過程が比較的正常であるように思われる。再訓練への認知アプローチは，認知障害が全般的ではなく，かなり特異的である場合に適していることが多い。

● 行動障害の管理アプローチ：問題障害の定義

ここでは解決すべき問題が2つある：
・問題は何か？
・問題があるのは誰か？

●問題は何か？

答えは厳密に定義されねばならない。Xが攻撃的であるということでは不十分である。Xは特定の場面で，あるいは特定の人々といる場合に，あるいは特定のことをしている場合に，まさに攻撃的であることがある。

●問題があるのは誰か？

ときに行動の問題は比較的軽度であるが，介護者や家族やスタッフ職員により誇張されていたり，強調されすぎていたりする。ときにスタッフはその人を特定の時に特定の場所に，いさせることを必要とするかもしれない。たとえば薬の服用のために，あるいは食事のときにというようにである。その人が適切なときに適切な場所にいないと，実際には彼らが空腹ではない可能性があったり，特定の場所にいることの必要性に同意していなかったりしたとしても，行動障害があるとのレッテルを貼られることがある。

特定行動の問題があることが関係者全員に認識された場合は，詳細な分析が必要である。

● 行動障害の管理アプローチ：問題障害の精査と分析

有用なアプローチはABC—仮定（antecedent），行動（behaviour），結果（consequence）である。さらなる問題の分析のために患者（individuals）は注意深く観察されることが必要になる。そこで，条件が許

す限り，この分析は長期間にわたって担当してきたスタッフによりなされるのが最善である．不可能でないとしても，忙しいリハビリテーション科病棟で患者の行動を適切に検査し分析することは，通常は難しいので専門のスタッフが必要である．

仮定される行動は，何が不適切な行動に先行するか，あるいは誘発するかを明らかにすることである．訊ねる必要のある様々な質問には以下が含まれる：

・どのような場面で生じるか
・誘発するように思われることは何か
・誘発するように思われないことは何か
・状況特異性があるか
・環境特異性があるか
・人物特異性があるか
・全くパターンはないか

次に，行動そのものを詳細に分析する必要がある：

・行動の特徴は何か
・どのような形態をとるか
・どのくらいの期間持続するか
・誰に向けられているか
・何に向けられているか
・どのくらいの頻度で生じるか

次に，結果(その行動の結果は何か)：

・観察される便益があるか
・それは，賞賛(ほめること)あるいは別の様式での陽性の再強化につながるか
・患者は直ちに鎮静するか，あるいはゆっくりと鎮静するか

詳細な観察期間の後に，通常あるパターンが引き出される—行動障害に関して誘発するものが何もなく，パターンが全くないことは例外的である．

● 行動障害の管理アプローチ：治療計画を明確にする(i)

　問題の明確化(定義)と検査の後に，通常は標的とすべき特異的行動を明らかにすることができる。いずれの場合でも通常は一つ，あるいはきわめてわずかの行動について作業するのが最善である。すべてのリハビリテーション過程で同様に，明確にされた目標をモニターするために計測手段を考案する必要がある。「X はほとんど攻撃でない」のようなぼんやりとした答えは適当ではない。ある一定期間を通じて，あるいはある日の特別な時間に X は何回攻撃的であったか，のような特異的な計測が必要である。特異的な目標(ゴール)には継続的で詳細な観察を必要とすることが多く，個別に担当する熟練のスタッフが必要とされることが多い。

●特異的治療方法論：望ましい行動を増やすこと

　望ましい行動（陽性行動）は多くの異なった方法で増やすことができる。もっとも一般的な方法は陽性再強化によるものである。陽性再強化は陽性行動が発生した直後に，その行動を反復する可能性を増やすために行われる。こうした再強化はできるだけ行動に密接につながっていなければならない。再強化は，食物や飲み物のようなわかりやすいもの，ほめ言葉のようなもの，そのときどきの再強化物で対応する。たとえばトークン（ご褒美券）を受け取ることで再強化の相対的価値を学習することができる。そこで，トークンは後でコーヒーやスナック菓子などの二次的再強化物と交換できる。

　再強化は行動を生じた直後に，一貫性をもって明確な方法で行わねばならない。リハビリテーション科のすべてのメンバーは，同一の方法で適切に再強化されるといつでも特定の行動が生じるような行動学的アプローチを知る必要がある。

　他にも関連する手技は多数存在する：

- かたどり法：かたどりには最終的な望ましい行動に向けた小さな段階的再強化が含まれる。たとえば，ある者が朝に服を着ることを拒むなら，はじめは衣服に眼を向けるだけで報償を与え，次いで，衣服に触れたり，適切な場所に置いたりすることで報償を与え，段階

的に時間をかけて衣服のそれぞれが正確に着られるまで報償を与える。最終的には，促しなしに上半身の着衣を行うような大きな段階を再強化し，ついには陽性行動の再強化物は課題全体を達成した後にのみ与えられる。
- 消去法：促しが必要な場合に，促しのレベルを漸減していくことで達成される。
- 模倣法：スタッフメンバーによる望ましい行動の実践があり，それを模倣する方法で，次第に模倣が減っていく。この観察による条件付けは，かなり単純な関連付け学習手技に比べて高度の認知機能を必要とすることが多い。
- 環境再構築法：行動が誘発されやすい状況を減らすための工夫が必要である。たとえば，食器やナイフやフォークを使いこなせなくてすぐに怒り出してしまうなら，滑り止めマット，食器皿押さえ，改良ナイフ・フォークの使用で食事が簡単にできるようにすれば不適切な行動は減少する。

● 行動障害の管理アプローチ：治療計画を明確にする(ii)

● 特異的治療方法論：望ましくない行動を減らすこと

望ましくない行動を減らすために2つの基本的な方法がある：

- 懲罰：不適切な行動の直後に，嫌がる刺激の提示あるいは陽性刺激の除去からなる。
- 消去：再強化された反応に対して以前は供給された再強化物が，もはや提供されない。

懲罰にはさまざまな形式がある：

- 即座の中断（TOOTS）：これは笑い声を立てたり文句をつけたりして行動への注意を拒否することを含む。例えば，行動に気づかないかのようにして会話を続けること，または，単純に立ち去ることのいずれかによる。
- 場面の中断：これには口頭での再強化をしないで，部屋の別の場所へ，あるいは別の部屋へ移動することからなる。

- 隔離による中断：何もない空き部屋に約5分間置き去りにすること—これは現在は倫理的に正当化できるか疑問視されている。
- 応答の対価：トークンがすでに陽性行動に対する報償として与えられているなら，不適切な行動の後に取りあげる。

これらの手技は全体としてそれなりの量の技術と計画とスタッフの時間を必要とする。このプログラムは効果を得るために数週間を要し，ときには行動の改善をもっと広範囲の場面に汎化することが非常に困難なことが多い。専門家によってはこうした行動学的マネジメント・プログラムは一般的なリハビリテーションや病院環境では現実的に適用できないという。しかし，スタッフの時間や人材には問題があるが，専門家のいない科でちょっとした特異的な行動変化をもたらせることもある。

● 薬物療法

行動学的マネジメント・プログラムは鎮静薬や抗不安薬や向精神薬内服の利用に頼るべきではない。他のスタッフや患者に対して現実的な危険が存在する一般病棟での，そうした薬剤の使用はときに正当化されることもあるが，行動障害のマネジメントでは一般的に薬剤は避けるべきである。多少の例外はある。かなり重度の暴発性行動形態—突発性脱制御症候群（episodic dyscontrol syndrome）—では，カルバマゼピンとギャバペンチンを含めて抗痙攣薬が有用なことがある。ある人々はセロトニン作動性抗うつ薬のトラゾドンを使用するが，またある人々はリチウム，あるいはメトプロロールなど β 遮断薬の使用を好むようである。重症の興奮状態で治療を必要とするなら，ブスピロンが有用である。不適切な行動欠如のある患者はデキサアンフェタミンやメチルフェニデートなどの中枢刺激薬に反応することがときにあるが，こうした薬剤は注意して使用する必要がある。

● 行動障害の管理アプローチ：評価

適切な介入期間の後に行動学的戦略は評価を必要とし，おそらく戦略そのもの，あるいは目標の再調整が必要となるだろう。行動学的マネジメントはダイナミックな現象であり，特異的な目標と標的は常に再検討

見直しを必要とする。しかし，身体的リハビリテーションのいくつかの側面とは異なり，行動学的リハビリテーションは多くの時間を要することがある。重症の行動障害は変えるのに 1 年以上を要することがあり，ときにはその他の場面への一般化は非常に難しい。幸いなことに，外傷性脳損傷の回復期，とくに外傷後健忘からの緊急期間あたりに生じる行動の多くは持続が短く，一般的に行動学的操作に反応する。

　概して，行動学的障害は脳損傷では非常に多いものであり，リハビリテーション・プログラムに対する重大な妨げの源となることがある。しかし，ほとんどの人々でそうした行動は持続が短く，単純な行動学的マネジメント・アプローチで比較的容易に管理されることが多い。しかし，単純な行動であってもスタッフにとっては時間を消費するものであり，診療科全体および介助者や家族によっても一定のやり方で行われねばならない。問題に関わらず，行動学的介入は多くの人々に満足な改善をもたらす。ある種の制約された環境形態を余儀なくされたであろう人々を，より自立した生活に導くことができる。

第14章
精神障害とリハビリテーション

- ●背景 …………………………………… 130
- ●うつ病 ………………………………… 131
- ●うつ病の治療 ………………………… 132
- ●不安症 ………………………………… 134
- ●心的外傷後ストレス障害（PTSD）…… 135
- ●感情露出傾向 ………………………… 137

● 背景

　身体障害のある人は精神科的問題を生じやすく，精神科的問題のある人は外傷や疾病の結果として身体障害になりやすい。人格障害，薬物常習，アルコール依存症などの精神科的問題のある人は危険取得行動や危険誘惑行動により身体障害になりやすい。加えて脳外傷そのものも特異的な精神科的問題を伴うことがある。うつ病，不安症などの問題，あるいは精神病のようなもっと深刻な問題が，内因性脳損傷によるものか，あるいは単にそうした損傷に対する反応性のものなのかという議論は依然としてたくさんある。結局のところ，個人的には適切な精神科的支援が必要になるので，その因果関係の重要性はほとんどない。たとえば，身体障害の絡みでうつ病のある人が内因性のあるいは反応性のうつ病の人と比べて適切な治療に対する応答がよいか劣るかといったエビデンスはない。

　リハビリテーション科（ユニット）は，とくにより深刻な，あるいは慢性的な精神科的問題をもつ人々のために，熟練した多専門職種精神科

チームにアクセスできるはずである。以下は精神科教科書を補うというよりも，もっとも一般的な精神科的問題のマネジメントとしてリハビリテーションチームのまさに戦力の一部として扱うべきものである。多くのリハビリテーション科は精神科的問題，とりわけうつ病や不安症を検出するために，あるスクリーニング用の質問紙を用いる。残念ながら多くの自記式気分尺度はさまざまな身体症状を含んでいて，そのなかに関連する身体障害の一部が多くある。そうした症状には，不眠，体重減少，食思不振，早朝覚醒，リビドー喪失（低下）が含まれることが多い。したがって，こうした身体症状を除外した気分尺度を使用するのが最善であろう。知っておくべき尺度が2つある：

- 病院不安症とうつ病の尺度
- ウィンブルドン自記式尺度

これら2つの尺度は身体項目を除外していて，不安症とうつ病のスクリーニング検査として妥当性と信頼性がある。一般健康質問紙（GHQ28）もうつ病と不安症のスクリーニング検査として十分に開発されているが，身体および社会性に属する項目を含んでいる。

これらの尺度はアセスメントとしてだけではなく，スクリーニングの方法として有用である。というのは，精神科的あるいは心理学的アセスメントが必要として紹介するための目安として，適切な境界得点（カットオフポイント）を利用することができるからである。

リハビリテーション科で出会うもっとも一般的な精神科的問題にはうつ病，不安症，PTSD（心的外傷後ストレス障害），情緒不安定が含まれる。

● うつ病

後天性身体障害ではうつ病性疾患が非常に多い。脳卒中や重度頭部外傷後の約50％でみられる。多発性硬化症や運動ニューロン疾患などの進行性神経学的障害ではさらに多い。先天障害や小児期に障害をもった人々も特にうつ病に陥りやすい時期がある。人生の節目や，思春期頃，あるいは両親や家庭から自立して離れようとする頃などである。

うつ病性疾患の程度には、ときどき感情の低下するものから自殺の危険のある持続的大うつ病までがある。今日の一般的な分類は通常 DSM-IV（精神障害の診断と統計のためのマニュアル）として出版された米国精神医学協会の基準に基づく。しかし、リハビリテーション科の場面ではそうした正式の診断はおそらく必要ない。

うつ病を特徴付けるのは通常：

持続的な嬉しくない気分で直接的に抑うつまたは悲しみと表現される、不幸、あるいは楽しく感じることができない感情（非快楽）。

- 行動学的に伴う状態としては：
  - 社会的退行
  - 身体緩慢
  - 泣きやすい
- 認知面で伴う状態としては：
  - 絶望感、無価値感、罪業感
- 生理学的あるいは生物学的に伴う状態としては：
  - 食思不振
  - 体重減少
  - 不眠
  - 早朝覚醒
  - リビドー喪失（低下）

● **うつ病の治療**

うつ病の異なる形態に関してさまざまな呼称があり、適応障害（一時的にストレッサーと結びついた；6ヵ月以内に解決する傾向がある）あるいは大うつ病（より重度で持続が長い）を含む。しかし、その呼称は診断や実際の機能にどう影響しているかを考えれば、さほど重要ではない。もしうつ病が何らかの悪い影響を及ぼしているのであれば、治療を開始する必要がある。2つの広域アプローチがある：

- 心理学的戦略
- 向精神薬治療

● 心理学的戦略

心理学的戦略は基本的にはカウンセラー，心理士，心理療法士，およびうつ病をもった人との間の理解と共感によっている。以下のポイントが適切なマネジメントの鍵である：

- うつ病の本態に関する情報と説明
- その人の病気についての考えと知識に関する詳細な探索と予後の見通し
- 身体疾患と抑うつ性疾患の，家族，社会，および仕事などに対する全般的影響に関する広い範囲にわたる討議（考察）
- 日々の気分の変動に対して，可能性のあるストレッサーや誘引を明らかにするための討議（考察）
- 対処する戦略の開発

さまざまな特異的カウンセリングや心理療法アプローチがあり，実践され発表されてきた。これらの戦略をここで詳細に検討することは適当ではなく，不可能である。しかし，次のものは使用されることがある：

- 認知行動療法
- カール・ロジャーによるクライエント中心アプローチ
- 合理的な感情表現療法
- ゲシュタルト療法

その他にも

- 動機づけを改善させる可能性のあるアプローチ
- 治療への執着性を高める可能性のあるアプローチ
- 虚脱や無力に打ち勝つ可能性のあるアプローチ

がある。

うつ病に対する多くの認知戦略は，より重症型の脳損傷には不適切である場合が多い。その場合には，内服薬使用が支持されることもある。

● 服薬治療

服薬治療は急性の感情障害のマネジメントおよび再発の予防において重要な位置づけにある。以下のものがよく用いられる：

- 双極性障害にはリチウム
- 古くからの三環系抗うつ薬（アミトリプチリン，ドチエピン，クロミプラミン，イミプラミン）：これらは有用な抗うつ薬であるが用量は抗コリン作動性副作用（尿閉，便秘，および口渇は身体障害者にはとりわけ多いものである）と鎮静特性によりしばしば制約されるので少々厄介である
- 比較的新しい四環系抗うつ薬と5HT取込み抑制剤薬（フルオキセチン，フルボキサミンなど）。
- 専門家が使用するその他の抗うつ性薬剤としてMAO阻害薬，あるいは重度の気分の揺れに対してカルバマゼピンなどの抗痙攣薬。

もっとも重度の症例ではECT（電気痙攣治療）

最後のカテゴリーに関しては正規の精神科チームによってのみ使用されるべきであろう。

抗うつ薬内服は数ヵ月間行われる必要があり，ほとんどの専門家は最低6ヵ月間の内服を継続している。さらに重症例ではおそらくもっと長い期間を推奨するであろう。

● 不安症

不安症はうつ病と同様に，身体障害にはよくみられる。不安症は心理面，行動面，そして認知面に結びついている。症状によく含まれるのは：

- 恐怖の予期感情
- いらいら
- 落ち着かない
- 心配
- 集中低下
- 胸の絞めつけ感や呼吸困難
- 動悸などの心血管症状
- 口渇，嚥下困難，下痢などの胃腸症状
- 頭，首，肩の痛みと緊張など，筋骨格の問題

- 入眠困難や眠れずに体動
- 食欲の異常
- 目のかすみ，異常感覚，めまい感など中枢神経系の問題
- 広場恐怖症のように不安誘発場面の回避
- 身体活動の回避あるいはより重度になると人付き合いの回避

最後の項目はリハビリテーションの場面では，単に脳外傷による反社会的行動，あるいは自発性や駆動の欠如と解釈されることがあり，不安状態の治療が改善を引き出すことが多い。

● 治療

心理学的問題や内服治療に含まれるのは：

- リラクセーション手技や気晴らし手技を含む特異的不安マネジメント訓練プログラム
- 前述うつ病の章で列挙された特異的カウンセリング手技
- 不安解消薬内服—これはできれば避けたいが，ベンゾジアゼピンは比較的安全で，効果的な不安解消薬である。いずれにしても，できれば治療は短期間にすべきである。薬剤の離脱はリバウンドによる不安の危険で困難なことがある。
- 抗うつ薬はしばしば抗不安作用も有し，うつ病がないにもかかわらず使用されることがある。

不安症は，現在の症状あるいは起こりうる新しい症状について，不十分な情報や説明によって生じたり悪化したりすることがあることを強調するのは非常に重要である。不安障害の自然経過や予後についての情報や説明においても同様である。効果的で共感をもったコミュニケーションはおそらく最善の不安解消治療であり，適切な予防とマネジメントはリハビリテーションチーム全体の義務である。

● 心的外傷後ストレス障害（PTSD）

心的外傷後ストレス障害は外傷性出来事にさらされた後には誰にでも生じうるものである。イベントの深刻さは，個人的には同じストレッサーに異なった反応をするので，必ずしも良好な指標ではない。逆説的に

はもっとも重篤な脳外傷は外傷後健忘の期間や外傷性イベントを想起できないことを伴うのが普通なので，専門家によっては心的外傷後ストレス障害は，定義からして，こうした人々ではありえないと述べてきた。これはおそらく真実ではない。というのは個人的には事故や外傷の詳細について聞かされた後に症状を呈することがあるからである。米国精神医学協会（DSM-IV）による特異的な診断基準がある。基本的には診断は以下に基づく：

- イベントの持続的な再体験
  - 反復するあるいは侵入的なストレス（苦痛）となる想起
  - イベントと関連して反復するあるいは侵入的な悪夢
  - 外傷場面の回避
  - イベントの一部に象徴的であったり似ていたりするさまざまな誘引（トリガー）が二次的に強度のストレス（苦痛）となる。

最後の項目は外傷についての思考や感覚を避けようとする努力や分離の感覚あるいは他者から遠ざかるという感覚の結果として生じる。

持続的症状としてしばしばみられるものは：
- 覚醒増加
- 入眠困難
- 刺激過敏性
- 集中の障害
- 過剰な驚愕反応

多くの人々ではこれらの症状は比較的小さく短期的である。しかし，ある人々では症状が持続的で長期的であり，生活様式やQOLに大きな影響をもつ。

こうした人々では特異的な心理学治療への紹介を行うべきであり，多くの治療戦略が役立つことが示されてきた。たとえば，認知行動療法はさまざまな形式でのグループ療法と並んで有用であり，その問題が家族全体に関連をもつようであればカップル療法あるいは家族療法が役立つこともある。

内服治療は避けるべきであるが，内服治療を必要とすることの多いう

つ病や不安症の症状を合併することもある。

● 感情露出傾向

脳を障害する多くの疾患は感情の障害—感情の正常なコントロールや表出の障害—をもたらすことがある。次の2つの症候群がある：
- 病的泣き笑い
- 感情不安定症

●病的泣き笑い

これは感情刺激なしに出現する。病的泣き笑いに伴う障害はない。感情表出はコントロールできず，感情行動は画一的（ステレオタイプ）である。

●感情不安定症

これは感情的に適切な刺激により引き起こされ，正常な泣き笑いのように見えることが多いが，そうした不安定症の誘因（トリガー）は「健常」者とは異なる水準に設定されているようにみえる。しかし，これら2つの症状の区別はあいまいで，現在では両者の減少に関して感情露出傾向という用語を好むものが多い。

問題は何らかの基盤を有する感情障害を示すものより，おそらくは脳の病態の直接的現象であろう。こうした場合には合併するうつ病，不安症，あるいは心的外傷後ストレス障害の診断は非常に困難である。しかし，感情露出傾向は少量の抗うつ薬内服に非常によく反応するように思われる。通常では抗うつ効果が期待されないような量でも劇的に反応することがある。ときに，抗痙攣薬，とくにカルバマゼピンの中等量内服が役立つこともある。

■推奨文献

1 Zigmond, A. and Snaith, P. (1983). Hospital Anxiety and Depression Scale. *Acta Psychiatrica Scandinvacia* 67：361-70.
2 Coughlan, A. and Storey, P. (1988). The Wimbledon Self Report Scale：emotional mood appraisal. *Clinical Rehabilitation* 2：207-13.

3 Goldberg, D.P. and Hillier, V.F. (1979). A scaled version of the General Health Questionnaire. *Psychological Medicine* 9 : 139-45.

第15章
認知および知的機能

- ●背景と用語 ………………………………… *139*
- ●感覚受容の問題 …………………………… *140*
- ●言語とコミュニケーション障害 ………… *141*
- ●記憶障害 …………………………………… *142*
- ●注意障害とその他の高次遂行機能の障害 … *145*
- ●認知リハビリテーション ………………… *146*

● 背景と用語

　認知は受容，学習，想起，思考に関わる過程のすべてに関する用語である。したがって，脳機能のすべての障害で認知障害は非常にありふれたものである。認知障害のある人々を援助するポイントは，問題の本態の正確なアセスメントである。次いで，問題の本態に関する明確な情報と助言を障害された本人とその家族の双方へ伝えねばならない。近年まで神経（内）科医と神経心理学者は提供できる機能的な手助けがほとんどなかったので，この時点に止まらねばならなかった。現在では，さまざまな認知障害を改善するために，あるいは少なくとも認知障害と上手に付き合うことを手助けするために考案された数多くの有用な戦略がある。認知リハビリテーションは比較的新しく，ほとんどが検証されていない領域であるが，急速な進歩がみられている。

　認知アセスメントで使用される用語体系は混乱している可能性があり，以下の2項では認知の用語体系に関する非常に簡単な手引きを提供する。

● 感覚受容の問題

● 受容認知の問題

受容はわれわれに環境を感知できるようにする認知過程である。これは感覚のすべてを網羅するが，もっとも重要なものは：

- 見る―視覚受容知覚
- 聞く―聴覚受容知覚
- 触る―触覚受容知覚

味覚や嗅覚の受容知覚障害は存在するが，ヒトではあまり機能的重要性はない。受容知覚が障害される様式はさまざまである。

● 失認

失認は受容知覚ができないことで，一次性の感覚障害や呼称の障害や重度の全般的知的障害では説明することのできないものである。それぞれの感覚に特異的な失認がある。視覚失認がもっとも重要である。

したがって，視覚失認は対象物を認識できないことで，一次性の視覚障害に基づいて，あるいは言語障害や全般的知的障害に基づいて説明することはできない。より厳密な視覚性失認症候群に含まれるものがある：

- 色彩失認―色を認識する能力の消失
- 相貌失認―なじみの顔を認識する能力の消失
- 同時失認―視界にあるすべての要素を同時に受容知覚する能力の消失およびその光景を解釈をする能力の消失，すなわち光景の1部分を認識するが，全体は認識しない。

他の感覚にも，触覚失認や聴覚失認のように，それぞれの様式の失認がある。

● 無視

無視は空間の一側，あるいは自分の一側に対する感覚でもって関わることができないことである。たとえば，視覚無視のある人々は障害側のあるものに突き当たることがよくあり，あるいは食事を食べ終わったと考えながらも皿の上の一側の食物を見落とすので実際には半分しか食べていないことがある。これはよくある右半球の問題であるが，必ずある

わけではない。とくに脳卒中後で一般的である。
●失行
　これらは，全般的な知能低下のない人，筋力低下，失調，運動や感覚の障害のない人が以前に学習した技能やジェスチュアを遂行することができないといった受容知覚の障害である。失行はいくつかに分けられる：
・観念失行―自発的にも，命令に応じてでも活動を表現したり形作ったりすることが完全にできないこと。
・観念運動失行―動作のやり方を知っていて思い出すが，実際にはそれを成し遂げることができない。
・構成失行―ジグソーパズルのように，二次元または三次元で物を組み合わせることでの障害をさす。
・着衣失行―衣服を適切に着ることができず，順序どおりの正しい着衣を思い出すことができない。脳卒中でよくみられ，完全に衣服を着ることができなくなる。あまり重症でない例では，ズボンをはいた上から下着パンツをはこうとしたり誤った手順をとる。

●言語とコミュニケーション障害
　これらは別のところで述べるが，言語の問題は他の認知障害に伴うことが多い。
●失語
　失語は言語に関する一般的な用語である。通常は非流暢性と流暢性失語とに分けられる：
・非流暢性失語は通常は脳の前方部分への損傷に対応する。概して，こうした失語症の人々は正しい流れで正確な言葉でもって自分自身を表現することが非常に困難である。非流暢性失語症候群の一部としてブローカ失語として知られるものが使用された。現在では，3つの基本的な非流暢性失語の存在が認められている―ブローカ失語，超皮質性運動失語，全失語である。これら失語の区別はここでは述べない。

- 流暢性失語は脳の後方部分への損傷により生じる傾向があり，理解することや聴覚理解の問題を生じる傾向がある。これらは受容性失語の呼称が使用されるが，よく知られた呼び名としてはウエルニッケ失語がある。ここでも現在は3つの様式の流暢性失語の存在が認識されている―ウエルニッケ失語，超皮質性感覚失語，伝導失語である。

正規の機能的アセスメントにおいて分類の曖昧さの問題は重要であり，さまざまなコミュニケーション障害の回復やリハビリテーションの用語においても重要であるが，これらの問題は言語聴覚士の専門領域である。

さまざまな失語症は構音障害とは区別される必要がある。これは通常は脳幹の病変によるか，末梢の口や咽頭の病変による言語産生の問題である。古典的には患者は不明瞭な言語となるが，ここでもさまざまな明確な下位分類タイプがある。

他にも言語の専門用語がある：
- 失名詞―特異的呼称能力が特定の対象物の名前を言う問題を生じる
- 錯語―意図しない，あるいは意味のない単語（造語症）の産生
- 失文法―文法や言語構造の困難
- 繰り返しの問題を生じるさまざまな疾患
- 文章句を復唱する問題
- 言語過程の問題のある人々はしばしば，関連する困難として読みの障害（失読），書字の障害（失書），計算の障害（失算）を伴う

● 記憶障害

記憶の問題はおそらく脳損傷によるもっとも一般的な認知障害であり，日常機能へのもっとも深刻な影響を与えるものである。記憶の理解に関しては近年多くの進歩がみられ，記憶障害のリハビリテーションにおいても多少の進歩（後述）があり，記憶には多くの軸がある。
- ●時間の長さ（スパン）の相違
  - 即時あるいは作業記憶。これは直前2～3秒間に関する記憶であり，

電話番号を，ダイアルを回している間中，頭の中に保持しておく必要のようなもので，ある利用される異なる感覚にしたがって作業記憶の異なる様式がある—聴覚性情報に関するフレノロジーシステム，視覚情報に関する視空間システム，コントロールを司る中枢実行システム。
・長期記憶：
　—遅延—直前2から3分間に生じたできごとに関する記憶
　—近時—直前数日から数週間に生じたできごとに関する記憶
　—遠隔—過去数週間から数年に生じたできごとに関する記憶
・展望記憶：将来に行われる必要のあるものに関する記憶

異なるタイプの情報
・語義記憶—事実としての知識に関する記憶
・できごと記憶—できごとや自伝的な素材に関する記憶
・手続き記憶—技能や実際的手技に関する記憶；これはできごと記憶や語義記憶がなくなる脳損傷でしばしば保持される

異なる形式での記憶
・言語性記憶—書字および会話とも文章形式での情報に関する記憶
・視覚性記憶—視覚様式で思い出す必要のあるものに関する記憶

思い出すことの段階（ステージ）

すべてこれらの異なる形式の記憶は，コード形成，貯蔵，後刻の想起という異なる段階を経る必要がある。異なる記憶のいずれに関してもこれらの段階のいずれかで問題を生じうるので，異なる形式の記憶障害を解明しようとすることの複雑さに出会うことがある。

たとえば，「いかにして自動車を運転するか」を思い出すことは手続き記憶を必要とするような技能である。「仕事で運転するために自動車が使用される」という事実は語義記憶であり，「その朝仕事で運転するために実際に自動車が使用された」という事実はできごと記憶を必要とする。「自動車は金属でできていて，タイヤはゴムでできている」という記憶は語義記憶である。「過去に購入した異なる自動車について」，「特定の自動車について特に楽しかったり楽しくなかったり」というの

は別の記憶である。

いくつかその他の記憶の用語について記述する必要がある：

- 逆向性健忘は通常は脳損傷に伴って，その損傷以前の記憶消失に当てはめられる。これは通常は非常に短い時間で，普通はわずか2, 3分のみである。
- 前向性健忘は特定の外傷後の順行性の記憶障害に当てはめられる。もっとも一般的な形式は外傷後健忘（PTA）であり，連続的な日々の記憶が回復する以前の脳外傷後の期間（時間）を記述する。PTAの長さは損傷の重症度とその後の回復に関する予後のよい指標である。

記憶は紛れもなく複雑なもので，図15.1は異なる記憶の形式についてまとめたきわめて単純な模式図である。

心理士は現在では異なる形式での記憶をアセスメントするために数多くの標準化されたテストを所有し，臨床神経心理学者は記憶障害，あるいはその他の認知障害のある人のすべてにアセスメントと治療で関わるべきである。

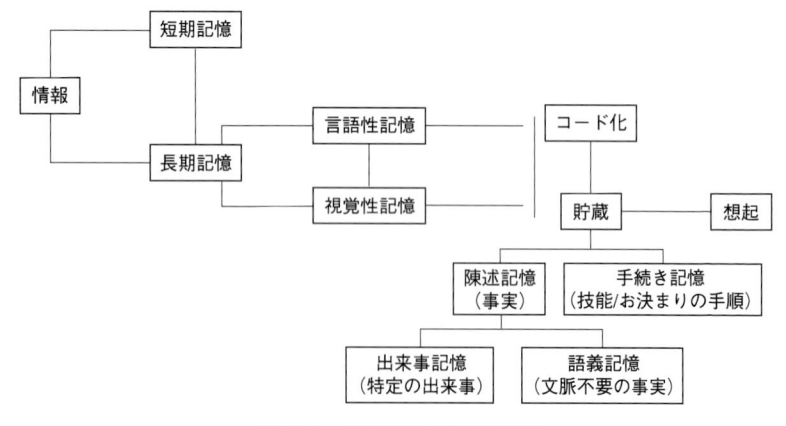

図15.1 長期および短期記憶

● 注意障害とその他の高次遂行機能の障害

　注意は自分の周囲について気づいていることを維持する能力である。また，重要な信号に対して選択的に関わっている能力でもある。たとえば，音楽に耳を傾けているとして，音楽がかかっているにもかかわらず，誰かが会話を始めると注意をそちらに振り向けることができる。注意の障害は直ちに日常生活での困難をもたらす。脳損傷のある人々は選択的注意に問題があり，あまり重要でない入力を除外するのが難しい─いわゆるカクテルパーティ症候群。例えば，パーティで人と話をしていて，周囲でのその他の会話や音楽が存在すると，対話している人に選択的に注意を向けることができないことがある。また，自動車を運転するときのように，ある課題から別の課題へと注意を交代させる問題もある。運転しながら人と話をするように，ひと時に，2つ以上の物事に対して同時に応答するため注意を振り分けることに関して問題を有することもある。

　また，前頭葉の脳構造に対する損傷後に人々が示す古典的な症状の一群もある。そうした損傷の人々は日々の生活で大きな範囲の困難を体験することがよくある。これらの症状はかつては「前頭葉症候群」と呼ばれていた。しかし，このレッテルはかなり不満足なものであり，明瞭な症候群を暗示してしまう。個別の患者で特定の問題をカテゴリー分けすることがより役に立ち，全体として収集された症状は今日では「執行不全（遂行障害）症候群 dysexecutive syndrome」として知られる。列挙される特徴は数々存在する：

・抽象的思考の問題
・衝動性
・作話
・計画することでの問題
・楽天性
・時系列の問題
・洞察と社会的自覚の欠如
・無関心と自発駆動の欠如

- 無抑制
- 衝動コントロールの障害
- 浅薄な感情応答
- 攻撃性
- 関心の欠如
- 保続
- 落ち着きのなさ（多動）
- 応答を抑制できない
- 転導性（注意散乱性）
- 決断能力の欠如
- 社会規範への関心欠如

このリストを上から下まで眺めてみると，執行不全症候群で生じうる非常に幅の広いさまざまな問題および日々の生活と社会的役割に関して生じうる困難さが示される。

● 認知リハビリテーション

認知機能を回復することができるだろうか。これは何年もの間，議論の多い疑問であった。現在でも厳密な解答を得るための根拠は限られている。この分野ではプラセボを対照とした二重盲検研究は非常に困難であり，人によっては不可能だといい，科学的進歩は通常単一症例研究法に依存している。現在のところ，数多くの認知障害がリハビリテーション戦略にかなっているといういくつかのエビデンスがあり，それらは：

- 注意の欠陥
- 一側性無視
- 失語症を含むコミュニケーションにおけるいくつかの欠陥
- 記憶機能障害のいくつかの側面

広い意味で機能的便益は2つの戦略にかなった広域の認知アプローチから得られる：

- 同一の目標を達成するために，問題のバイパスを作ることと別のやり方を見つけること

・残存技能をもっと効率的に使用すること
● 問題の周辺の方法を見つけること

　数多くの戦略を，個別の問題にしたがって考案することができる。人々には補助器具を提供されることもある。たとえば，記憶障害のある患者は，日記帳，リスト，アラーム時計，テープレコーダなどの外的記憶補助具の利用を教えられることがある。しかし，これはいつでも成功するわけではない。人々は何について心に留めているかを思い出すために多少の残存記憶機能を必要とするからである。無線でコントロールされ，中央の信号室がメッセージを小さなコミュニケーション器具に伝達し，その人に特定のときに何をする必要があるかを思い出させる商品化されたシステムがある。

　もうひとつの戦略は認知の入力を減らすために直近の環境を再調整することである。ときに，これは日常生活の厳密な編成を含むことがあるので，計画の限定と編成の技能が必要とされる。日記帳や別の団体からの促しによる非常に構造化された日々は，執行不全症候群の側面のあるものにはしばしば役立つことがある。ラベルをつけた引き出し，ドア，台所用具のように物理的空間の編成は役立つことが多い。着衣失行のある人々にはラベルやベルクロを縫いつけた単純な衣服を与えるような，簡単な方法がときには役に立つこともある。戦略にはさまざまあり，第一に正確な神経心理学的アセスメントを必要とし，次いで，問題を迂回するために常識的な方法を適用する必要がある。

● 残存技能をもっと効率的に使用する

　主として，記憶の領域で開発されてきたこの分野の手技は多数ある。記憶術の戦略が，情報を特定のイメージと関係付けて，思い出すイメージ法を含めて使用されてきた。例として PQRST 記憶術がある。この手技では，患者は情報の予習（Preview），情報に関する各自への質問立て（Questions），情報の精読（Read），再び情報について記述（State），その結果についてのテスト（Test）について教えられる。この方法により情報がより深くコード化されることが期待される。頭文字とリズムと体系的な手がかりを利用するなど，他にも多くの手技があ

り，アルファベットのようによく知られた体系が適切な記憶の手がかりとするため通しでスキャンされる。これを含めて他の多くの手技は，残存技能をより効率的に利用するために考案され，これまでに多くの人々で真に機能的な便益を生み出し障害を軽減することが示されてきた。個々の例では数多くの異なった戦略が使用されうる。主要な介護者と家族が適切な戦略を規則的に毎日の基本として実施することに関与することが大切である。

第16章
リハビリテーションにおける参加の問題

- ●はじめに ……………………………………149
- ●財政と給付 …………………………………149
- ●教育と追加教育 ……………………………150
- ●雇用 …………………………………………150
- ●職業リハビリテーション（VR）……………153
- ●障害学童の成人への移行 …………………155

● はじめに

参加の問題は，障害のある人々の生活に悪影響を及ぼす要因と深くかかわっている。保健専門職のコントロール外にあることが多いが，これらの要因は社会の態度や政府の行政政策に基づくので，リハビリテーション・チームは雇用，社会サービス，家屋建築部門などの専門職との連携を開発する必要がある。本章は英国でのガイドであるが，同じ原理は各国でも適用できる。

● 財政と給付

直面する典型的問題としては以下がある：
- ・低収入：低収入は障害者の社会参加にとって最大のバリアの一つである。有給の雇用が多くの若者にとっての目標であるが，多くの中年，高齢者のための仕事は，彼らの機能的制約のため，あるいは社会的バリアのため実現しにくい。多くの障害者は雇用されなかったり，非常勤で働かざるを得なかったり，低賃金職で働いていたりな

ど低収入である。
・支出の増大：道具や装置，衣類需要の増大，暖房費，家屋調整への費用，交通費，など。

給付の構造は非常に複雑で，多くの人々は自分たちに与えられている権利を知らない。ほとんどの市町村では，市民助言行政窓口や障害者組織の情報窓口を通じて援助が入手できる。リハビリテーション・チームは福祉に関する人々の権利について生きた知識をもたねばならず，コミュニティにおける適切な情報源を知らねばならない。**表16.1**は給付に関する要約である。

● 教育と追加教育

障害をもつ子供たちは16歳までは教育を受ける必要があるが，さらに追加の教育施設は19歳まで利用することができる。基本方針としては障害児を教育するために，できる限り長い年月普通教育の流れにおいてきたが，特殊な施設を提供される必要があるものもある（**表16.2**参照）。

● 意見書作成（ステートメンティング）

意見書作成は小児の教育の必要性に関するアセスメントである（**表16.3**）。これは小児の就学中はいつでも開始されるが，正規には8~11歳で小児と卒業後の生活への移行，それが追加の教育で行われるか否かを調整するための活動に関するサービスの両者を準備するために検証される。これは多専門職種による手順で，GP（総合診療医），セラピスト，看護職，ソーシャル・サービス，教師，教育心理学者がそれぞれに寄与する。両親はこれに同意する必要がある。毎年定期的に検証されるので，学校での若者のためのリハビリテーションの枠組みの一部を形成するが，サービスが不適切なことがある。

● 雇用

障害者は一般に非雇用率が高いが，認知障害や重度の身体障害をもつ者のみが働くことができない。いくつか重要な要因があり，少なくとも

表 16.1　給付の要約

条　件	入手可能な給付
働けない：過去に雇用歴	法令疾病支払い 28 週間。無能力給付＞28 週
無能力給付（IB）の有資格者： 　28～52 週の短期間疾病 　53 週以上の長期間疾病±障害による高率受給 　生活手当の介護部分 　IB は 45 歳前に開始	短期 IB 長期 IB 無能力年齢加算
労働不能：≥16 時間/週で≥4 週間，障害ありで 16 歳または 25 歳以上で通常週 30 時間以上働いている	障害者労働税金控除
労働不能：≥16 時間/週で≥4 週間，障害ありで 16 歳または 25 歳以上で通常週 30 時間以上働いていて小児を扶養	小児税金控除
＜60 歳。労働不能―家計調査で最低収入保障では生活には不足	収入支援
非雇用	収入支援/就職活動手当
常勤労働不能だが，週 16 時間未満労働	就職活動手当
労働災害受傷または労働関連疾患で労働不能	労災障害年金
戦傷障害 65 歳未満の障害者で個人的介護で援助を必要 移動で援助を必要	戦傷者年金/戦争寡婦年金 障害生活手当 　介護部門―低，中等，高率 　移動部門―低，高率 　自動車輸送のための自動車ローン 　地区役所からの駐車証（青バッジ） 　道路通行税免除
65 歳以上の障害者で個人的介護の援助を必要	介護者手当
暴力犯罪で受傷	犯罪受傷補償金
ワクチン損害	ワクチン損害支払い
収入支援受給中の在宅生活および家屋改善を必要とすることの援助	家屋給付，審議会税金給付
その他	60 歳以上全高齢者のためのバスと鉄道パス

表16.2 特殊学校教育が普通学校教育と併存する場合の比較

長　　所	短　　所
学校が大きいほど教育施設が良好な傾向がある	障害児が非障害児ついていくには隔たりが大きく，そのためにエネルギー消費が増大するので教育的長所を否定することがある
より高度の教育成果を有し，あるいはそれを切望する傾向がある	障害のない子供たちの中で一人ぼっちに感じることがある
一般の人々と混合し競争する	個々の子供全体のニーズに対する理解が乏しく，とくに目標を達成しようとするときに目立ち，子供は出来が悪いとみなされることがある
友人の輪の広がり	授業では，専門家の教師と専門の補助具を欠く
普通学校は特殊学校より近所にあることが多い	必要に応じた治療設備とセラピストを欠く
卒業後に自ら獲得する能力を障害が抑制する傾向は少ない	学校によっては利用できないことがある

表16.3 制定日（年）

	制定年	作用/勧告
Warnock 報告	1978	準備状態の判定と教育的特殊ニーズの同定
教育関連法	1981	小児の教育ニーズに関する声明書の確立。「意見書作成」
障害者法，第5,6条	1986	重要制度。若年者の権利を同定
教育関連法	1993	手続きと控訴の詳細
教育関連法	1996	上記の改訂

雇用者が障害者を採用したがらない（数多くの理由があるが）ことがある。国家にとって失われた雇用の費用は巨大であり，直接的費用，生産性の喪失，サービスの低下が含まれる。仕事を離れている期間が長いほど再就職の機会は低下する。これは，背部痛（主として腰痛症）で6ヵ月後には約50％に低下し，1年後には25％，2年で10％に低下する。非雇用のもっとも一般的な医学的理由は筋骨格疾患，精神障害，循環器疾患である：

- 筋骨格疾患：178万人の労働者が病気を報告している（これらの28％で給付）：
  ― 背部痛，642,000
  ― 頸部/上肢障害，512,000
  ― 下肢，212,000
  ― 2ヵ所以上，178,000
  ― 腰痛：農業，製造，食物，看護，鉄道産業で発生率が高く，脊椎疾患により9千万労働日が失われている（5〜10兆ポンド）。
- メンタルヘルス：疾病給付支払いの20％に該当し，ロンドンではもっとも多い原因である。ほとんどは主要精神疾患というより軽微な精神障害である。多くは仕事場での圧力（ストレス）に押しつぶされて，健康を理由に早期退職する原因としては2番目に高い理由となっている。
- 循環器疾患：疾病給付支払いの13％に該当する（非雇用の医学的原因の罹病率．英国リハビリテーション医学会，職業リハビリテーションに関する報告．2000．BSRM*，ロンドン）

● 職業リハビリテーション（VR）

職業リハビリテーション（図16.1）は，障害のある人々を一時的にあるいは永続的に雇用したり，復帰したり，留まったりすることを可能にするという概念である（職業リハビリテーションに関するBSRM報

---

*：BSRM：英国リハビリテーション医学会

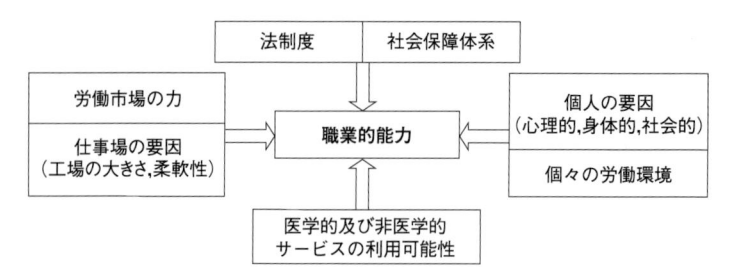

154 第16章 リハビリテーションにおける参加の問題

図16.1 職業リハビリテーションの方式概観

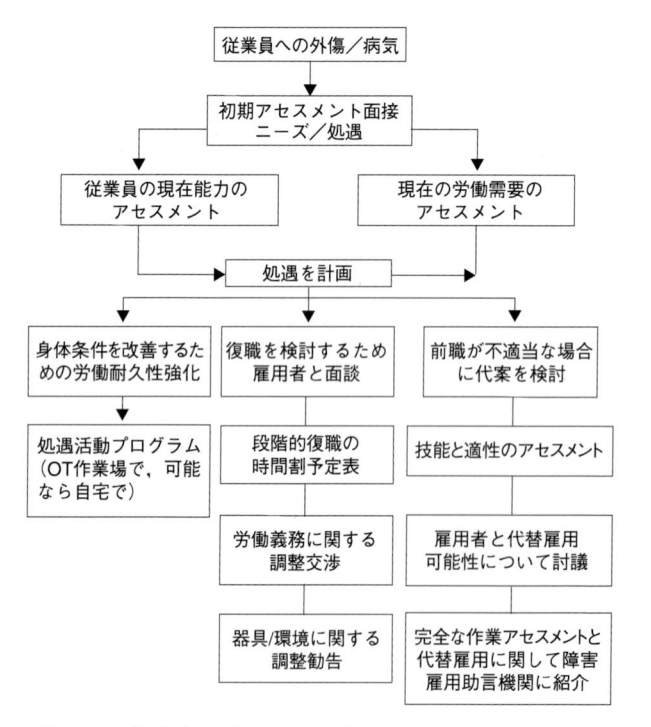

```
          [法制度]  [社会保障体系]
                    ↓
[労働市場の力]                    [個人の要因
                                 (心理的,身体的,社会的)]
[仕事場の要因   →  [職業的能力]  ←
 (工場の大きさ,柔軟性)]            [個々の労働環境]
                    ↑
          [医学的及び非医学的
           サービスの利用可能性]
```

図16.2 作業療法（OT）の職業リハビリテーション方式

```
          [従業員への外傷／病気]
                 ↓
          [初期アセスメント面接
           ニーズ／処遇]
           ↙          ↘
[従業員の現在能力の      [現在の労働需要の
 アセスメント]           アセスメント]
           ↘          ↙
            [処遇を計画]
      ↙        ↓         ↘
[身体条件を改善する  [復職を検討するため  [前職が不適当な場合
 ための労働耐久性強化]  雇用者と面談]      に代案を検討]
     ↓             ↓              ↓
[処遇活動プログラム   [段階的復職の      [技能と適性のアセスメント]
 (OT作業場で,可能    時間割予定表]
 なら自宅で)]
                    ↓              ↓
               [労働義務に関する    [雇用者と代替雇用
                調整交渉]          可能性について討議]
                    ↓              ↓
               [器具/環境に関する   [完全な作業アセスメントと
                調整勧告]          代替雇用に関して障害
                                  雇用助言機関に紹介]
```

告, 2000 より)。

VR方式は以下を通じて費用の2〜10倍の割戻し金をもたらす可能性がある:
- 病休の減少
- 早期退職の減少
- 生産性の増大
- 税の継続支払い
- 国の給付支払いの減少

● VRにおけるチームの役割
- リハビリテーション医:医学的および障害学的アセスメント,予後予測,医学的介入。
- 作業療法士:伝統的には人々の復職で役割を果たしていた;この役割を再び活用する。
- 理学療法士:機能的能力のアセスメント,手作業の教育,職業前スクリーニング,外傷後の治療,労働者と仕事活動の間の危険アセスメント,仕事での耐久性強化と仕事の条件調整,仕事での体力に向けた健康増進を分担する。
- 心理学:情動と心理学的アセスメントと治療,例として認知行動療法。

● 障害学童の成人への移行
● 問題

比較的良好に条件付けられた学校生活から,それほど整っていない成人環境へ移動することは,障害者とその家族にとって大きな影響を受けることが多い(**表16.4, 16.5, 16.6**)。これはリハチーム全員にとっても大きな変化を必要とするときであり,障害をもつ若者たちはこれに取り組むための準備はほとんどできていない。その一番の理由としては組織的な変化があり,その人や家族が慣れ親しんだ専門職チームは消滅する。小児科医との関わりはなくなり,全体ヘルスケアの哲学(小児は急性疾患やその時々の健康問題に関して同一の専門家が診る)は,より断

表16.4 考慮すべきその他の法制度

	制定年	法律/勧告
障害者法第5, 6条	1986	重要な法制度。若い人々の権利を明示
小児の法律	1989	19歳時に社会的サービス義務は成人みなしへ変化
教育法	1996	上記の改訂
障害差別法	1995	障害者権利を確保する

表16.5 障害若年成人の制約

制約	例
資源	適切な施設の欠如
個人的能力	低い自尊と自己イメージ
家族の関連	子供をあまり望まず,幼年期の放棄
サービスの不適合	クライエントと施設を適合させられない

表16.6 サービス提供と個人的ニーズの不適合の典型

- 調整と協調のとれたリハビリテーション・サービスの欠如
- 保健と社会的サービスにおける熟練専門家の不足
- 個人を担当する断片化したサービス間の連携不足
- サービス利用者と提供者のためのアクセス可能で最新の情報源の欠如
- しかるべきサービスの不適切な提供
- 居住施設の選択の欠如と不適切な提供
- 市民センター外での不適切なデイケアの提供

表 16.7 若年成人における疾患の発生率と罹患率

疾患/外傷	発生率(/10万人)	罹患率(/10万人)	罹患率の動向
先天性			
脳性麻痺	200	—	不変
二分脊椎	さまざま	2	低下
筋ジストロフィー全型	生存出産8000件当たり1~3	90	低下
まれな神経疾患	大きな群にまとめて	—	低下
嚢胞性線維症	40 (/生存出産2500)	—	16歳以上で増加
後天性			
頭部外傷	300	150	増加
脊髄損傷	10~15	—	不変
若年性慢性関節炎	16	<113	不変
多発性硬化症	48	99~198	不変

片的に裁断されたサービスに置き換えられることになる。そこでは，その人も家族も自分たちの医師やセラピストと顔なじみになることはない。障害は移民の少数グループで高度の傾向があり，彼らにとっては既存の不利があり，したがって負担もより大きい。

●疫学

表 16.7 で若年成人における障害の疫学の概要を示す。

●若年成人に求められる技能

機能的に自立するために若年成人に求められる技能を表 16.8 に示す。

●サービス提供

専用のチームは，障害をもつ若者たちに良好な知識と情報を与えてサービスにアクセスしやすくすることを通じて，サービス供給に関する臨

表 16.8 若年成人に求められる技能

	生活の側面	必要とされる特別な技能
維持的な技能	保健	栄養,運動,疾患管理,障害管理,NHS資源(例,GP,歯科医)の利用
	セルフケア	食事,更衣,衛生
	家事	食物の調達と準備と貯蔵,衣服の維持,家の掃除/維持,家の安全
	移動	屋内と出入り口と屋外,歩行で,車椅子で,公共および私的な輸送機関の利用
生活技能	関係	性生活,家族,社会的,仕事,コミュニティ,その他
	レジャー	趣味とスポーツ
	仕事	直接的な仕事の技能と仕事場への往復と内部での移動,姿勢と座位
	自己開発	主張,交渉,時間管理,金銭管理,情報の獲得と利用,キャリア開発

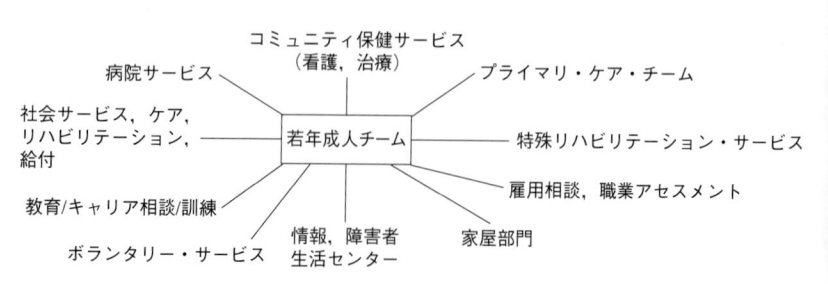

若年成人チーム
- コミュニティ保健サービス(看護,治療)
- 病院サービス
- プライマリ・ケア・チーム
- 社会サービス,ケア,リハビリテーション,給付
- 特殊リハビリテーション・サービス
- 教育/キャリア相談/訓練
- 雇用相談,職業アセスメント
- ボランタリー・サービス
- 情報,障害者生活センター
- 家屋部門

図 16.3 サービスとの連携

時のアプローチよりも有利である (**図16.3**)。このチームは16歳から25〜30歳の年齢の身体障害のある若者たちに大人の生活様式を確立することを可能にし，QOLを改善することを目的とする：

- 保健ケアと個人的問題－障害，セックス心理学的，遺伝学的カウンセリング (NHS)。
- 日常生活，教育，雇用のための器具 (NHS, 社会サービス部門 (SSD)，教育と科学のための部門 (DfES)，労働と年金のための部門 (DWP))。
- 情報 (すべての機関)。
- 自立生活技能 (NHS, DfES)。
- 社会的ニーズ，個人ケア，経済面，職業活動 (NHS, SSD, DWP)。
- 追加教育と訓練 (DfES)。
- 輸送，移動，アクセス (すべての機関, NHS)。
- 家屋 (地区役所)。
- レジャーとレクリエーション施設 (SSD, NHS)

第17章
多発性硬化症

- ●背景 …………………………………… 160
- ●疫学 …………………………………… 160
- ●自然経過と予後予測 ………………… 161
- ●診断 …………………………………… 162
- ●前駆因子と増悪因子 ………………… 163
- ●判定尺度 ……………………………… 164
- ●疾患調整治療 ………………………… 164
- ●その他の疾患調整治療 ……………… 168
- ●症状管理（マネジメント） ………… 168
- ●サービス提供 ………………………… 178

●背景

多発性硬化症（MS）は若年成人の重度な身体障害の原因としてもっとも多い。疾患の本態としての症状の進行性と変動性は結果的に障害の複雑さを伴い，MSは神経学的リハビリテーション・チームにとってもっとも深刻な課題のひとつである。疫学，自然経過，診断などの背景の詳細は互いに関連していて，次項で記載する。

●疫学

MSの罹患率には地域的なばらつきがあることが知られている。赤道を中心にして南北に緯度が増すにつれて罹患率は増大する傾向がきわめて強い。この傾向は英国内においてさえ認められるもので，北方スコットランドの高い罹患率（人口10万対258に達する）に比べて南部での

罹患率は低い。英国全体での罹患率は人口10万対約120である。したがって、英国では約2000名を担当する典型的な総合診療医（GP）はそのリストにMS患者が2~3名いることになる。

UKでの発生率は約2~6/人口10万/年である。この項の趣旨からは、障害の明らかなMS患者の比率を知ることが適切である。全MS患者の約2/3は経過中に中等度から重度の障害をもつと考えられる。約80％の人々は20年目までに明らかな障害をもつことになる。MS発症の平均年齢は約30歳なので、障害と社会的不利の重荷は人生の40, 50歳代に集中することになる。

● 自然経過と予後予測

MSでは生存期間の中央値は40年以上、発病年齢の平均は30歳代であるので寿命の短縮はごくわずかである。多くはないが例外的に急速に進行するMSでは、発病後2~3年以内に死亡することもある。MSには多数の異なったパターンがあるが、明らかになっている点は以下のとおりである：

- MSの2/3の人々は発病から増悪/寛解の経過をとる
- 約15％は急性のエピソードを重ねながら進行性の経過をとる
- 残りは発病から慢性的に進行性経過をとる
- ほとんどが突然一時的に、急性転化する（10年までに約40％、15年までに60％、25年までに70％）
- 急性転化までの時間は一時的な障害の予測指標である―短期間で進行性になる人々は激しい病態をとる可能性が大きい
- MSの人々の約10％は進行性病態に転化することはないが、増悪/寛解の病態は持続しながら良性の経過をとる
- 疾患の進行を予測することは難しい。しかし、以下のものは一般的に予後不良の指標である：
  ―小脳症状と徴候
  ―多彩な症状で初発
  ―高齢での発病―とくに40歳以後での発病

―発病時のイベントで Kurtzke Disability Status Scale（DSS；後述参照）で3以上の障害を生じる
　　―増悪間隔が短い，とくに1年未満
　・予後良好の徴候は：
　　―発病時の症状が単一
　　―早期の視覚および感覚症状
　　―発病後5年で錐体路徴候なし
　　―発病後5年で小脳徴候なし
　　―若年齢で発病
　　―初回から寛解経過

　将来はもっと正確な予後予測が連続 MRI スキャンの一層の普及，あるいは免疫マーカーのモニターにより可能になるだろう。

● 診断

　MS の診断は今でも，中枢神経系の2ヵ所以上の異なる解剖学的部位での臨床的病変が少なくとも2回以上の異なる時期に生じたことを明らかにすることであり，伝統的な病歴と診察の臨床技能によるところが大きい。診断は通常は以下の補助診断法により確認される：

　・脳脊髄液の検査で，オリゴクローナル・バンドおよび免疫グロブリン G 産物増大の証明。
　・誘発電位検査
　・神経画像検査，とくに MRI スキャン

　病歴，診察，検査が組み合わされると，MS はかなり早期にかなりの確かさで診断が可能である。大多数の人々はできる限り早い時期に診断されることを希望している。この段階でのケアは未だマネジメントが不良で，最近の研究によれば10％の人々が偶然あるいは不適切な言い方で自分の診断名を知ることがわかった：

　・診断の告知は穏やかな雰囲気で，本人やその家族が話し合ったり質問したりする時間を十分に取る必要がある。
　・最初の予約診察後に必要に応じて，直ちに2回目の予約の機会を与

える必要がある。
・本人たちが希望するなら，MSに関する素人向けの文献を与える。英国ではMS財団やMS協会により作成されたかなり特筆すべき良い文献がある。
・個々の患者には地域支援グループと接触できるようにする必要があり，このグループが相当なストレスや不安に対して支援とカウンセリングの役割を果たすことができる。

● 前駆因子と増悪因子

● 妊娠

妊娠9ヵ月の間はMSの再燃に関してほぼ安全な時期である。しかし，出産後3〜6ヵ月の間は再燃率の有意な増大がある。おおむね妊娠は，あるいは多くの妊娠はその後の障害に影響しない。経口避妊薬が疾患の経過になんらかの有意な影響を与えるといったエビデンスは何もない。

● ストレスと人生のイベント

情動的ショックと疾患発症との関連性に関する奇異な報告が多数ある。しかし，最近の研究からはこの関連性に対して疑問がもたれている。それでも，大きな自動車事故，あるいは離婚のような「極端な」人生のイベントは再燃を加速しうることが依然として一般的に受け入れられている。おそらく，ストレスの大きい人生のイベントの'量'よりも'質'が再燃危険の決定因子であるように思われる。明らかにストレスとなるイベントと再燃が質的に密接なほど，関連性は大きいようである。

● 感染，予防接種，体温

全身感染は再燃を加速することがあるようだが，MSの発症を導く可能性に対するエビデンスはほとんどない。知られていることに，熱い風呂や労作後のような体温の上昇は一時的な症状の悪化を伴うことがある(Uhthoff現象)。いくつか奇異な報告はあるが，予防接種が疾患の経過に影響するというエビデンスはほとんどない。

● 外傷と手術

外傷や外科手術が MS に影響するというエビデンスは奇異だが、そうした関連性を示す明らかな事例が数例ある。概して一般的に受け入れられていることは：

- 外傷と MS の発症または増悪の間に密接な時間的関連性があるとすれば、確実に 3 ヵ月以内である。
- 外傷は現実的に中枢神経系を侵す（例、路上交通事故による脳損傷）。
- MS 病変として疑われる部位と外傷の解剖学的部位との間には解剖学的に密接な関連性があるはずである。

判定尺度

すべてのリハビリテーション過程と同様に、リハビリテーションの目標（ゴール）に関しては適切に文書化されることが重要である。おそらく、概括的な尺度を使用するよりは治療する症状に関する個別の尺度を使用するほうが価値が大きい。しかし、MS の文献では Kurtzke Expanded Disability Status Scale (EDSS) が広く使用されている。この尺度には問題があり、機能形態障害と能力障害とが混在しているが、広く一般に使用されているので**表 17.1** に再掲する。Kurtzke により開発されたもので、より詳細な機能的体系の採点尺度と組み合わせて使用される。他にも入手可能な障害尺度はある（第 5 章を参照）。

疾患調整治療

近年、MS の進行を遅らせるための治療の可能性に関してめざましい進歩があった。

● コルチコステロイド

副腎皮質ステロイドは長年の間 MS の再燃治療で使用されてきた。再燃に対するステロイド与薬の最善の方式はメチルプレドニゾロンの静注で、外来ベースで 1 回量の注射できわめて安全に施行できる。長期間のステロイド治療が MS に有効であるといったエビデンスはないので、

表 17.1 Kurtzke Expanded Disability Status Scale（EDSS）

段階	記述
0	神経学的診察で正常（機能的体系（FS）ですべてグレード0；大脳グレード1は可）
1.0	能力障害なし，1 FS で最小徴候（すなわち，大脳グレード1を除くグレード1）
1.5	能力障害なし，2 FS以上で最小徴候（大脳グレード1を除いて2つ以上グレード1）
2.0	1 FSで最小能力障害（1つのFSでグレード2，他は0か1）
2.5	2 FSで最小能力障害（2つのFSでグレード2，他は0か1）
3.0	1 FSで中等度能力障害（1つのFSでグレード3，他は0か1），または3～4 FSで軽度能力障害（3～4 FSでグレード2，他は0か1），しかしいずれも歩行は完全自立
3.5	歩行は完全自立だが，1つのFS（グレード3が1つ）と1～2 FSでグレード2の中等度能力障害；または，2 FSでグレード3；または5 FSでグレード2（他は0か1）
4.0	補助具無しで歩行は完全自立で，セルフケア自立，1日約12時間は起きて活動できるが比較的重度の能力障害があり，1つのFSでグレード4（他は0か1），または前の段階を越えない範囲で小さなグレードの組合せからなる．補助具なしあるいは休み無しで約500 m歩ける
4.5	補助具なしで歩行は完全自立で，1日の大半を起きて活動でき，フルタイムで働けて，場合によっては完全な活動で多少の制限があり，あるいはわずかな介助を必要とすることがある；比較的重度の能力障害がみられ，通常は1つのFSでグレード4（他は0か1），または前の段階を越えない範囲で小さなグレードの組合せからなる．補助具なしあるいは休みなしで約300 m歩ける
5.0	補助具なしで，または休みなしに約200 m歩行；能力障害は重度で完全な日常活動（例，特別な準備なしにフルタイムで働くこと）を妨げる．（通常のFSで当てはめると，1つだけグレード5で他は0か1；または通常は段階4.0の基準を越えない範囲で小さなグレードの組合せ）
5.5	補助具なしで，または休みなしに約100 m歩行；能力障害は重度で完全な日常活動が妨げられる．（通常のFSで当てはめると，1

段階	記　　　述
	つだけグレード5で他は0か1；または通常は段階4.0の基準を越えない範囲で小さなグレードの組合せ)
6.0	休みを取る取らないに関わらず，約100 m歩行するために間欠的にあるいは片側で常に補助（杖，松葉杖，装具）を必要とする。（通常のFSで当てはめると，3つ以上のFSでグレード3+の組合せ）
6.5	休みなしに約20 m歩行するために，常に両側の補助（杖，松葉杖，装具）を必要とする。（通常のFSで当てはめると，3つ以上のFSでグレード3+の組合せ）
7.0	補助があっても約5 m以上は歩行できず，必然的に車椅子に制約される；標準型の車椅子を自走でき，移乗は独りでできる；車椅子で1日約12時間起きて活動できる。（通常のFSで当てはめると，2つ以上のFSでグレード4+の組合せ；きわめて稀には錐体路性グレード5のみ）
7.5	数歩以上は歩行できない；車椅子に制約；移乗に補助を必要とすることがある；車椅子は自走できるが1日中標準型車椅子でこなすことはできない；電動車椅子を必要とすることがある。（通常のFSで当てはめると，2つ以上のFSでグレード4+の組合せ）
8.0	本質的にベッドや椅子に制約され，車椅子で動き回るだけだが1日の大半をベッドから離れることはある；多くのセルフケア機能は保たれる；一般的に上肢は有効に使用できる。（通常のFSで当てはめると，いくつかの体系で一般的にグレード4+の組合せ）
8.5	本質的に1日の大半をベッドに制約される；上肢を多少は有効に使用できる；いくつかのセルフケア機能は保たれる。（通常のFSで当てはめると，いくつかの体系で一般的に4+の組合せ）
9.0	寝たきり患者；コミュニケーションをとり食事をすることはできる。（通常のFSで当てはめると，ほとんどがグレード4+の組合せ）
9.5	完全寝たきり患者；有効なコミュニケーションをとれず，食事/嚥下も効果的にできない。（通常のFSで当てはめると，ほとんどすべてがグレード4+の組合せ）
10	MSで死亡

副作用の観点からは有害なだけであろう。

● アザチオプリン

　これは再燃率を低下させることで有用な若干のエビデンスがあるが，現在ではインターフェロンやその他のより有効な治療薬の出現により，あまり使用されることはない。

● シクロホスファミド

　シクロホスファミドはこの疾患の進行期にはおそらく効果的であろうが，適切なレジュメに関しての合意はほとんどない。かなりの副作用を伴う。

● 酢酸グラチラマー（コパキソン）

　これは合成塩基ポリペプチドの合剤で，近年，ヒトでの使用でも入手可能となった。毎日皮下注射で投与される。これは再燃率を低下させることが可能で，おそらく長期的な障害に対して望ましい効果がある。通常は副作用はない。英国では処方の問題があったので，現在では認証された神経治療センターでの投薬に制限されている。

● インターフェロン

　インターフェロンは天然発生蛋白のグループで，免疫応答を調整する。インターフェロン γ は免疫応答を刺激し，インターフェロン α と β は免疫抑制作用がありそうである。現在までに良質で長期的な研究により，再燃率を低下させ，おそらく長期的には障害を減少させることで α および β インターフェロンの効果が示されてきた。この領域は議論のあるところで，処方は特殊な神経治療センターに限定されている。目下のところ，処方もある厳格な基準の下に再燃/寛解性に限定されている。英国でインターフェロン治療を受ける人は現行のデータ収集試験に参加する必要があり，今後数年間にわたりこれら治療の有効性を検証することになっている[1]。この治療は高価（一人当たり年間約1万ポンド[2]）である。入手可能な製剤すべてが皮下注射を必要とする。局所皮

---

[1] : 日本では β インターフェロンについて，多発性硬化症の再発予防・進行抑制での適応が認められている。

[2] : 2007年7月でのレートは1ポンド約250円（3年前は約200円）。

膚反応，感冒様症状，頭痛などのかなり厄介な副作用があり，また多くはないが中和抗体を生じ，臨床的効力を確実に停止させてしまうこともある。インターフェロンは病変の増加を抑制することもMRIで示され，理論的には経過を通じて障害の集積を少なくすることを意味するが，この点に関しては未だ証明されていない。

● その他の疾患調整治療

MSでは多くの治療法が生まれては消えていった。最初は期待されることが示されたが，その後の研究で消えていったものもある。他にも有益な効果のあることが示された製剤があるが，重大な副作用を伴う。以下にいくつかの治療法を簡潔に紹介する：

- 高圧酸素：これは1970年代に流行したが，やがて廃れていった。しかし，膀胱機能に多少の改善がみられ，疾患の進行を遅らせることが示唆されたようである。
- 食事：食事調整の利点はMSのある個々人が自分の疾患に対して何らかの対処をしていると感じられることである。1980年代の研究は，飽和脂肪酸を減らして，n-3多価不飽和脂肪酸に置き換える食事は増悪の期間を短くし，頻度を減らし，重症度を低下させることに関して有意な傾向のないことを明らかにした。n-3脂肪酸は魚油に多く含まれる。

● 症状管理（マネジメント）

● 症状のマネジメント

これほど多くの活発な専門職種間協働を必要とする疾患はあまりない。リハビリテーション・チームにとっては障害の背後に横たわる複合的問題を管理することが課題であり，しばしばいくつかの異なる神経のシステムが侵されているので，この状態の複雑さについて**表17.2**に示した。これはMS患者の656名での症状を列挙し，分類したものである。

表 17.2 多発性硬化症の 656 名の症候

現　症	ADL困難なし(%)	ADL困難あり(%)	合計(%)
疲労	21	56	77
バランス障害	24	50	74
筋力低下または麻痺	18	45	63
しびれ，ぴりぴり感や他の感覚障害	39	24	63
膀胱障害	25	34	59
筋緊張増大（痙性）	23	26	49
直腸障害	19	20	39
想起障害	21	16	37
抑うつ	18	18	36
疼痛	15	21	36
頻繁な泣き笑い（情動不安定）	24	8	32
複視，かすみ眼，部分または完全盲	14	16	30
震え（振戦）	14	13	27
言語・コミュニケーション障害	12	11	23
問題解決困難	12	9	21

ADL：activities of daily living（日常生活動作・活動）
Kraft GH, Freal JE, Coryll JK (1986). Disability, disease and rehabilitation service needs in multiple sclerosis：patient perspectives. Archives of Physical Medicine and Rehabilitation 67：164-78. より

● 移動性

歩行困難は MS でもっとも一般的な症候である。これは以下にあげた異なる要因の組合せによることが多い：

・錐体路性麻痺
・痙性
・疲労
・廃用
・疼痛
・失調症

・固有受容性障害

初期のステージでは構成された運動訓練プログラムで，理学療法士により計画，監督されたものが役立つようである。こうしたプログラムの成分として含まれるべきものとして以下のものが推奨されてきた：

- 筋力増強のために個別運動の反復
- 痙性を減らし，可動域を改善させ，拘縮を予防するために他動的伸張
- 巧緻性と協調運動を改善させるためにADL（日常生活動作・活動）を利用しての運動訓練
- 必要に応じて移動用補助具を使用して歩行訓練
- 活動性と可動域を増大するために水治療

こうした運動プログラムは終生継続することが必要と思われるが，こうした長期的な監督のための熟練した理学療法士は残念ながら身近には見つからない。しかしながら，痙性が持続する場合には，理学療法士の介入が必須である。痙性のマネジメントについては他でも触れているが（第6章），以下は治療のアプローチに関して有用なリストである：

- 外的刺激の縮小（例　カテーテルの入れ替え，足のケア，膀胱管理，皮膚および尿路感染の治療など）
- 水治療を含む理学療法，移動補助具の適切な使用，車椅子とレジャーでのシーティング両者で座位と姿勢への適切な注意
- ダイナミックギプス固定と正しい補装具の使用
- 末梢神経ブロック，運動点ブロック，ボツリヌス毒素注射を含む薬理学的管理，およびより重症例では脊髄腔内バクロフェンあるいは整形外科的および神経外科的手技

治療しないと，痙性は容易に筋肉の拘縮をもたらし，その結果姿勢の増悪，さらなる疼痛，褥瘡危険の増大をもたらす。

● 上肢機能

腕の機能の問題は錐体路性麻痺に痙性，失調，感覚障害の合併した組合せであることが多い。腕の障害がある例では作業療法士が関わることが必要となる。日常生活に適切な補助具の処方は，環境への適応のため

にも，個人的な便利さのためにも非常に役立つものである。手や腕の問題をかなり解決できる簡単な補助具や改良物品は，今日では非常に多様に存在する。単純な日常生活課題を用いた機能回復目的の運動訓練が巧緻性や協調性を改善しうるという多少限定的なエビデンスがある。上肢は末梢神経ブロックがやりにくく，外科的介入にも適していないので，腕の痙性治療は下肢よりもかなり困難である。

● 小脳機能障害

残念なことに一般的に小脳が障害され，治療も困難である。何らかの治療を用いて信頼に足る改善の確かなエビデンスはほとんどない。特別な薬剤で，ときに限られた効果を示すことのあるものは：

・イソニアジド
・コリン
・ベンゾジアゼピン
・バルプロ酸ナトリウム

通常は適応のための道具や装置によって機能が改善する：

・手首に重りを負荷したバンド
・取っ手の大きな道具
・ガードつきの皿
・ボタンや靴紐の代わりにベルクロ・ファスナー
・電動歯ブラシ
・電動ページめくり機，など

ときに，重度の企図振戦がクリオ視床切断術，あるいはごく最近では深部脳刺激により治療できることがある。ときに，ボツリヌス毒素が非常に重度な企図振戦を減少させることができるが，全身性の筋力低下の危険がある。

● 嚥下障害

幸いなことに嚥下障害は非常に末期の MS の場合を除いてはあまり多くない。嚥下障害については第9章で触れているが，要約すると，嚥下障害は高度に複雑な運動連鎖であり，言語療法士，栄養士，放射線技師による専門的評価を必要とする。ビデオ嚥下造影は嚥下困難の適切な

アセスメントを行う唯一の方法であるといってよい。しかし，異なるタイプの嚥下困難のための治療の可能性は多数ある。末期に近い MS では嚥下障害に関して倫理的な問題がしばしば存在する。どのくらい積極的に管理すべきかについては様々な意見があるが，著者の考えでは，経口栄養摂取の困難が続き，栄養不良の危険があるなら，ためらうことなく早めに経皮内視鏡的胃瘻（PEG）チューブを考慮すべきである。これは安全な手技で通常は QOL を改善させる。

● コミュニケーションの問題

失語症は MS では極めてまれである。コミュニケーションのおもな問題は，構音障害により生じる。言語療法士への早期の紹介は機能的なコミュニケーション能力を改善できるというエビデンスがあるので重要である。幸いなことにコミュニケーション改善用補助具を必要とする MS の人々は 1％未満だが，そうした補助具を処方することで QOL が有意に改善することを知っておくことが大切である。

● コンチネンス

尿路の問題は MS では非常に多い。排尿困難はおそらく他のどの問題より大きな社会的不利とみなされるだろう。もっとも多い症状は：

・促迫
・促迫性失禁
・頻尿

これらの症状は膀胱の過活動性（排尿筋過反射）を伴う傾向がある。しかし，症状だけでは基盤にある病態生理を明らかにすることはできないので，ウロダイナミクス（膀胱計測）が実施されるべきである。排尿筋過反射をもつ MS の人々の約半数は排尿筋括約筋協調不全を有することも示される（第7章参照）。

多くはないが，しばしば膀胱低活動性を伴うものがある：

・排尿開始遅延
・溢流性失禁
・排尿時に腹筋の使用
・尿閉のエピソード

これらの症状は尿路症状のある MS 患者の約 1/4 で生じる。

適切な経過観察と泌尿器科的診察がなされているなら，今日では上部尿路まで障害されることはまれである。ウロダイナミクスのアセスメントは大切であるが，頻尿，尿意促迫，ときどき促迫性失禁を呈するなら，経験に基づき初診時に抗コリン作動性薬剤を提供するのは妥当であろう。第1選択はおそらくオキシブチニン（1日2回 2.5～3 mg 投与から最大1日3回 5 mg 投与まで増量）で，その他の可能性としてはプロバンサインとイミプラミンである。この内服治療が十分でなければウロダイナミクスのアセスメントが必要である。

間欠導尿は多くの人々のマネジメントを著しく改善させた。排尿後の残尿量を知るために，超音波による計測が好まれるが，排尿後の導尿も代わりの方法として妥当である。残尿量が 100 ml 以上であれば，おそらくカテーテルの適応で，患者か第3者による間欠導尿が第1選択である。しかし，筋力低下，協調障害，内転筋痙性，あるいは適切な介護者がいない状況では，依然としてカテーテル留置を必要とする。恥骨上カテーテル挿入は尿道カテーテルよりも安全で，感染の危険も少ないことが示されている。

ほとんどの人は抗コリン作動薬内服と間欠導尿の組合せにより自分の尿路症状を管理することができる―およそ 10％ のみが泌尿器科専門医への紹介と治療を必要とする。専門看護師によるコンチネンス・アドバイザーを適切に利用すべきで，このことは今日では英国全土に広く知られ，アドバイザーは補助具や装置および心理的支援とカウンセリングに関して実用的な助言を提供することができる。

● 直腸障害

便秘は多くの MS の人々で生じうる。大便失禁は多くはないが，大便のもれは便秘の関連で生じることがある。この状況は通常は以下により解決される：

・排便のタイミングと所要時間に対する注意
・胃腸反射の最大利用
・排便中の股関節屈曲などの機械的因子を適切に利用

- 腹圧や指刺激が役立つことがある
- 必要なら，高線維サプリメント追加の食事で適切量の水摂取とともに増量剤を加える。
- 上記の方法で失敗なら，ドキュセートナトリウムなどの緩下剤や浣腸など，その他の内科的治療を使用するとよい。

●性機能

ある研究では，MS に関連して男性の 3/4，女性の半数以上が性的問題を有する。女性ではこれは主として以下の理由によるものであった：

- 疲労
- 感覚低下
- リビドー低下
- オルガスムの障害

男性でも疲労とリビドー低下は問題ではあるが，勃起の達成や維持でも困難がある。

性的困難のマネジメントは専門家の領域であり，できることなら障害をもつ人々のための適切なセックス助言サービスへの紹介がなされるべきである。セックス・カウンセリングと治療は以下のことからなる：

- 直接的で実用的な助言，たとえば，疲労に関して性交にもっともよい時間を検討。
- 内服薬のみなおし
- 膀胱管理に関する正しい助言
- 体位に関する助言

内転筋の痙性は特別な問題であり，理学療法や神経ブロックにより解決できることがある。男性の勃起機能障害は現在ではシルデナフィル（バイアグラ）で治療できる。バイアグラが利かない，あるいは使用できない場合には男性の勃起機能障害はパパベリン自己注射がある。その他の手技としては真空コンドーム，静脈狭窄自助具，ときにはペニス義肢（人工ペニス）の使用がある。しかし，こうした手技は今日ではほとんどバイアグラの使用により解決している。

強調すべきおもな要点は広い意味での性に対する考え方であり—挿入

による性交はその一部に過ぎないことである。

受精が MS で障害されるというエビデンスはない。

●疼痛と発作性症候

疼痛は MS の現実問題である。およそ半数の人々は急性または慢性疼痛の障害を有する。以下のような発作性疼痛を有する人もいる：

- 三叉神経痛
- レールミッテ症候群（首の屈曲で疼痛）
- 発作性灼熱痛
- 疼痛を伴う緊張性痙攣

これらの発作性疼痛症候群はカルバマゼピンやギャバペンチンなどの抗痙攣薬の内服によく反応する。

もっと長い期間の疼痛はさまざまな原因によることがある：

- 姿勢の障害による二次的な筋骨格痛，たとえば，車椅子依存が腰痛症を生じる，あるいは車椅子自走により肩の疼痛。
- 慢性神経痛でおそらく疾患過程そのものによる二次的なもの―これはカルバマゼピンやギャバペンチンに反応することが多い。
- 痙性による疼痛で，抗痙性治療とくにボツリヌス毒素に反応することが多い；この方法は抗痙性薬であると同時に鎮痛薬としても作用する。

●視覚障害

視神経炎は MS 主要症状の一つであり，コルチコステロイド治療によく反応することが多い。しかし，いろいろとその他の問題がある：

- 暗点残存
- 複視
- 振戦性眼球震盪（オシロプシア）

こうした多くの症状は治療困難である。症候性眼振は集光プリズムやボツリヌス毒素治療により改善することがある。ロービジョンクリニックへの紹介が必要なことがあり役に立つこともある。

●全般的な内科的問題

MS で生じうるその他の全般的な内科的問題はきわめて多彩である。

含まれるものとしては：
- 褥瘡
- 末梢性浮腫
- 深部静脈血栓症（MSの人々ではリスクは低いようである）
- 異所性骨化（MSではまれ）
- 聴力障害（MSではきわめてまれ）

● 疲労

これはMSでもっとも多い症状である。日常の活動に多大な影響を及ぼしうるもので，雇用やレジャーの興味に関して社会的不利となる主要な理由であることが多い。MSの疲労は抑うつによる二次的なものであったり，歩行やその他の日常課題におけるエネルギー消費が高いことによるものであったりする。しかし，易疲労性と身体障害の間には相関はごくわずかであるので，MS関連疲労に関しては直接的な中枢メカニズムもあるように思われる。

疲労のマネジメントは以下にかかわる：
- 1日を通じて頻回の休憩時間
- 日中の疲労を減らす可能性のある睡眠障害への注意，たとえば短時間作用ベンゾジアゼピンの注意深い適正な使用。'少しずつときどき' という原則は疲労を管理する最善の方法であることが多い
- アマンタジンなどの抗疲労薬剤の使用も役立つことがある

● 認知機能障害

知的機能障害はシャルコーやレールミッテなどMSの最初の報告者により気づかれた。近代の実際的認知障害は強調されない傾向がある。しかし，MSの早期の段階でも認知機能障害が検出されうることは間違いない。もっとも多い問題は：
- 記憶障害
- 情報処理速度の問題—患者は「取り込みで遅れる」ように思われることが多い。
- 後退性の学習

あるものは短いスクリーニングテストを推奨する。たとえば，Mini

Mental State Examination や認知機能障害のためのスクリーニング検査 (SEFCI) で，これはもっと完全な神経心理学アセスメントに紹介すべき患者であるかどうかを決定するための補助として有用なことが多い。できれば，臨床神経心理学士はいずれの MS リハビリテーション・チームにおいても含まれるべきである。

● 情動障害

抑うつはある時点では MS 人口の多く見積もって 50 ％ に生じる。MS の抑うつは他の抑うつ性疾患となんら変わることなく治療に反応し，適切に治療されるべきである（第 14 章参照）。

臨床的不安症はさらに問題で，適切な情報あるいは単純なカウンセリングや支援のタイミングの欠如により増悪することがしばしばある。MS の文献は楽天的に見える症状をかなり一般的であると述べているが，これはほとんどまれな症状のように思われる。

少数の人々が感情露出傾向を呈するが（第 14 章参照），これは少量の三環系抗うつ薬によく反応する。

● 社会参加の問題

MS における問題は地域サービスや施設に関する知識の欠如により不必要に生じることがしばしばある。リハビリテーション・チームの保健専門職は以下の知識をもつ必要がある：

・地域でアクセスできるレジャー事業
・デイセンターの設備
・レスパイトケアの設備
・地域の家屋建築や調整事業系の業者へアクセスする方法
・権利に関する福祉サービス
・雇用のリハビリテーションサービス
・介護者の支援グループ
・情報と助言のサービス
・地域および全国 MS 協会，その他の自助グループの連絡先住所

雇用リハビリテーションを強調することは重要である。これが MS の人々の大きな関心事となりうるのは，主として労働年齢の人々がこの

疾患に罹患するからである。MS の人々からの国家経済に対する経済喪失の約 80 % は失われた稼ぎ額により説明される。ほとんどの研究で非雇用率は非常に高く,通常は 50 % を超える。

● サービス提供

今日では,熟練した多専門職種リハビリテーション・チームにアクセスすることは MS の人々の生活に真によい影響を与えることができるというよいエビデンスがある。リハビリテーション科への短期入院(約 2 週間)は機能障害の増悪する状況においてさえ,能力障害や社会的不利を減らすことができることが研究により示されている。しかし,長期的な支援がなければ,こうした利点はおそらく時とともに失われることになるだろう。MS 患者は定期的にリハビリテーション・チームにアクセスすることが望ましい――これが単に電話による助言であったり問題のあるときに自分で依頼したりするだけであるとしてもである。不必要で潜在性の合併症が生じるのを予防するためには定期的な正規の診察が必要であろう。ニューカッスル・アポン・タインでのエビデンスは,地域基盤の MS チームを紹介する費用は不必要な入院,外来紹介の減少,および GP(総合診療医)受診回数の減少に相応するものであった。

MS の家族のニーズは以下の項目に焦点が当てられる:

- 時―診断と治療,さらにはもっと個人的な認知障害や情動障害を話し合うため
- 情報―診断の時点で,より長期的に研究や治療の可能性に関して最新のものを維持するために
- 実際的な援助―補助具や装置の提供および家庭内での個人的な援助にアクセスすることに関して
- 介護者のニーズ―情報とカウンセリング支援にアクセスすることに関して均質なニーズおよびレスパイト施設にアクセスすることに関するニーズ

MS 専門看護師のネットワークの最近の展開は地域での支援に加えて歓迎すべきものであった。看護師は十分な研修を受け,MS における多

くの日常的問題を取り扱うことができ，もっと専門家による支援への紹介元としても振舞う。すべての MS 患者は MS 専門看護師にアクセスすべきであり，専門家リハビリテーション・チームにアクセスすることが望ましい。

第18章

脳卒中

- ●定義と疫学 ………………………… 180
- ●分類と診断 ………………………… 181
- ●検査 ………………………………… 183
- ●完成脳卒中患者のリハビリテーション …… 184
- ●評価（アセスメント）の要点 ………… 185

●定義と疫学

　脳卒中は脳血管性発作の結果としての脳に対する侵害で，正常な脳循環がある短時間断たれると神経学的症状の発生につながる。脳卒中は脳内出血，脳梗塞，くも膜下出血のいずれかに分けられる。一過性脳虚血発作（あるいはミニ脳卒中）は症状の持続が24時間以内であることで定義される。これら3者を区別する必要は，一次性あるいは二次性の予防においてリハビリテーションのニーズが異なるからである。くも膜下出血は（脳梗塞や出血とは対照的に）より全般的な症状を呈することが

表18.1　脳卒中の疫学

発 生 率	一般的：200/人口10万人
罹 病 率	550/10万人，有意な障害を有するもの400/25万人
死 亡 率	発症1ヵ月以内に30%，1年以内に40%。心筋梗塞，気管支肺炎，脳卒中再発がもっとも多い原因である。
障害の種類	50%で運動麻痺，15〜20%で失語，10%で認知障害（記憶，知覚，知能，およびその他の高次脳機能）

多く，有意に認知障害や身体障害を生じる。早期介入が有益であることは，死亡率と重症度をみても明らかである（**表 18.1**）。

● 分類と診断

脳卒中は以下のように分類される：
- 一過性脳虚血発作（TIAs）
- くも膜下出血
- 脳出血
- 脳梗塞
  - 総合的前方循環梗塞
  - 部分的前方循環梗塞
  - ラクナ梗塞
  - 後方循環梗塞

脳卒中による機能障害は病変の部位による。

● ラクナ梗塞

これらは多発性のことが多く，直径 50～150 μm の小さな動脈の閉塞により生じる。高血圧や動脈硬化に伴い，ラクネとして知られる多発性の深部の小さな空洞を生じる。これらが生じる 4 つの特異的症候群は以下のものである：

- 上肢よりは下肢を強く障害し失調症を伴う片麻痺（内包の梗塞による）
- 純粋運動性片麻痺（橋あるいは内包の梗塞による）
- 構音障害と不器用な手の症候群（dysarthria-clumsy hand syndrome）（橋）—構音障害，軽度嚥下障害，中枢性顔面麻痺，傷害側への舌の変位，病変側と同側の手の巧緻性低下と失調。
- すべての感覚様式に関する一側性感覚障害を伴う純粋感覚性脳卒中（視床後外側核梗塞）

まれな症候群，たとえば外側延髄症候群などについては神経学の教科書を参考にすること。

● 脳疾患の解剖と局在症状

表 18.2 脳病変の部位による機能障害/症状

病変部位	機能障害/症状
前頭葉	行動異常。計画/予測の障害。無力様と自発性低下
頭頂葉	空間失見当識。失行。失認。*感覚性不注意。**受容性失語。同名半盲
中心前回（頭頂葉内）	局在性麻痺/単麻痺。**表出性失語
中心後回	局在性感覚低下
側頭葉	記憶。幻覚（聴覚性，視覚性）。集中/注意の低下。受容性失語。四分の一半盲
後頭葉	半盲
脳底部	片麻痺と片側感覚脱失。痙性++　脳神経障害
脳幹	失調症。脳神経障害，とくに構音障害と複視。痙性+++ びまん性（SAHでみられるように）。情報処理の低下。IQ低下。認知障害。

*劣位半球。**優位半球。SAH：くも膜下出血

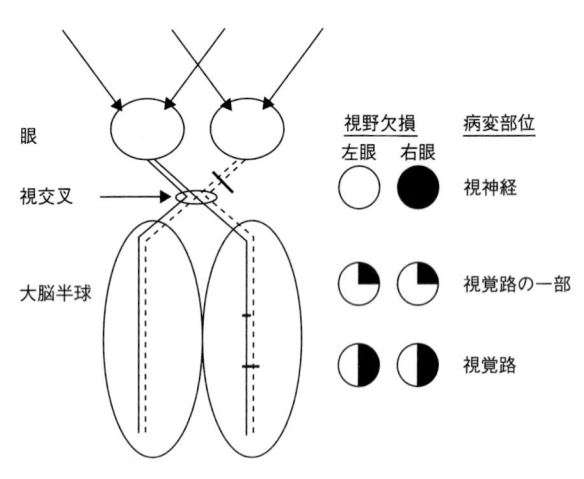

図18.1 脳卒中による視野欠損

病変の部位による機能障害/症状について表18.2に，視野の症状は図18.1に示した。

● 検査
- 完成脳卒中
  - 緊急CTスキャンを実施して，病変の部位と大きさを明らかにする。CTスキャンは約15％の症例で正常である。これが実際に患者のマネジメントを変えることはまれだが，必須となる特異的場面が4つある：
    - 抗凝固または抗血小板療法を考慮するときに脳出血を除外するため
    - 腫瘍，硬膜下血腫，膿瘍などによる頭蓋内腫瘤が疑われるとき
    - 頭蓋内圧上昇が疑われるとき，とくに患者の意識レベルが降下し続け，外科的介入が考慮される場合
    - 患者の経過が非定型的で，診断が疑わしいとき
  - その他すべての検査が目的とするのは：
    - 急性脳卒中症候群以外の原因を除外するため
    - 脳卒中に関して基礎にある原因を明らかにするため
    - 脳卒中の潜在的合併症を検出するため
  - 鑑別としては：
    - 腫瘍/硬膜下血腫：外科医に相談する
    - てんかん後麻痺：非特異的意識変化
    - 生化学異常：検査を必要とする（脳卒中の原因としてはまれ）
    - 心筋疾患：心臓アセスメントが重要である；脳出血のない心房細動に対しては抗凝固薬を投与する
- 一過性虚血発作（TIAs）
  - TIAsは完成脳卒中を予防するために完全な検査を必要とする。マネジメントは危険因子（高血圧，喫煙，糖尿病，その他のまれな異状として，貧血，多血症など）の縮小に焦点を当てる。
  - 検索：不整脈，有意な頸動脈閉塞（内膜切除術で治療可能），健康

教育により危険因子を減少させること（禁煙，肥満の人々では体重減量，脂質低下，糖尿病のコントロール，身体活動（運動量）を増大すること）。

● 完成脳卒中患者のリハビリテーション

障害も患者の状況も直線的ではありえないので「単純脳卒中」というようなものはない。患者ごとにアセスメントに関する標準的な計画のなかで個別的な配慮を必要とする。

● 医学的アセスメント

包括的な病歴（コミュニケーションや認知の問題のある患者では近親者から提供される必要がある場合もある）と機能形態障害，機能的能力および参加の可能性を同定するための診察

- 身体および栄養状態
- 運動および感覚障害，視野欠損，痛覚過敏や異常感覚症など
- 失禁
- 組織活性障害
- 痙性
- 嚥下障害（球機能低下による）
- コミュニケーション困難
- 認知障害と気分
- 患者の在宅生活状況と社会歴
- 介護者の健康と介護機能を実行する能力
- 既存疾患と合併疾患で，リハビリテーション成功の妨げとなる可能性のあるもの

● 予後予測の指標

表18.3は主要な予後予測指標の組合せである。社会的状況（社会経済的階層，資産，持ち家，支援可能な良好な家族）は患者の在宅生活の可能性に影響しうるが，自立生活の観点からはそれ自体は，意外に思えるかもしれないが，予後良好の指標ではない。良好な認知機能とコミュニケーションと親指や足を動かす能力は予後良好である。

表18.3 脳卒中における予後予測指標

発症時の早期死亡危険	毛細管異常，注視麻痺，異状呼吸パターン，両側バビンスキー反応，高血圧の持続と重大な心疾患
1週時点での不良徴候	上肢筋力がMRC法でグレード0，閉眼で麻痺側親指を定位できない，座位バランスを保持できない，失禁，発症時の意識障害
機能的帰結不良の4週予後予測指標	ADLのBarthel尺度の低値，既存の失禁と脳卒中後失禁
不調因子	歩行不能，上肢機能喪失，姿勢コントロールの低下，半盲，固有感覚低下，空間無視，認知障害
リハビリテーションで回復率を制限するバリア	既存の身体障害（例：関節または心肺疾患），重複病態（例：四肢欠損），感覚障害，能力障害を生じる疾患の合併，失禁，褥瘡，知能や記憶・知覚・コミュニケーション・気分の障害
良好な帰結の徴候	不良徴候の逆，手の運動と肩の前挙の早期回復（つまみ機能とADLの回復），若年，現実的な目標を達成しようとする意欲

●評価（アセスメント）の要点

病歴聴取と診察が重要である。予後予測因子の同定だけでなく，リハビリテーション過程への医学的情報を提供するためである。以下の重要項目が示唆される：

- 運動機能
- 嚥下
- 視覚
- コミュニケーション
- 高次大脳機能
- 感覚
- その他の問題

正式の計測が重要であり，これは第5章で取り上げられている。

表 18.4　脳卒中による高次大脳機能のアセスメント

認知障害	ベッドサイドでの適切なテスト
見当識	Hodkinson テスト
記憶	MMSE（mini mental state examination）
受容	リバーミード行動学的不注意テスト （星印末梢，直線交切）
失行―観念	運動単純動作の模倣（例：口笛，髪すき，微笑み，手招き）
失行―観念	ろうそくまたはタバコに火をつける，ドアを開けるしぐさのようなより複雑な課題
失行―構成	描画，積み木組立てなど（問題ごとに5つの標準的な課題を採用し，単純採点することが可能）
理数系―知能	連続7―100から順に引き算する。必要に応じて臨床心理士による詳細な完全テスト（例：WAIS-R スケールを使用してのIQ）

● 運動機能

巧緻性と肩の機能，運動を開始する能力，握力，つまみ力，手を口や後頭部にまで持ちあげる能力，歩行速度（10 m 歩行時間），Ashworth スケール

● 嚥下

150 ml の水を飲むのに要する時間。多少でもむせることがあれば，直ちに検査を中止する必要があり，吸引装置はいつでも対処できるよう備えておく必要がある。嚥下機能が正常な人々はこの量の液体を10〜12秒で飲むことができる。

● 視覚

視覚低下の疑われるときには周辺視野計で正規の視野検査を実施する必要がある。

● コミュニケーション

第10章を参照。

● 高次大脳機能
  表 18.4 を参照。
● 特別の問題
  ・失禁, 便秘, 褥瘡
  ・褥瘡：定期的に皮膚を点検する
  ・薬物治療の副作用
  ・痙性は脳卒中では大問題
  ・うつ病

■推奨文献

1 Warlow, C.P., Dennis, M.S., Van Gijn, K., et al. (2001). *Stroke : A Practical Guide to Management*. Blackwell Science, Oxford.
2 Wade, D. (1992). *Measurement in Neurological Disability*. Oxford University Press, Oxford.

第19章
外傷性脳損傷

- ●背景と疫学 ……………………………… 188
- ●グラスゴー昏睡尺度（GCS） ………… 189
- ●予後 ……………………………………… 190
- ●軽症頭部損傷 …………………………… 191
- ●サービス組織 …………………………… 192
- ●身体障害 ………………………………… 194
- ●昏睡と植物状態 ………………………… 195
- ●認知障害 ………………………………… 197
- ●行動および情動障害 …………………… 197
- ●後期リハビリテーション ……………… 199

●背景と疫学

頭部損傷はリハビリテーション・チームが直面するもっとも挑戦すべき疾患の一つである。外傷性脳損傷患者は複合的な身体的，行動学的，情動的，認知面で，そして社会的問題をもつことが多い。しかし，今日では多専門職種リハビリテーション・チームが従来と異なる成果をなしうること，そしてこうしたチームは一般内科および外科病棟でのマネジメントで明らかに好ましいという良好なエビデンスがある。残念なことに英国でも世界中のどこでもこうしたチームにアクセスできるのは未だわずかな人々だけである。ほとんどの人々は良質の緊急の神経外科的ケアを受けるが，ほとんどがなんらかのリハビリテーション支援や経過観察なしに，そのまま退院して地域の一般病院に戻るか直接自宅へ戻る。今日ではこうした患者の世話をするいくつかの地域専門神経リハビリテ

表 19.1 頭部外傷の分類

分類	定義
軽度頭部外傷	GCS で 13〜14，または昏睡＜15 分
中等度頭部外傷	GCS で 8〜12 で，15 分から 6 時間の間の昏睡を伴う，あるいは外傷後健忘＜24 時間
重度頭部外傷	GCS＜7，あるいは昏睡＞6 時間，あるいは外傷後健忘＞24 時間

GCS：グラスゴー昏睡尺度

ーションセンターがあるが，依然として重度の脳外傷の人々すべてのニーズに対して世話をするには不十分で，中等度や軽度の問題をもつ人々は放置される。もっと重要なことは，急性期を経て自宅へ退院する人を診る良質の地域頭部損傷チームが現実的には存在しないことである。

外傷性脳損傷に関する救急部での年間受診率は人口 10 万人当たり，年間約 1500〜2000 人である。明らかにこれらの人々の大多数は軽度の頭部外傷である。およそ 10％ が中等度の頭部外傷で，約 5％ が重度頭部外傷である。これらのカテゴリーに関する正式の定義は**表 19.1** に示されている。

脳損傷の大多数は交通事故によるもので，家庭や工場での事故，スポーツ外傷，暴力によるものは少ない。有病率は人口 10 万人当たり，外傷性脳損傷による永続的な障害をもつ患者数はおよそ 100〜150 人と考えられる。

● グラスゴー昏睡尺度（GCS）

グラスゴー昏睡尺度はもっともよく知られたスケールである。脳損傷の重症度をおおかた反映していて，将来的な結果との間に相関がある。得点が低いほど将来的な結果は悪い。グラスゴー昏睡尺度を**表 19.2**[1-3]に示す。

表 19.2 グラスゴー昏睡尺度[1-3]

項目	反応	得点	説明
開眼	なし	1	痛みでも（眼球上圧迫）
	疼痛で	2	胸骨/四肢/眼球上縁で痛み刺激
	呼びかけで	3	非特異的応答，必ずしも命令なしに
	自然に	4	開眼，必ずしも覚醒なしに
運動反応	なし	1	何らかの痛みで：四肢は弛緩性のまま
	伸展	2	除脳；肩は内転，内旋，前腕回内
	異常な屈曲	3	除皮質；肩屈曲/外転
	逃避	4	痛みで腕を引込め，肩外転
	痛み刺激部位に対して	5	腕で眼球上/胸部圧迫を払いのけようとする
	命令に従う	6	単純な命令に従う
言語反応	なし	1	文字通り
	意味不明	2	うめいたりうなったり；言葉はなし
	不適切	3	理解可能，文章の連続はなし
	混乱した	4	会話で応答するが混乱
	見当識あり	5	時，場所，人がわかる

●予後

外傷性脳損傷で予後を正確に判定する方法はないが，ある程度一般化することは可能である：

- 初診時のグラスゴー昏睡尺度が低いほど結果は悪い
- 昏睡が長いほど結果は悪い
- 外傷後健忘の期間が長いほど結果は悪い（外傷後健忘は損傷から日々の記憶を取り戻すまでの時間と定義される）
- 脳損傷の大きさ（MRIスキャンで決定）と長期的な見通しの間にはおおよその相関がある。

しかし，これらの一般的な原則には多くの例外があり，損傷後最初の2，3週以内に明確な予後を述べるのは必ずしも賢明ではない。

ほとんどの身体的回復は最初の12ヵ月に生じるが，多少の身体的改

善は損傷後2年目にも生じうる。神経心理学的回復はもっと長い時間がかかり，一般的に2年から3年を自然回復に要する。この期間の後に自然回復は終了するが，適切なコーピングの戦略と支援メカニズムの開発により機能的な改善はさらに生じることがある。

頭部損傷後の余命は重度の障害のある人々を除いて普通の人々と同じである。一般的に，外傷性脳損傷で，さらには障害者全体において余命を低下させる5つの要因がわかっている：

・不動（寝たきり）
・失禁
・嚥下不能で経管または経皮内視鏡的胃瘻（PEG）による栄養療法
・増悪性でコントロールできないてんかん
・重度の認知知能障害

外傷後脳損傷患者は晩年に認知症になる危険が高いという示唆が古くから存在する。しかし，これは未だに議論のあるところで，必ずしも明確ではない。

● 軽症頭部損傷

軽症または中等症ですら大多数の頭部損傷の人々は2，3日，あるいは1週間くらいで目覚しい回復をする。しかし，少数だがかなりの軽度脳損傷の人々（おそらく10％くらい）は数ヵ月からそれ以上の長期間にわたって問題を持ち続ける。過去にはこうした症候は「脳震盪後」と呼ばれてきたが，こうしたあいまいな呼称は避けたほうがよい。患者ごとに何かできることがあるかを判断するために，それぞれ別の症候として注釈するほうがよい。一般的な「脳震盪後」症状のいくつかは：

・頭痛
・めまい感
・不眠
・疲労
・集中力低下
・軽度記憶障害/忘れっぽい

- 新しい情報を覚えたり処理したりする能力の低下
- 不安
- 抑うつ
- いらいら
- 睡眠障害

これらの問題は軽度の頭部損傷を反復するうちに集積されることが多く，例えばボクシングや競馬の関係者にときおりみられる。

こうした問題は，訴訟がらみの対処様式や症状増悪など心理的な要因と関連するものではなく，本来的に器質性であることが一般的な解釈である。

理想的には，軽度脳損傷の問題をもつことになりそうな人々は，3ヵ月後ごろまでに少なくとも1回以上経過追跡の診察を受けるべきである。長期的なカウンセリングや支援，あるいは完全な神経心理学的アセスメントと認知回復プログラムなどの特別な介入を必要とするであろう。

頭部損傷時点で与えられる適切な情報により，症状は救急治療室からの退院時には縮小できるようである。これに関して，ヘッドウエイ慈善団体が作成した一連の頭部損傷に関するパンフレットは，とくに軽度頭部損傷において有用である。できれば，さらに貴重な支援に関しては地域のヘッドウエイ団体に問い合わせるとよい。

軽度脳損傷の人々は仕事に戻るのが早すぎることが多く，やがて仕事に対処するのが困難であることに気づく。適切な情報と助言は，頭部損傷の人々だけでなく雇用者やその家族にとっても大切である。

残念なことに，英国だけでなく軽度頭部損傷クリニックは世界中どこでもほとんど存在しない。

● サービス組織

外傷性脳損傷後の患者の適切なケアには数多くの段階がある。

● ステージ1：事故直後の外傷ケア

最初の救急ケアと適切な現場での治療に続いて迅速に，もっとも近い

外傷センターに搬送することが重要である。こうしたセンターはMRIスキャンと脳圧モニターが可能な神経外科ユニットに近接していることが必要である。ときに、神経外科的介入が血腫の吸引、陥没した頭蓋骨折の挙上などのために必要となる。リハビリテーション・チームは急性期脳神経外科チームと連携している必要がある。損傷後最初の数時間から数日のうちに生じがちな合併症が多数あり、適切に治療されればその後のリハビリテーションの大きな困難を予防することができる。例としては、拘縮を予防するために痙性に対する積極的な介入や、適切な胃瘻栄養（PEG）を開始することによる嚥下のアセスメントがある。

● ステージ2：急性期後のリハビリテーション

患者が外科的および内科的に安定したら、直ちに患者を直近の頭部損傷専門リハビリテーションセンターに搬送する必要がある。とはいえ、英国にはそうしたセンターはほとんどなく、多くの人々はこのステージをとばすことになる。今日では、急性期後脳損傷リハビリテーション手技がより良好な機能的結果を生み出すという明確なエビデンスが存在する。リハビリテーション科への搬送が早ければ早いほど結果も良好である。

● ステージ3：「逓減」リハビリテーション

重症脳損傷の人々のほとんどは事故後の最初の2, 3ヵ月に急速な進捗を示す。しかし、およそ6ヵ月後に進捗はプラトーになり始める。この時点ではさらなるリハビリテーションの可能性があり、ときには「逓減」リハビリテーションユニットへの搬送が適当である。これは自宅退院に向けた段階で、こうしたユニットは在宅環境への円滑な段階的退院をめざす。こうしたユニットが通常ほぼ適当であるのは、自宅の調整を必要とするなど、自宅へすぐには退院できない場合である。その代りに、重度の認知と知能の障害や行動障害のある患者は急性期環境ではないリハビリテーションを、もっと長期間必要とすることがある。多くの患者はこのステージを経ずに自宅へ退院するだろう。

● ステージ4：地域基盤のリハビリテーション

外傷性脳損傷後に誰もが自宅へ戻ることが究極の目的である。大多数

の人々は自分の家と家族のもとへ帰ることができるはずである。家族と介護者にとってもっとも重大な問題は自宅への退院後に生じ，この段階では長期的な支援が必須である。これは多専門職種チームによる前向きの在宅基盤リハビリテーションからなる必要がある。必要とされる複雑な範囲の各種サービスを調整するために，しばしばケアマネジャーが必要で，理学療法士，作業療法士，言語療法士，臨床心理士，医療スタッフ，社会サービススタッフが関わることが必要なことが多い。障害者とその家族の双方に対して，長期的な情動支援がしばしば必要である。しかし，英国だけでなく他所でも連携のよい地域基盤リハビリテーションチームはほとんど存在しない。

したがって，外傷後脳損傷後に適切なステージに応じたリハビリテーション過程を経由する人々はほとんどいない。今日ではステージに応じた多職種リハビリテーションプログラムの有効性に関する良好なエビデンスが存在するので，これは残念なことである。

各ステージは自己充足的概念と考えるべきではない。急性期リハビリテーション科のスタッフと，たとえば地域のチームとの連携は依然として必要とされるからである。スタッフ・シェアリングが適切なことがしばしばある。PEG栄養や痙性のマネジメントのため，専門センターに再び紹介することがときどき必要になる。また，ときには重度の行動障害のある人々の面倒をみるユニットのような細分化専門ユニットに紹介することが必要である。

● 身体障害

脳損傷による重度の身体障害はさほど多くはない。脳はかなり重度の損傷後でさえ機能回復に関しては著しい能力があるようにみえる。しかし，身体的問題の全体についてみれば脳外傷後に起こりうることは明らかである。もっとも一般的な問題は：

- 歩行障害—通常は痙性，筋力低下，失調のいずれかによるが，原因が多因子性であることはしばしばである（第6章参照）
- 上肢の同様の困難による日常生活課題での問題

- 構音障害や失語症によるコミュニケーションの問題（第10章参照）
- しばしば脳幹損傷による嚥下の問題。重度脳損傷で少なくとも最初の数ヵ月間はPEG栄養が必要とされることがよくある（第9章参照）
- 失禁の問題―通常は排尿筋過反射によるか，ときに排尿筋括約筋協調不全による（第7章参照）
- 視覚障害―失明，複視，視覚無視
- 感覚障害は感覚無視と合併することがしばしばだが，これは脳卒中などの局所大脳病変によることがより一般的である
- 嗅覚低下は軽度頭部損傷においてさえ非常に多い
- 外傷後てんかん（下記参照）

これらの問題の多くは明らかにリハビリテーションによる介入に反応する。これらさまざまな症状の治療については本書の別の章に記載してある。

●外傷後てんかん

外傷性脳損傷後のてんかんは以下の場合にはかなり多い：
- 陥没性頭蓋骨折がある
- 頭蓋内出血があった
- びまん性軸索損傷とは対極としての明らかな局所性脳損傷がある
- 損傷後第1週以内にてんかん性痙攣があった場合には晩発性てんかんが多い

これらの危険因子の有無に従って，てんかんのリスクを示す表がある。危険因子がなければ外傷後てんかんのリスクは比較的小さく，約2〜3％のみである。多くの専門家はてんかんのリスクがきわめて高くない限り，予防的な抗けいれん薬服用の開始はしないであろう。外傷性脳損傷によるてんかんで，第1選択とされる抗けいれん剤はおそらくカルバマゼピンであろう。

● 昏睡と植物状態

頭部損傷後の人々のおよそ1％が持続的昏睡（2週間持続以上の昏睡

として定義)のままでいる。1ヵ月の時点で昏睡のままでいる人々の約半数は3ヵ月までに意識を回復するが，このグループに関する全般的な機能の概要は不良のままである。3ヵ月まで持続した昏睡から回復する人々の10％未満が何らかの形態での雇用に戻る。昏睡様の期間が長いほど結果は不良である。余命は持続的昏睡の人々では明らかに短縮するが，そうした状態で何年も生き続ける患者のケースがある。生存は通常継続的な質の高い看護ケアに依存し，とくに褥瘡の予防，感染に対する積極的治療，持続栄養(通常はPEG栄養)に依存する。

感覚刺激が昏睡期間を短縮できるといういくつかの非常に限定されたエビデンスがあり，確たる証拠を欠くにもかかわらず，多くのセンターは触覚，嗅覚，味覚，および視覚刺激を含む多重感覚刺激手技の利用を奨励している。

治療しているリハビリテーション・チームと家族が積極的治療を打ち切るべきであることに同意すると，困難な倫理的問題を生じる。英国ではそうした決断は今日では裁判所によりなされる。家族と治療医師が同意していることが必要とされる。独立した医学的専門家が患者のために，および病院と家族のためにも両者と会う約束をする。事務弁護士も，患者の死後第三者に大きな財産的利益を生じるようなことがないことを確かめるために両者と会う約束をする。専門家の報告書は最終判断をする裁判官に提示される。安楽死は今でもほとんどの国で違法であるが，人工栄養を中止するなどの積極的治療の打ち切りは適確な裁判所の認証により許されることがある。

持続的あるいは永続的植物状態の診断をすることでは，大きな注意が必要である。ある研究では40％の誤診率を示している。多少は意識があるようにみえる患者もいるが，それを確かめるのは困難で，詳細で持続的な観察の後にのみ明らかになる。難聴や視覚障害も持続性昏睡の人々では非常に多いように思われ，適切なアセスメントはさらにもっと困難である。持続性昏睡の人々のQOLはおそらく昏睡専門家ユニットへの搬送により最大化されるだろう。しかし，そうしたユニットは英国だけでなく世界中でもほとんどない。

● 認知障害

外傷性脳損傷による重要な認知および知的障害は非常に多彩である。これらの症状のアセスメントと治療は第 15 章でより詳細に触れている。もっとも多い問題は：

- 近時記憶の問題
- 集中と注意の困難
- 学習速度の低下と情報処理速度の低下
- 自発性低下
- 計画の困難，単純な日常生活課題でもその人に手がかりを与えたり手引きをしたりする誰かがしばしば必要である。
- 課題解決の問題
- 知覚の問題―しばしば視覚や感覚無視
- 地誌的見当識や呼称の問題
- コミュニケーションの問題，とくに失語症と構音障害。

リハビリテーションは正確なアセスメントにより，臨床神経心理士が実施するべきである。アセスメントは機能障害の領域を明示するだけでなく，適切な対処（コーピング）戦略を形成するために使用することのできる比較的無傷の機能領域についても明示する必要がある。

今日，さまざまな認知の戦略が QOL の改善を生み出すことができ，機能的改善が在宅に戻ってもさらに拡大するという明らかなエビデンスが存在する。いくつかの脳損傷リハビリテーション科は今では専門的認知外来を持ち，評価とそれに基づいた対処戦略を計画，策定することができる。

たとえば，単純な記憶補助具，日記帳，紙の利用と記憶術の使用は記憶障害のある人々には大変便利である（第 15 章参照）。

● 行動および情動障害

● 行動の問題

行動の問題は脳損傷後の回復早期には非常に多い。このステージでは安定剤や向精神薬の服用は可能な限り避けるべきである。こうした薬剤

は単に錯乱や意識の全般的混濁を強めるだけで，かえって，より多くの行動障害の原因となり悪循環に到ることもある。このステージでは，一般的に患者は静かな環境で個室で看護されるのが最善である。脳損傷ユニットはこうした人々を看護するための外傷後健忘（PTA）病室をもっているところもある。

脳損傷後に少数ではあるが長期的な行動障害を呈し，相当な言語的および身体的攻撃性を呈するに到ることがある。行動学マネジメント手技はそうした問題に効果的なことが知られている。そうした手技は専門家のいる病棟で実施することが最善で，それによりすべてのスタッフと家族関係者は厳密な行動学的レジュメで協働することができる。行動学的マネジメントプログラムの本質については第13章で論じてある。

●情動の問題

脳損傷後に，「彼は私が結婚した人ではない」とか「別人と暮らしているようだ」と家族が訴えるのを聞くことがよくある。しかし，「人格変化」という用語は避けるべきである。この問題を緩和するために適切な戦略が考案できるよう，変化の詳細を明示することのほうが前向きな姿勢である。そうした変化は多数あり，もっとも多いのは：

・子供じみた，あるいは間抜けな行動
・自己中心性
・不穏いらいら
・攻撃性
・自発性の欠如と駆動性低下
・無気力
・社会技能の欠如
・性的関心の亢進または減退

これらの問題は退院して自宅に戻った後に，家族や仕事の破綻の原因となる。多くの家族は残存する身体的問題には対処できるが，こうしたあいまいな性格変化は管理するのが非常に難しいことに気づく。

こうした変化は改善させることが困難で，家族を支援するためにカウンセリングや心理療法を提供する以外にできることがほとんどないこと

がしばしばである。ときどき，行動プログラムがある状況，とくに不穏いらいらや攻撃性に関して改善させることがある。駆動性低下や自発性欠如の問題を助けることはほとんど困難である。

臨床的抑うつや臨床的不安症も回復期のある時点では非常に多いもので，頭部損傷の人々と介護者双方のおよそ50％で生じるといわれる。これらの問題は自宅退院後すぐに生じ，この時点での支援の必要性を改めて強調したい。ときに，精神病，躁病，強迫性障害のような深刻な精神科の問題が，既往に前駆症状のある患者またはおそらく直接の器質性脳損傷の結果として生じることがある。こうしたケースでは神経精神科医の介入が重要で，うつ病や不安症も積極的に，ときには強力な治療を必要とする。

● 後期リハビリテーション

前節では長期的な地域基盤支援の重要性を強調した。リハビリテーションセンターからの退院は2,3ヵ月後になることが多く，積極的なリハビリテーションプログラムを必要とするさらなる自然回復が何ヵ月間もある。自然回復が停止したとしても，身体的，認知的，知的，行動的，情動的な側面での不要な合併症の出現を回避するために依然として支援を必要とする。

●自立生活技能と社会技能

調理，買い物，地域での移動など自立生活技能のための特異的な訓練プログラムは有効性が明らかである。今日では，この領域に特化した数多くの個別の「移行型生活ユニット」がある。これらは医療法のアセスメントにより資金運用されているものが多く，NHSで得られるものもいくつかある。こうしたユニットは，会話を始めたり続けたりする，友人と付き合う，適切な社会的はけ口を見つける，趣味や興味などの幅広い社会技能についても教えることにもなる。

●職業リハビリテーション

残念なことに，脳損傷の人々は復職しないことが多く，復職しても非常に幅の広い認知，行動，情動の問題がしばしば生じうるので職を失う

ことになる。「ジョブ・コーチ」制度が仕事を探したり再獲得する機会を改善させるという米国でのエビデンスがある。ジョブ・コーチは熟練の職業カウンセラーで、ゆっくりと脳損傷者を仕事の環境に再導入する。彼らはその人の職業に則して仕事に適応できるよう援助するだけでなく、それに伴う必然的な社会技能や人間関係にも適応できるよう援助する。これは同僚および、年長のマネジャーや雇用者を教育し訓練することに役立つ。ある研究ではこうした方法の導入によって雇用率は倍増した。英国にはいくつかの職業リハビリテーションセンターがあるが、主として私立のセクターで、ここでも法的に損害補償を免れて資金運用されている。

● ケースマネジメント

後期には幅広い保健、社会サービス、そして雇用の専門家をしばしば必要とする。これらの異なる専門職への接触と協働は障害者とその家族にとって大きな問題である。こうした協働を援助し、障害者とその家族のための法定代理人として働くことのできるケースマネジャーに相談することは次第に一般化しつつある。接触するニーズが短期間に限られるものもあるが、重度脳損傷後の多くの人々は一生を通じてケースマネジャーや多くのリハビリテーション・チームのメンバーからの支援が必要である。

■推奨文献

1. Teasdale, G. and Jennett, B. (1974). Assessment of coma and impaired consciousness. A practical scale. *Lancet* 2: 81-3.
2. Teasdale, G., Knill-Jones, R., and Van der Sande, J. (1978). Observer variability in assessing impaired consciousness and coma, *journal of Neurology, Neurosurgery and Psychiatry* 41: 603-10.
3. Teasdale, G., Murray, G., Parker, L., and Jennett, B. (1979). Adding up the Glasgow Coma Scale. *Acta Neurochirurgica* 28 (Suppl.): 13-16.

第20章

脊髄損傷

- ●背景 …………………………………………… 201
- ●初期の急性期管理 …………………………… 202
- ●皮節，筋節，および関連反射 ……………… 203
- ●一般的な急性期後の管理：脊椎の管理 …… 203
- ●一般的な急性期後の管理：内科的問題の管理
  …………………………………………………… 203
- ●後期リハビリテーション …………………… 206
- ●長期的な問題 ………………………………… 208
- ●後期の内科的合併症 ………………………… 209
- ●参加の問題 …………………………………… 210

●背景

脊髄損傷は，近代リハビリテーションプログラムによる生存とQOLの改善に関する優れた例である。20世紀の初頭には，脊髄損傷者の10人中9人は1年以内に死亡し，1％のみが長期生存した。今日では余命の低下はごくわずかである。20歳の男性で余命はおよそ58年と見込まれ，これは対麻痺のある人々では今後の余命は約48年，四肢麻痺のある人々ではおよそ35年と低下する。

・脊髄損傷の年間発生率はおよそ，10〜15/100万人/年。
・受傷時平均年齢は33歳で，中央値は19歳。
・ほとんどの損傷は男性で生じる（約82％）。
・もっとも多い原因は路上交通事故（40％）であるが，暴力による比率および自宅や工場での転倒・転落とスポーツ損傷の比率が増加

している。

路上交通事故の発生率は座席ベルトの法律，交通緩和策，自動車安全装置により減少しつつある。

● 初期の急性期管理

現場では道路わきに寄って，脊髄損傷を必要以上に悪化させないことが重要である。患者を半硬性カラーで固定し，他の損傷次第ではあるが，側臥位にして腕を下にし，脊椎のアライメントに沿って頭が保たれるようにする。搬送は頭部を固定して脊髄ボードで行う。搬送にかかるスピードは重要で，できるだけ早く地域脊髄損傷ユニットへ搬送しなければならない（その他の生命に直結する損傷は搬送前に治療を必要とすることがある）。

脊髄損傷のレベルは診察によってのみでは決定できない。多少の打ち身，切り傷，圧痛，変形などのあることが多いが，基盤にある損傷の厳密な本態と範囲に関する手がかりが得られないこともある。放射線検査と MRI スキャンがしばしば必要となる。

頸椎に対する損傷の初期マネジメントは，通常は頭蓋キャリパーを使用しての骨性牽引からなる。これは脊椎を固定し支えるのに役立つ。胸腰椎損傷のための標準的な初期治療は正しい姿勢での単純な支持で，通常は正常な前弯を維持するために腰椎の下に枕を置く。

保存的マネジメントで十分であるのか，あるいは損傷脊椎の手術的固定が良好な結果をもたらすかは非常に議論の多いところである。合衆国では約 60％の人々が脊椎手術を行うが，英国やその他の西ヨーロッパ諸国では実施率はかなり低い。英国では外科的介入は，不安定で変位した骨折の場合には手術適応となり，安定して変位のない骨折には保存的マネジメントが普通の診療実践である。

いくつかのセンターでは，受傷後最低 8 日以内の早期に，大量のメチルプレドニゾロンの短期治療コースを開始する脊髄損傷ユニットもある。

● 皮節，筋節，および関連反射

これらは図 20.1 に要約した。

● 一般的な急性期後の管理：脊椎の管理

ほとんどの人々は保存的に管理される。しかし，手術の長所の一つとして患者がより短期間に動けるようになることである。保存的アプローチでは体を動かすことは最初の 2, 3 週間はかなり困難である。頸椎牽引は通常およそ 6 週間は続けられ，この点で患者を注意深くモニターし，呼吸の問題がなく，褥瘡が予防されていることを確認しなければならない。骨折部位がひとたび安定すれば患者はベッド上に座らせることが可能で，通常はハロー装具が頭蓋牽引の代わりに使用されることが多い。これは早期に体を動かすことを可能にする。ハロー装具はその部位が確実に安定するまで 10〜12 週間続けられる。胸腰椎損傷では臥床安静期間は，通常，装具を装着して次第に可動させながら 8〜12 週間である。

● 一般的な急性期後の管理：内科的問題の管理

早期の段階では無要な内科的合併症を防ぐために注意深いモニターが行われる必要がある。これらは主として以下のことからなる：

● 呼吸の問題

頸髄損傷では肋間筋が麻痺することで呼吸不全を生じうるし，高位頸髄病変では横隔膜も麻痺することがある。呼吸機能はかなり急速に低下することがあり，注意深いモニターを継続する必要がある。定期的な胸部理学療法が重要である。肺塞栓症の危険もあるので，通常は抗凝固薬を勧める。

● 褥瘡

褥瘡の危険は高い。患者は除圧マットレスを使用し，定期的に姿勢を変換する必要がある。皮膚は清潔に維持されねばならない。褥瘡はほとんど予防可能である。もし生じたなら，治癒は非常に時間がかかることが多く，ときには形成外科手術が必要である。褥瘡からの敗血症は依然

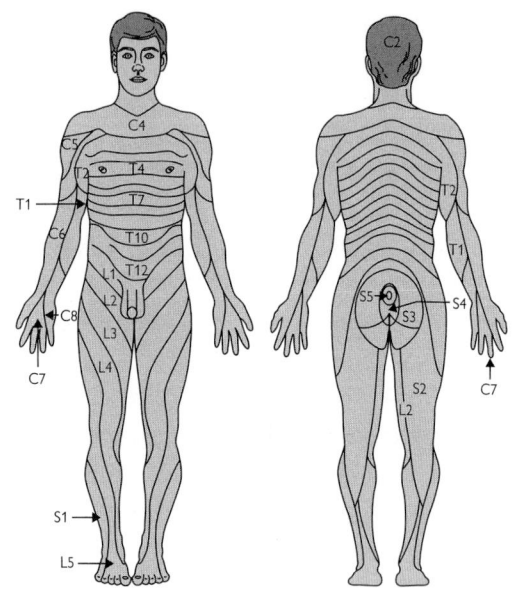

筋節（ミオトーム）	反射	
筋群	神経支配	
横隔膜	C(3),4 (5)	
肩外転	C5	
肘屈曲筋	C5,6	二頭筋腱反射
回内筋／回外筋	C6	回外筋腱反射
手首背屈筋	C6	
手首掌屈筋	C7	
肘伸展筋	C7	三頭筋腱反射
指伸展筋	C7	
指屈曲筋	C8	
手内在筋	T1	腹壁反射 T8～12
股屈曲筋	L1,2	
股内転筋	L2,3	
膝伸展筋	L3,4	膝蓋腱反射 L3,4
足関節背屈筋	L4,5	
足指伸展筋	L5	
膝屈曲筋	L4,5 S1	
足関節底屈筋	S1,2	アキレス腱反射 S1,2
足指屈曲筋	S1,2	
肛門括約筋	S2,3,4	球海綿体反射 S3,4
		肛門反射 S5
		足底反射（バビンスキー）

図 20.1 診察の忘備録―皮節，筋節，および関連反射

として脊髄損傷のある人々で主要な死亡原因の一つである。
● 膀胱の問題

　脊髄ショックの時期には膀胱は通常，非収縮なのでカテーテル留置が適切な場合が多い。脊髄ショックを脱すると，もっとも一般的な問題は排尿筋過反射で，促迫を伴って頻回に少量の尿漏れを生じる。排尿筋括約筋協調不全と排尿筋低反射もありうる。後者は仙骨神経の損傷があると生じる傾向がある。膀胱障害のマネジメントは第7章で概説した。
● 直腸の問題

　脊髄ショックの時期には直腸は弛緩したままで，過剰拡張になることを放置してはならない。通常は手による排出が必要である。後には排泄は通常グリセリン浣腸により，あるいは肛門の指刺激により誘発することができる。長期的には良質の高繊維食をすすめる助言が必要である。
● 痙性と拘縮

　痙性は脊髄損傷の大きな問題である。拘縮は注意深い四肢の姿勢調整，理学療法，ボツリヌス毒素のような抗痙性治療により予防可能である。痙性のマネジメントについては第6章でさらに詳しく触れた。
● 異所性骨化

　これは軟部組織の解剖学的に異常な位置での骨の発現である。脊髄損傷ではかなり一般的なものであるが，罹患率の報告は5％と50％の間でさまざまである。股関節や膝関節の周りに骨が生じることが多く，可動域の縮小，ときに局所的な腫脹や関節浸潤，疼痛を生じる。治療は困難である。エチドロ酸2ナトリウム（ダイドロネル®）の投薬がおそらくもっとも有用な治療であろう。外科的介入は通常あまり有用でない。
● 深部静脈血栓症

　これは脊髄損傷後の重大な問題である。一般的にヘパリンが予防的に投与されるが，いくつかのセンターでは今日では外部空気下腿圧迫法も使用する。
● 疼痛と異常知覚

　末梢性疼痛はかなり多い。深部灼熱神経痛も生じることがある。これはしばしば治療に抵抗性であるが，抗痙攣薬や三環系抗うつ薬の使用に

反応することがある。筋骨格性の原因や骨関節炎のような他の理由による疼痛も生じることがある。

● 自律神経性反射障害

これは交感神経の遠心路より上位の頸髄損傷でみられる致死的可能性のある問題であるが，ときどき T6 以上の高位胸髄病変の人々でもみられる。以下のように分類される：

・病変のレベル以下での刺激に対する過剰な自律神経反応。こうした刺激としては：
  ―膀胱や結腸や直腸のような骨盤器官の拡張
  ―カテーテル挿入
  ―尿路感染
  ―性交
  ―褥瘡
  ―窮屈な衣類
  ―外科的手技
・症状は以下からなる：
  ―頭痛
  ―発汗
  ―血管拡張
  ―鼻閉
  ―異常感覚
  ―不安
  ―かなりの血圧上昇

問題に気づくことが重要で，無用の刺激を避けることが望ましい。治療は血圧を下げる方向を目指す。ニフェジピンの舌下投与やヒドララジンの静注が，より重度なケースで使用されることがある。クロルプロマジンも可能性がある。

● 後期リハビリテーション

患者が動けるようになると，リハビリテーションはもっとペースを速

表 20.1 病変のレベルにより期待される残存機能的能力

損傷レベル	完全病変
C3 より下の病変 (C_3)	すべてのケアに関して他者に依存 横隔膜が麻痺していて永久の人工呼吸器または横隔膜ペースメーカーを必要とする 顎，頭，または呼吸で制御する電動車椅子
C4 より下の病変 (C_4)	すべてのケアに関して他者に依存 横隔膜を使用して呼吸自立できる 肩をすくめることができる 顎で制御して電動車椅子を使用できる 口スティックでコンピュータを使用してタイプを打てる 肩すぼめやマウスピースで環境制御システムを操作
C5 より下の病変 (C_5)	肩を動かし肘を屈曲できる 食事用ストラップとユニバーサルカフで食事ができる 食事用ストラップとユニバーサルカフを使用して洗面，髪くしけずり，歯磨きができる 個別に考案されたスプリントと手首支持具を使用して書字可能 上半身の更衣で介助を要す 車輪にハンドリムがあり，プッシュ手袋を使用する条件で，平地を短い距離なら手動車椅子をこげる 滑走板とヘルパーを使用して同じ高さの平面を移乗できることが多い 機能的な移動には電動車椅子を必要とする
C6 より下の病変 (C_6)	手首の背屈可能 食事やセルフケアのため依然としてストラップが必要 個別に考案されたスプリントを使用して書字自立，手首支持具は不要のことが多い 補助なしに上半身の更衣可能 下半身の更衣で介助を要す 緩やかな登り斜面で車椅子をこげる ベッド，自動車，トイレでの移乗自立 手でコントロールして自動車を運転できる
C7 より下の病変 (C_7)	手首の運動は完全で手も多少は機能するが，指の屈曲や細かい手の運動はない すべての移乗，食事，更衣を自立して可能 手のコントロールで自動車を運転できる
C8 より下の病変 (C_8)	手内在筋を除いてすべての手の筋が保たれる 車椅子自立だが，起伏のある歩道を行くのは困難 手のコントロールで自動車を運転できる
T1 より下の病変 (T_1)	手の神経支配は完全 全般的に自立した車椅子生活 手のコントロールで自動車を運転できる

めて継続される。運動の可動性確認の時点で,脊髄損傷の最終的機能レベルについてかなり明らかになっているはずである。初期の回復が生じていることがあり,正確な機能的アセスメントも実施できる。病変のレベルは機能的帰結に対して重要な意味をもつ（**表20.1**）。

● 長期的な問題

● 自宅退院

この時期は特別に困難なときである。試行的な自宅訪問により段階的に退院することが望ましい。非常に一般的なことは,室内,戸外ともに車椅子使用に適応した家屋に変更する必要が生じることである。吊り上げ装置を家屋内に設置してトイレ,浴室,台所に適合できるようにするなどのほか,環境制御装置が必要となることもある。この時期には不安や抑うつも一般的で,障害者とその家族双方のために心理的支援が必要である。円滑な移行のためには病院と地域スタッフ間でのケースカンファランスが全体的に必要である。脊損ユニットとの接触は継続され,多くのセンターではアウトリーチワーカーが退院後の状況をモニターし,必要ならセンターの専門家ケアに患者を紹介して戻すことができる。

● 情動の問題

障害者や家族と友人にとって非常に不安なときがありうる。臨床的なうつ病は一般的で,ある時点では脊損者の少なくとも50％で生じ,自殺の危険もある。カウンセリングと心理的支援が重要であり,ときには薬物治療が必要となる。

● 性生活

性的能力は脊髄病変の高位と損傷の完全さの程度による。上位運動ニューロン完全病変では反射性勃起はあるが心理的勃起はない。副交感神経病変の人々では通常反射性勃起すら不可能である。満足な勃起はしばしば機械的手段により達成可能で,真空吸引勃起,圧縮性リテイナーリング,海面体内薬剤などがある。しかし,シルデナフィル（バイアグラ®）の導入により,今日ではそうした機械的補助の必要性は減少しつつある。オルガスムは完全脊髄病変の人々でさえも今までどおりに可能

である。女性での問題は膣の潤滑欠如により生じることがある。自己イメージや自信は重度に障害されることがあるので、しばしばセックスカウンセリングが必要である。性交イコール挿入に会話が集中する傾向があるので、患者には性の全体性について説明し助言する必要がある。

● 受胎

受胎は女性で通常は低下しない。しかし、男性では精子の運動性が低下し、精子の数も減少していて受精能力は低下している。射精が不可能なら、直接刺激や電気的射精が導入されることもある。受胎は試験管内受精や細胞質内精子注入のような手技により改善させることができる。脊損女性は出産で問題を生じることがあり、とくに病変がT10より上位で自律神経反射障害のリスクがある場合に多い。しかし、良質な産科ケアがこうしたリスクを減少させることも十分可能なので、女性が妊娠に対して必ずしも消極的になる必要はない。

● 後期の内科的合併症

● 病的骨折

麻痺肢では骨粗鬆症のリスクが高いので、病的骨折のリスクが高まっている。

● 外傷後脊髄空洞症

これは約4％の人々で生じ、脊髄の中心部での二次性空洞形成による上行性のミエロパチーからなる。これは通常、特徴的な解離性感覚低下（温痛覚の低下があるが、固有感覚は保存）を伴う腕の疼痛を呈する。下位運動ニューロンタイプの運動障害が生じ、感覚障害は顔面にまで広がることがある（延髄空洞症）。外科的治療には中心腔の除圧やドレナージが含まれる。

● 呼吸管理

横隔膜機能を失った高位頸髄病変では、長期的に人工呼吸器を必要とする。人工呼吸器は車椅子に搭載することができる。会話は、空気を喉頭に逃がすことのできるカフなしの気管切開チューブにより可能で、人によっては横隔膜神経刺激器が横隔膜性換気を可能にする。

● 参加の問題

●レジャーの追求

今日では脊髄損傷の人々にとってさまざまなレジャー追求の可能性がある。理想的には非障害者のクラブへ統合するよう励ますべきであるが、脊損者のための特異的なクラブ、とりわけ車椅子スポーツが存在する。

●自動車運転

現代社会では自動車を運転することの重要さが増している。運転は、非常に高位頸髄病変の人々を除くほぼすべてのレベルの脊損で可能である。オートマ・ギアが重要で、通常は手でのコントロールが必須である。窓ガラスワイパー、ライト、警笛のような副次的機能をコントロールするためにさまざまな赤外線装置が入手可能である。非常に軽量のパワー・ステアリングは握りの弱い人々の生活を容易なものにする。いくつか肩や上肢の有用な機能が保たれている頸髄病変の患者は、ハンドルに装着するさまざまな運転用補助具を使用して、今までどおりに自動車の運転ができる。車椅子を安全に収納することのできる装置も多数ある。改造自動車は今日では直ちに入手可能で、高価であるにしても、車椅子から移乗して自動車の運転を可能にする。英国には、必要な調整を適切に評価判定するための数多くの自動車運転アセスメント専門のセンターがある。

●雇用

残念ながら、脊髄損傷の人々の約 25~35％ のみしか復職しない。若い人々や受傷時点ですでに職にある人々で高い復職率である。職業をもつことは容易ではないが、患者を励まして障害者雇用アドバイザーと接触させるべきであり、アドバイザーは助言と経済的援助を提供できる。

●情報

自立への鍵は良質の情報へのアクセスである。患者はいつでも開発に関する情報を保って、保険と健康だけでなく社会サービス、雇用およびその他の領域でも必要な範囲の専門職と接触する必要がある。地域の脊髄損傷協会から多くの価値ある支援を得ることができる。今日ではイン

ターネットがすぐれた情報源と助言を提供できるので，コンピュータ読み書きの訓練をするようリハビリテーション・チームが励ますべきである。

　脊髄損傷のマネジメントは多専門職種チームにとっていろいろな挑戦をもたらす。現在のところ，自然の回復を促進することはできないが，多くの有用な介入は可能である。脊損患者が良質の生活をもち続けることは確実に可能であり，多くは仕事をして完全な社会参加が可能なはずである。

第21章

パーキンソン病と運動障害

- ●パーキンソン病 ………………………………… 212
- ●主要症状 …………………………………………… 214
- ●内科的管理 ……………………………………… 214
- ●判定尺度 …………………………………………… 216
- ●パーキンソン病における症状の治療 ……… 216
- ●サービス提供の問題 …………………………… 222
- ●ジストニア ……………………………………… 222
- ●ハンチントン病 ………………………………… 225

● パーキンソン病

過去30年間に，パーキンソン病の薬物療法の大きな進歩があったので，初期の能力障害と社会的不利は最小限に保つことができる。しかし，その後のステージではドーパ系薬物治療に対する反応はあまり満足なものではない。したがって，パーキンソン病は今でも老年リハビリテーションチームにとっての挑戦であり，課題でもある。

● パーキンソニズムの原因

パーキンソニズムには多くの異なる原因がある。そのいくつかは当然のこととして特異的治療を必要とする（例：ウイルソン病）。表21.1はパーキンソニズムの原因について概要を示す。

パーキンソニズムの原因について知ることが重要性なのは，それによって治療法が異なるからである。たとえば，進行性核上性麻痺やさまざまな多系統萎縮は治療的介入にはまったく反応しないので，症状管理が

表 21.1 パーキンソニズムの原因

疾患の原因	主症状
変性疾患	パーキンソン病 進行性核上性麻痺 多系統萎縮症 オリーブ橋小脳萎縮症
感染症	脳炎後パーキンソニズム
薬剤または中毒性	向精神薬 一酸化炭素中毒 マンガン中毒 MPTP性パーキンソニズム
血管性疾患	脳血管疾患 高血圧性脳症
外傷	頭部損傷 パンチ・ドランク症候群
大脳腫瘍	アルツハイマー病類似症状
パーキンソニズム症状を呈することのあるその他の神経疾患	間欠性脳圧亢進性水頭症 ハンチントン病の諸形態 ウイルソン病

MPTP : metyl-4-phenyl1, 2, 3, 6-tetrahydropyridine

リハビリテーションの支柱となる。

●疫学

　パーキンソン病はパーキンソニズムのなかで圧倒的に多い。英国での罹病率は人口10万対およそ150〜200であり，発生率は人口10万対年間18〜20，男女比はおよそ3：2である。この疾患は加齢とともに増え，80歳以上のおよそ10人に1人がさまざまな原因によるパーキンソニズムをもつようになる。しかし，発病の平均年齢は55歳で，したがって高齢者の問題に限られたものではなく，経済的に活動年齢の人々で発症する。

● 主要症状

パーキンソン病の主要症状は3つある：
- 寡動すなわち運動の減少で，以下が含まれる
  - 動作開始の遅延
  - 乏しい運動量
  - 不正確
  - 運動速度の低下（緩徐運動）
  - 易疲労
  - 自動的に伴う運動の障害（歩行時の腕の振りや表情の減少など）
- 固縮：
  - 可動域全体にわたって他動的筋伸長に対する抵抗の増大（鉛管様）
  - 固縮は通常四肢筋と体幹に認められる
  - 固縮はこの疾患に特徴的な前屈姿勢に関与する
- 振戦
  - 通常は遅く粗大な安静時振戦で，機能的な問題以上に心理的な影響が大きい
  - 通常主要な機能的困難をもたらすのは寡動と固縮である

その他に姿勢反射の障害がある。前方から押された患者は後方へよろける傾向があり，後ろから押されると前方突進の傾向がある。この平衡障害は混雑した環境でバランスを維持したり，急いだり，方向を変えようとするときなどの日常的な困難の原因となることが多い。

● 内科的管理

パーキンソン病に関する薬物療法は治療の大切な柱であるので，内科的管理の詳細については神経学の教科書を参照されたい。

パーキンソン病治療の要点は，末梢性副作用を減少させるカルビドパ（末梢での脱炭酸酵素阻害薬）と組み合わせてのレボドパの直接的な補充である。今日では多くのカルビドパ/レボドパ合剤とさまざまな放出制御仕様があり，薬は錠剤や液剤などの異なる剤形がある。適切なドパ

補充療法の正確な投与量のバランスを見出すのは試行錯誤に頼らざるを得ないことが多い。一般的には一日に通常は頻回に少量ずつ与えるのが最善である。望ましい症状改善レベルに対応する最小量の投与が必要である。このことは患者の社会的不利に応じてさまざまな治療があることを意味する。仕事を続けている若年者では治療をより強力に行い，満足のいく程度のコントロールと協調動作を必要とするので，一時的には副作用にさらされることにもなる。単に家の周りでまともに動き回われることが必要な老年者ではあまり強力な治療はいらない。老年者では通常は副作用のほうが大きな問題である。

医師によっては診断がつくと直ちに薬物治療を開始しようとするが，人によっては治療の合併症出現を恐れて投薬開始を遅くらせようとする。どちらが適当かについては未だに明確なコンセンサスはないが，今日では症状の訴えが大きくなり日常生活を妨げる時点で治療を開始する医師がほとんどである。ここでも同様に，通常は若くて活動的な人には早期介入を，障害のある高齢者では遅めの介入を考慮する。今日入手可能な一般的な治療は：

- ドパ補充療法―いろいろな剤形でのシネメットまたはマドパ
- ドパミンアゴニストで，ブロモクリプチン，ペルゴライド，リスリド，カベルゴリン，ロピニロールなど
- ドパミン β オキシダーゼ阻害薬―セレジリン。疾患の進行を遅くすると考えられるが，ごく最近の研究では長期的な効果と安全性に関して懐疑的である。
- 抗コリン作動性薬剤は軽症例では有用な可能性があるが，問題の副作用として錯乱，口渇，視力のぼやけ，便秘，勃起障害がある。
- アポモルフィンの自己注射は（作用の立ち上がりが急速で直接作用の D_1 ドパミンアゴニスト），ステージ末期の合併症があり重度の硬直期間からの「救出」を必要とする場合には有用なことがある。

どの形式のドパミン補充療法も数年間は通常は非常に効果的である。しかし，5～10年間の治療後には問題を生じ始めることが多い。動作の硬直した相（オフ off）から著しい不随意運動の相（オン on）への動揺

が始まる患者がある。この on/off 動揺はさまざまなパターンを呈することが多く、治療の投与量とタイミングが次第に困難となる。この時点で神経内科専門医によるパーキンソン病サービスが必要となる。

最近、定位脳神経外科手技、通常は3つの標的領域（視床、視床下核、淡蒼球）への深部刺激への関心が復活してきている。また近年の関心としては大脳のドパミン産生を増加させるための神経移植手技があるが、こうした手技は効果が明らかでなく、どこでも受けられる医療ではない。

● 判定尺度

正確な臨床的アセスメントはリハビリテーション医学の基本であり、パーキンソン病のアセスメントも例外ではない。患者ごとの症状は独自の計測法をもつべきであるが、ときには概括的障害評価尺度が有用である。パーキンソン病に関して妥当性を有するものがいくつかある。もっとも一般的なものはヤールらのステージ（the staging scale of Hoehn and Yahr）、ウェブスター（Webster）疾患評価尺度（**表21.2**および**21.3**）である。他にも統一パーキンソン病評価尺度のような多くの包括的な方法があるが、主として研究目的で使用される。

● パーキンソン病における症状の治療

● 歩行

パーキンソン病でもっとも明らかな問題はシャッフリング（すり足）と頻繁に転倒する原因となる安全性を欠く歩行である。運動緩徐と固縮が姿勢反射障害とが組み合わさた問題である。歩行の問題は治療の結果としての不随意運動によっても悪化することがある。

現在、理学療法士が確実に歩行を改善させることができるというエビデンスがあるが、正確な治療手技と施行期間については実のところ知られていない。おそらく、在宅基盤の理学療法プログラムが有用で、患者から確実にもっとも受け入れられるものである。

理学療法士は問題を克服することを可能にするさまざまな秘訣の戦略

表 21.2　パーキンソン病の標準的な尺度：ステージ

(Hoehn and Yahr 1967)

ステージ	説　　明
I	一側性の障害，機能障害は無またはほとんどない
II	両側性または体幹障害でバランス障害はない
III	立ち直り反射の最初の徴候；多少の機能制限あるが，自立生活は可能で仕事もできることが多い
IV	重度な障害性疾患のすべてが出現；立って支えなしで歩行できる
V	車椅子かベッド生活に固定

Hoehn MM, Yahr MD (1967). Parkinsonism: onset, progression and mortality. Neurology 17: 427-42. より

表 21.3　パーキンソン病の標準的尺度：疾患評価（Webster 1968）

10項目それぞれに臨床評価（0～3），障害なし＝0から重度＝3をつける（それぞれ採点法の説明あり）

項目	
1	手の緩徐運動（書字および回内—回外を含む）
2	固縮：近位および末梢
3	姿勢：頭部屈曲，「ポーカー」背，猿様姿勢
4	上肢の振り
5	歩行：ストライド長，シャッフリング
6	振戦：振幅と一様性
7	顔面：運動性
8	脂漏症
9	会話
10	セルフケア

Webster DD (1968). Critical analysis of the disability in Parkinson's disease. Mod Treat. 5: 257-82 より

を教えることができる。いくつかの例としては：

- フリージング（すくみ足）—この現象では患者は突然足が床に糊付けされたかのように凍りつく。これは患者に小さな障害物をまたぐようなつもりで足を踏み出すよう促すと改善することがある。椅子からの立ち上がりでのフリージングは，十分なモーメントになるまで緩やかに前後に身体を揺するよう教えることが役立つこともある。
- 速度の遅いシャッフル歩行は聴覚的手がかりで改善することがある。
- 重症で痛みを伴う固縮は単純なストレッチ体操で改善することがある。
- 集団治療セッションにはそれなりの意義（おそらく身体面に加えて心理的，社会的）があるように思われる。

　理学療法は病気の全経過を通じて維持することが重要である。さらなる訓練と助言のための短期集中理学療法は，ほかに利用できる資源が不足している場合にはおそらく最善の方法であろう。理学療法士は，担当患者が一日で最も可動性を必要としているときに可動性を最大にするよう薬物療法を計画する神経内科医や老年科医と連携して仕事をする必要がある。

● 日常生活動作・活動（ADL）

　運動緩徐，固縮，振戦に共通して，しばしば細かい手と腕の作業を行う上で運動障害の原因となる。作業療法士やその他のチームメンバーを含めることで実際の改善が得られやすい。現在では役に立つ適切な補助具の種類は非常に多く，以下のようなものがある。

- 握りの太いナイフやフォーク
- 皿の囲い
- ボタンの代わりにベルクロの使用
- 書字用の補助具
- 台所，寝室，浴室などで機能的活用を最大にするための在宅基盤のさまざまなアセスメント

● 会話および嚥下の問題

　パーキンソニズムではコミュニケーションが困難になることがある。会話は構音音声障害（構音と音声障害の組合せ）として特徴的に説明される。会話は小さな声と同時にピッチの単調さが通常で，言葉は呼吸コントロールの障害のためさまざまな速度で短い。吃音を生じることもある。できるだけ早期の段階での言語聴覚士（言語療法士）への紹介が有用である。適切な言語訓練は，イントネーション，アクセント，リズムでかなりの改善をもたらすことができ，もっと進行した段階ではいろいろな形式のコミュニケーション増強補助具が処方されることもある。

　協調障害は嚥下機能も悪くする。嚥下のアセスメントは第9章で述べてある。言語聴覚士，栄養士，放射線技師を含めることが必須である。食物の調整操作も必要なことが多く，正確な診断はビデオ嚥下造影による。嚥下を改善させることのできるさまざまな言語療法手技があるが，通常もっとも強調されることは，食物の固さを適切に変えて十分な栄養摂取を維持することにある。

● 自律神経障害

　膀胱機能の問題はパーキンソン病のある人々のおよそ50％で生じ，疾患過程の一部として生じる自律神経障害によるものであろう。もっとも多い症状としては：

- 頻尿
- 尿意促迫
- 促迫性失禁
- ときに排尿遅延と尿閉

　これらの症状は複合的なことが多く，しばしばウロダイナミック（尿流動態）評価を必要とする。その他の自律神経機能の問題を生じることもある。もっとも多いのは起立性低血圧で，ベッドから起きたり椅子から立ち上がったりする際に意識消失に至ることもしばしばある。これは他のパーキンソン症候群のいくつかでもっと一般的であり，とくにシャイ-ドレーガー（Shy-Drager）症候群やその他のパーキンソン・プラス症候群で多い。治療は困難だが，方法としては：

- 姿勢の急速な変化を避けるよう助言
- 大量の食事を避ける
- 過剰なアルコールを避ける
- 暖かい室温を避ける
- 過剰な緊張を避ける
- 弾性ストッキングや腹帯のような圧迫衣類の着用（実用的でないことが多い）
- フルオロコルチコイドで治療

便秘も多いが，薬物，とくに抗コリン作動性薬剤が効くことがある。規則的な排便パターンに適した食物の調整も役立つ。緩下薬やその他の大腸内容調整薬はできるだけ避けるべきであるが，抵抗性症例では有用で役立つこともある。

●疼痛

通常，パーキンソン病では感覚症状はないと考えられているので，感覚性徴候は存在しない。しかし，攣縮様疼痛，びまん性の疼きや痛みを呈することはかなり多い。高齢者層ではこうした問題はもちろん骨関節炎のような筋骨格系の問題によることが多い。ときに疼痛はオン/オフ動揺のような短期的疾患変動に伴ってやってくることがあり，こうした場合は適切な薬物の調整により改善できることも多い。

●睡眠障害

パーキンソン病では睡眠障害は非常に多い。もっとも多いのは繰り返しの覚醒が特徴的な睡眠の断片化で，それは運動緩徐や固縮のために夜間寝返りができないことの結果であることが多い。日中の疲労も結果的には多い。夜間を通じての適切なドパミン作動性効果を得ようとして薬物の調整操作を必要とすることもある。今日ではベッド上での寝返りを手助けする自助具がいろいろある。これらは，ベッドの頭部につけた帯のような非常に単純なもの，あるいはシーツの上で持ち上げる装置のために綿のソックスを着用するといったさらに単純な工夫などさまざまである。今日では患者の寝返りを助けるような少し傾斜する自動ベッドもある。

● 性機能

パーキンソン病の自律神経機能障害は男性の勃起の問題を生じることもある。さらに男女とも身体機能障害によりセックス中に機械的な問題で悩まされることがある。この状況は薬物の作用により悪化することが多く，とくに抗コリン作動薬は粘液の分泌を枯渇させるので勃起障害の原因となりうる。セックスカウンセラーを含めることが有用である。性の問題は以下により助けられることが多い：

・薬のタイミングに関する簡単な助言
・姿勢への助言
・自己イメージの問題と関係作りの困難への対処法のカウンセリング
・性刺激の代替手段

● 認知および情動の問題

抑うつはパーキンソン病では非常に多く，パーキンソン病人口の50％以上でこの疾患の経過中に抑うつを生じる。多くの神経学的問題と同様に，抑うつはこの疾患では当たり前の合併症であると思われがちで，その治療が適切になされていない傾向がある。パーキンソン病に関連する抑うつが他の状況での抑うつに比べて治療への応答が悪いというエビデンスはないので，まさに強力に治療されるべきである（第14章を参照）。

臨床的な不安も問題であるが，普通は不十分な情報，助言，カウンセリングの結果である。

認知症はパーキンソン病では紛れもなくかなり多く，発症率はおよそ20～30％である。パーキンソニズムのその他の病型では明らかにもっと多く，事実パーキンソニズムがアルツハイマー病そのものと合併することがある。パーキンソン病関連での認知症は以下で特徴づけられることが多い：

・依存性の増大
・決断力低下の増大
・受動性の増大
・記憶障害

- 保続
- 思考の緩徐化
- 新たな学習の困難
- 「精神の」柔軟性消失の増大

認知症は家族のストレスを増大させるので，後期ステージでは老年精神科サービスを含めることが必要とされることが多い。

● サービス提供の問題

前項ではパーキンソン病では広範囲の問題があり，多専門職種チーム全体からのサービスの提供が必要であることを示した。このチームはパーキンソン病に特別な関心を有する通常は神経内科医または老年病科医からの医学的介入を必要とする。今日では数多くの病院や地域基盤のパーキンソン病チームが長期的な接触や援助や助言を提供している。すべての慢性的神経学障害と同様に，正確な情報と助言とカウンセリングは，障害者に対してだけでなく家族にとっても，すべてのステージで大切である。

患者は地域のパーキンソン病協会あるいは関連する協会と接触をもつ必要があり，これらの団体は素人向けの分かりやすい文献を提供することができる。

幸いにも英国ではパーキンソン病のマネジメントで特別に研修を受けた専門看護師が育成されてきている。こうした看護臨床家は薬物の調整に関する助言を含めて貴重な援助，助言，支援を提供することができる。このことは患者が神経内科や老年科の外来で費やす時間を短縮させる。この看護臨床家はさまざまな保健と社会的サービス全体へのアクセスのための主要な接点となるだろう。

● ジストニア

ジストニアは異常な運動や姿勢を含む持続的で不随意な筋収縮として定義される。多くのタイプの症状があり，一般的な部位の例は以下のとおりである：

- 首：痙性斜頸または頸椎ジストニア
- 眼：眼瞼攣縮（スパズム）
- 顎，舌，口―口顎ジストニア
- 喉頭と声帯―痙性失声
- 腕と手の筋―さまざまな節性，多焦点性，片側ジストニア病型
- 全身性ジストニア―必ずというわけではないが，通常は小児期に発症

　加えてさまざまな職業性クランプ（痙攣）があり，必ずではないが通常は反復運動を伴う職業の関連で生じる。書痙（物書きのクランプ），種々の音楽家のクランプ，プロのダーツ選手で生じる手の筋群のジストニアのようなスポーツ選手のクランプなどがある。

　ジストニアは多くはないがまれということでもない。最近の調査ではすべてのタイプのジストニアに関して罹病率は人口10万人当りおよそ26人であった。

　病因は不明であるが，遺伝的素因のエビデンスが明らかになりつつあり，現在のところ少なくとも20の遺伝的疾患が特異的なジストニア家系で明らかにされている。ジストニアには遺伝的素因があるが，環境的な誘発因子（通常は未知）の存在が疑われる。ときにジストニアは別の症状過程である可能性もあり，完全な神経学的診察と，必要なら検査が必要とされる。たとえば，片側ジストニアは脳卒中や外傷性脳損傷によるものであったり，潜在する脳腫瘍の症状であったりする可能性もある。

　二次的原因で重要なのは薬剤性ジストニアで，たとえば向精神薬内服により生じる。

● 治療

　ウイルソン病と同様に特異的治療を必要とするものがある。ときに腫瘍や動静脈奇形の外科的除去を必要とすることもある。しかし，大多数の事例ではそうした特異的な方法は不可能である。局所性ジストニアの治療選択は現在では疑いなくボツリヌス毒素である。ボツリヌス毒素は神経終末でアセチルコリンの伝達を遮断する作用があるので，該当する

筋力を低下させる。毒素は筋肉内注射により投与され，効果が得られるのに2～3日要する。効果はおよそ3ヵ月持続し，新しい神経末端での発芽（スプラウト）のため注射を反復する必要がある。これはきわめて安全で，唯一の現実的問題は約1％で生じる感冒様症状である。ときに注射された筋肉の過剰な筋力低下の問題があり，たとえば，痙性斜頸に対する注射の合併症としての嚥下障害がある。

数名の人々（およそ5～10％）で，注射が効かないか，おそらく抗体形成により後になって効かなくなる。そうした例では経口薬物治療が必要なことが多い。

適切な薬剤の処方には時間を要することがある。概して約40％の人々ではそのジストニアに適した薬剤がみつかるが，これらの患者の約半数では受容しがたい副作用を生じる。したがって，約5人に1人だけが最終的に適切で有効な薬剤をみつけられる。使用されることのある薬剤は以下のものである：

・抗コリン作動薬
・筋弛緩薬—バクロフェン
・クロナゼパムなどのベンゾジアゼピン
・ドパミン協働薬（ドパミンに直ちにかつ非常によく反応するジストニアの病型はまれであるが，なかにはかなりよく反応するジストニアの病型もある）。
・ドパミン拮抗薬

ときには外科的手技が有用なこともある。特異的な局所性ジストニアに対してさまざまな手技がある。これらには：

・眼瞼れん縮（スパズム）で眼瞼を挙上するための手術
・痙性斜頸に対する頸部筋肉の手術
・さまざまなタイプの脳の破壊または刺激手技（とくにヘミジストニア）。

● その他の治療

ジストニアはまれな疾病なので，情報，援助，助言のために良質の文献を提供することが大切である。英国ではジストニア協会がすぐれた読

みやすい文献を発行している。抑うつや不安を生じることがあるので，カウンセラーとの接触が役に立つ。ある種の抵抗性症例では催眠療法や鍼灸が役立つというエビデンスもある。多専門職種チームのさまざまなメンバーが，たとえばジストニアに対する言語療法士の助言のために必要とされることがあり，すなわち，より広汎な全身性ジストニアでは完全なチーム医療が必要とされることが多い。

● ハンチントン病

ハンチントン病はまれな症状で，罹病率は人口10万人当りおよそ2~10のみである。尾状核と被殻で神経細胞の消失を生じる変性疾患で，MRI スキャンで尾状核頭部に特徴的な萎縮の所見がある。

● 遺伝性

ハンチントン病は実質的に完全透過性の常染色体優性で，発病した両親のそれぞれの子孫はこの疾患を50%の確率で遺伝する危険を有する。この責任遺伝子は今では第4染色体の短腕の先端にあることが分かっていて，1993年に同定された。診断テストは現在では実質的100%の非常に高い感受性と特異性もつ。現在では発症前の診断が可能であるので，遺伝カウンセリングがこの疾患のマネジメントの鍵である。また，発症前診断のマネジメントに関する有用なプロトコルがあり，こうした診断は認証されたセンターでのみ実施されるべきである。典型的なプロトコルに含まれるのは：

- ハンチントン病の一般的特徴と遺伝に関する1~2回のセッション。
- 次の1~2回のセッションは発症前診断の問題に集中し，クライエントが先に進めることを希望するなら採血を行う。
- 診断検査前の一つのセッションは，診断による重篤な精神科的反応を弱めるために最初に精神科医と一緒に設定する。
- 結果を知らせるセッションでは面と向かい合う基本姿勢で行う。
- 結果が陽性の後も陰性の後も適切な経過追跡を設定，とくにカウンセリング。結果がでたら直ちに，電話か自宅を訪問する必要がある。

発病年齢のピークはおよそ40歳である。このことは，その患者がしばしば結婚して若い家族をもち，遺伝子の欠陥を子孫に伝達してしまった高いリスクをもつことを意味する。発病はまれに20歳前にも，60歳以降にも生じうる。発病は潜在性であるが，診断から死亡まではおよそ10〜15年である。運動，精神，認知の問題には特徴的なスペクトラムがある。

● 運動の特徴

不随意運動，とくに舞踏病がすべてではないが，ほとんどの人々でみられる。顔面の舞踏病がとくに一般的である。歩行は不安定で失行様でもある。構音障害が生じることもあり，嚥下が危うくなる。ときにジストニアのような他の不随意運動がみられる。上肢のテストでは失行を生じることもある。

● 精神障害

精神科的問題は実質的に普遍性がある。しばしば潜在的な人格と行動の変化があり，最初の身体症状以前にさかのぼる。感情鈍麻を呈することがあるが，もっと一般的なパターンは発作性の言語や身体的攻撃性を伴う苛立ちである。ときに患者は大うつ病や統合失調症様の症状を含めて，さらに明らかな精神病に至ることがある。多幸症や躁病エピソードも反復される。

● 認知障害

ハンチントン病は初期においてさえ広範囲の認知の問題がある。微妙な知能低下は何らかの症状が出現する以前に遺伝的変異のキャリアにおいて検出されることがある。会話言語は長い休止を伴って緩徐になることがあり，喚語や呼称障害がしばしば存在する。書字が障害されることがあるが，幸いなことに読字は通常はかなり良好に保たれる。視空間課題が障害されることがあり，これは全般的な認知症に伴う。記憶障害は明らかな認知症の進行に伴い，特別な障害となりうることが明らかである。

●治療と支援

ハンチントン舞踏病は治癒させることはできないが，リハビリテーションチームは有用な手助けと支援を提供することができる：
・理学療法は歩行を改善させ，拘縮のような不要な身体合併症を減らすことができる。
・作業療法はADLと家庭や職場環境の計画を手助けすることができる。
・言語療法は嚥下障害とコミュニケーション障害のマネジメントのために利用することができる。
・栄養士は，絶えず動いている患者ではカロリー需要の有意な増加があるので，有用なことがある。
・神経心理学的，あるいは神経精神科アセスメントはうつ病，行動障害，認知症が影響し始める頃に必須である。

それぞれの地域で，ハンチントン病の人々をマネジメントしている献身的なチームはもっとも良質なサービスと介助と支援を提供する。

第22章
運動ニューロン疾患

- ●背景 ………………………………… 228
- ●診断の告知 ………………………… 230
- ●治療とリハビリテーション ……… 231
- ●サービス提供 ……………………… 234

● 背景

運動ニューロン疾患は通常，進行性の経過をたどり，診断後3～5年以内に死に至る。しかし，不要な合併症の危険を減らしQOLを高める観点から，リハビリテーションにはかなりの可能性がある。運動ニューロン疾患でこれが特別に重要なのは，患者はほとんど常に正常な認知機能と自分の障害に対する完全な自覚を維持するからである。患者とその家族が無力感に打ち勝つように手助けすることがリハビリテーションチームの役割である。

神経学の教科書は分類，病理，疫学，診断に関する詳細な考察について述べている。ここでは，リハビリテーションチームに関わりのある要点について述べる。

● 運動ニューロン疾患

成人発症の運動ニューロン疾患はおよそ90％の例で見積もられているが，その他の運動ニューロン疾患の中に重要性の拡大しつつあるものがあり，この数年のうちに遺伝性疾患がさらに同定され，それらは最終的に異なる治療の可能性を生み出す可能性が非常に高い。以下は，現在のところ理解されている運動ニューロン疾患の簡略分類である。

- 弧発性運動ニューロン疾患：
  - 筋萎縮性側索硬化症（ALS）：上位および下位運動ニューロンの問題が混在し，痙性，反射亢進，および筋萎縮と筋のファッシキュレーション（束状攣縮）が組み合わされて，筋力低下を含む特徴的な症状を生じる。
  - 進行性球麻痺：下位および上位運動ニューロンの問題の似た組合せであるが，主として球支配筋を障害し，流涎，構音障害，嚥下障害，呼吸困難のような付加的な問題を生じる。
  - 進行性筋萎縮：四肢の下位運動ニューロンを障害するのみで生命予後は良好。
  - 原発性側索硬化症：かなりまれなタイプで，上位運動ニューロンのみを障害する。
- 家族性運動ニューロン疾患：
  全運動ニューロン疾患のおよそ10%で見積もられ，遺伝子局在の同定されたものが増加しつつある（現在のところおよそ20%）。現在のところ20%は第21染色体に変異があり，銅/亜鉛SOD（活性酸素除去酵素）を障害する。その他にもまれな遺伝子タイプの運動ニューロン疾患がある。
- 西太平洋ALS/パーキンソニズム/認知症複合。
- 若年発症運動ニューロン疾患：細胞内封入体を伴う。
- 原因の明らかな運動ニューロン疾患：
  - ポストポリオ症候群
  - 重金属中毒
  - ヘキサミダーゼ-A欠損症

正確な診断が重要であり，遺伝や生化学的異常がもっと明らかになると重要性がさらに増すように思われる。

● 疫学

運動ニューロン疾患の罹病率は人口10万人対およそ5人であり，発症率は年間人口10万対およそ1〜2人である。地理的に集中する地域があり，発症率は平均の100倍を超える（西太平洋のグアム島，日本のい

くつかの特別な村，パプアニューギニアのイリアンジャヤ地域を含む)。

運動ニューロン疾患は主として中年後期の病気で，発症年齢は50歳代と60歳代である。女性より男性で多く，男女比は約1.6：1である。死までの症状の平均期間はおよそ2～3年で，若年患者と進行性筋萎縮症の患者で生存が若干長い。

● 診断

発症時の症状は非常にまちまちである。筋力低下と感覚障害欠如はおそらくもっとも一般的な初発症状であろう。しかし，ときに最初の訴えが筋の痙攣や束性攣縮や筋肉疲労であったりすることもある。診断は依然として主として臨床病歴と，最低2ヵ所の四肢の筋で脱神経の神経生理学的エビデンスにより診断が支持される。

診断の告知

運動ニューロン疾患の診断は大多数の症例で通常はかなり単純である。およそ80％の人々は数分以内に診断をつけることが可能であるといわれ，10％はその他の疾患を除外するためにいくつかさらなる検査を必要とし，10％の患者では数ヵ月の症状の進行をみて診断が明らかになる。したがって，大多数の人々では正確な診断はかなり迅速に付けられる。不安に陥っている家族に診断を伝えるために以下が要点となる：

・正確な情報を伝える。
・診断結果を伝えるために多くの時間を費やし，さらなる疑問に答えるため迅速に経過追跡の予約を提供する必要がある。
・カウンセリングを受けられるよう，手配しておく必要がある。
・地域の運動ニューロングループや全国的協会から出版されている素人向けの文献を用意する。
・運動ニューロン専門看護師やその他の適切な研修を受けた人々の名前や連絡先の詳細について知らせておく。こうした人々はさらなる疑問に答えることができ，必要に応じてリハビリテーションチームのその他の関連するメンバーに患者が接触できるようにする。
・できれば首尾一貫した多専門職リハビリテーションチームの熟練し

た専門職に患者は常にアクセスしておく必要がある。もし紹介されたなら，患者は直ぐにみてもらえることが必要であり，適切な機器の貸し出しを迅速に行うことなど，運動ニューロン疾患の人々に迅速に機器を供給できることが多い。

● 治療とリハビリテーション

●内科的治療

現時点では，疾患の進行速度を低下させることが確認されている薬剤は存在しない。多くの可能性のある治療は大規模二重盲検，プラセボ対照試験を実施していない。ほとんどの可能性のある治療は抗グルタミン酸治療に焦点を当てていて，グルタミン酸放出を抑制するナトリウムチャネルブロッカーであるリルゾールがそうした薬剤でもっとも可能性があるように思われる。運動ニューロン疾患で2つの大規模研究が中等度の効能と生存延長を示した。その他の大規模研究で現在検討中のものは，他の抗グルタミン酸薬剤によるものと神経栄養因子によるものとがある。これらの研究結果が待たれている。

●リハビリテーション・マネジメント

■移動とADL

上位および下位運動ニューロン機能が同時に障害されることから，痙性による拘縮の危険が合併することで特別に筋力低下を生じやすい。初期には歩行と他動運動訓練に関する助言が重要で，理学療法士が関わるべきである。ほとんどの人々は比較的急速に進行して車椅子が必要になるので，適切な車椅子とシーティングが褥瘡の危険を減らすための適当なクッションとともに処方される必要がある。有意な機能的効能を生み出すことのできる日常生活のための単純な補助具がさまざまにあるので，理学療法士と作業療法士の両者が正しい機能的アセスメントと治療のレジュメ作成のために重要である。

■呼吸および球の問題

もっとも困惑する問題は球の障害から以下の症状が生じることである。

- 嚥下障害は筋力低下と舌と嚥下機序との協調の障害から生じる。言語聴覚士によるアセスメントが必要で，しばしばビデオ嚥下造影を含めることと放射線技師や栄養士が含められる。
- 食事摂取は遅く，疲労することが多くなるので，経皮内視鏡下胃瘻による食事摂取のレジュメを，より早めに利用することが望ましい。これによりカロリー摂取を維持し，食事に費やす時間を短縮し，誤嚥，肺炎および栄養失調の危険を完全に除去はできなくとも低下させることができる。
- 流涎は特別な問題となりうる。抗コリン作動性薬剤やパッチが役に立つが，とくに便秘，口渇，排尿障害などの厄介な副作用を伴うことが多い。最近，唾液腺へのボツリヌス毒素の注射がこの厄介な症状に有用なことが示された。
- 構音障害とコミュニケーションの問題：言語聴覚士からの助言は欠かせない。末期には補助的コミュニケーション自助具の短期貸し出しがQOLを維持し，家族や友人たちとだけでなく初対面の人とのコミュニケーション能力を維持するために役立つことが多い。
- 呼吸不全：頸部や肋間の呼吸筋の障害と横隔膜神経の損傷はすべて呼吸を重篤に妨げる。理学療法はこの時点で，胸部ドレナージ，間欠吸引，ポジショニングに関する助言と治療のために重要である。在宅で人工呼吸が必要になることもあるので，ポータブル吸引器を備えておく必要がある。この段階での倫理的ジレンマは珍しくなく，ときに，患者本人と家族とリハビリテーションチームとで人工呼吸器により短期的にでもQOLが改善するのか，あるいはこうした方法は苦しみながら生命を延ばすだけなのかについてよく話し合った後に判断がなされるべきである。マスクを使用しての非侵襲的間欠陽圧換気が補助換気としてはもっとも実際的である。装置はポータブルで，車椅子でも使用できる。睡眠中の換気支援が睡眠の主観的改善，朝の頭痛の解消，日中の易疲労性減少をもたらすことができる。気管切開チューブを介しての24時間間欠陽圧換気が使用されるのはきわめてまれである。肺炎が治まらない場合，胸部感染

に対して一般的に抗菌薬が投与される。重度の不安やパニックに対しては少量のロラゼパムの舌下投与が役立つことがある。この疾患のかなり末期になって息苦しさが苦痛の原因となるなら,呼吸抑制作用があるとしても少量のモルヒネが役立つだろう。

● その他の症状

疼痛は通常,運動ニューロン疾患の早期には存在しないが,末期にはかなり多いもので,筋の攣縮,痙性,便秘などその他の要因が組み合わされた筋骨格障害によることが多い。治療は原因次第であるが,非ステロイド性抗炎症薬が筋骨格性の疼きや疼痛を和らげる。

● 情動障害

運動ニューロン疾患の人々のほとんどは不安やうつの時期を経験する。適切な支援とカウンセリングが得られるなら,こうした問題が重度にならないですむ。知識の欠如が不要な不安と結びついているので,必要なら心理的かつ精神科的支援を受けられるようにする必要がある。病的泣き笑いを含めて厄介な感情露出傾向がみられる例があるが,おそらく球の障害によるものであろう。こうした症状には少量の抗うつ薬が十分に役立つことがある。

● 終末期ケア

ほとんどの研究は,終末期には自宅で過ごすことを好む結果を示している。これには,リハビリテーションチームの支援を伴う専門的な看護師が関わる複雑なケアのパッケージが,短期的にせよ必要となることが多い。死因は通常は気管支肺炎である。少量のモルヒネの単剤やプロクロルペラジンやヒオシンとの併用が,苦痛の緩和と気道分泌物減少のために使用されることがある。

現在多くの国で,自殺幇助に関して倫理的問題を生じている。今のところ,現実的にはすべての国でこれは違法である。しかし,死にゆく人の苦痛を延長させる倫理的な,法的なあるいは道徳的な義務はいかなる医師にもないことを指摘しておきたい。死別後のカウンセリングは,傷心を抱えて日々を過ごす家族のために必要なこともある。

● サービス提供

　前の項では，運動ニューロン疾患がさまざまな保健専門職の複雑な介入を必要とすることを示した。運動ニューロン疾患の患者は包括的な多専門職種リハビリテーションチームにより最善の管理がされるべきことに疑問の余地はない。チームはいつの時点でも専門家の助言を提供するために役立ち，隠れた合併症をみつけるためにも定期的な診察の必要がある。運動ニューロン疾患専門看護師の誕生は進歩であり，こうした人々はその他のチームの人々との接触の要としての役割を果たせる。現在では英国中のみならず世界中で，運動ニューロン専門家チームが数多く存在する。こうしたチームは，環境制御装置やコミュニケーション補助具（これらは短期間の貸し出し可能）を含めてさまざまな装置や補助技術自助具について詳しい。

第23章

末梢神経障害

- ●背景 …………………………………… 235
- ●筋力低下 ………………………………… 236
- ●感覚障害と疼痛 ………………………… 237
- ●ギラン-バレー症候群と危機的疾患多発ニューロパチー（CIP） ……………………… 238
- ●ポストポリオ症候群 …………………… 240
- ●遺伝性運動感覚ニューロパチー ……… 241
- ●腕神経叢損傷 …………………………… 242

●背景

末梢神経障害のある人々には正確な診断がリハビリテーションのために重要である。現在では特異的な治療可能な疾患の数が少しずつではあるが増加している。現在のところ特異的な治療がない末梢神経障害においても，自然経過と予後を明らかにするために正確な診断はやはり重要である。これはリハビリテーションの戦略を決定するために役に立つ。いくつかの病態はギラン-バレー症候群のように自然に回復するが，あるものでは遺伝性運動感覚ニューロパチーのように進行性である。また，あるものは腕神経叢損傷のように外科的介入を必要とするものもある。この章ではリハビリテーション手技の範囲と広がりを示すために以下の末梢神経障害を取り上げる：

- ・危機的疾患多発ニューロパチー（CIP）
- ・ギラン-バレー症候群

- ポストポリオ症候群
- 遺伝性運動感覚ニューロパチー
- 腕神経叢損傷

末梢神経障害は程度の差はあるものの，通常，以下の問題からなる：
- 筋力低下：下位運動ニューロン性の筋力低下で，とくに手と足を障害する。
- さまざまな程度の感覚障害
- 厄介な疼痛で，末梢神経損傷による直接的なものと異常歩行や姿勢による二次的なものとがある。
- 知能は維持される

神経伝導検査，筋電図（EMG）および時に神経生検がすべて診断だけでなく，予後を明らかにするためにも必要なことが多い。たとえば，完全脱神経（予後不良），部分脱神経（比較的予後良好），あるいは神経再支配の徴候を伴った多少の脱神経（予後良好）といったエビデンスがある。

以下の項では異なるタイプの末梢神経障害を，急性で重度で可逆性の病態から慢性で確実に進行性の問題までを扱う。

● 筋力低下

すべての末梢神経病変は筋力低下を伴い，機能的な視点からは上肢と下肢を障害する筋力低下が現実的なもっとも大きな障害となる。急性多発神経障害（例：ギラン-バレー症候群）では体幹筋と呼吸筋の筋力低下が呼吸の抑制を生じる可能性があることから，より緊急の問題になることが明らかである。その他の末梢神経疾患では嚥下や頭部コントロールの困難が，リハビリテーションのさらなる挑戦の必要性をもたらすことがある。

筋力低下により，以下の問題を生じることがある：
- 下肢筋力低下により歩行能力の減退
- でこぼこ道やじゅうたんでさえもつまずきやすい
- 上肢の機能的能力の低下

- 拘縮：拘縮は上位運動ニューロンの痙性に伴うだけと通常は考えられるが，軟部組織の拘縮は下位運動ニューロン障害の患者で，適切なスプリント装着により重力の作用が緩和されない場合にはまれでない。

以下のことが必要とされる：

- 四肢の他動運動により，とりわけ急性期には，拘縮を予防せねばならない。
- スプリント装着により，とりわけ上肢では，機能を修復できる。
- 下肢装具（AFO：ankle-foot orthosis）の提供により足の背屈筋力低下を代償し，歩行を改善し，転倒を防止できる。
- 運動訓練は筋力を改善できるが，基盤にあるニューロパチーの回復速度を改善することはないと思われる。等尺性および等張性運動訓練のいずれも筋力と運動耐性を増強するが，最大効果のために必要とされるこうした運動訓練の正確な量については，ほとんど情報がない。
- 長期的な筋力低下のある人々は直面する環境に適応する必要があり，スロープ，昇降機，車椅子，特別な日常用品，その他の手の自助具（例：ペンホルダーなど）のようなものを必要とする。
- 環境制御装置のような自宅や職場でのその他の適応用具は，慢性の上下肢筋力低下に伴う能力障害を縮小させるのに役立つことが多い。

● 感覚障害と疼痛

正常感覚の喪失は気づかないうちに外傷を負う重大なリスクとなり，その結果としてニューロパチー性潰瘍や関節症を生じる。患者にはこの問題に注意して，定期的に異常な感覚領域をチェックするように教育する必要がある。適切な履物の使用には非常に注意する必要があり，足の感覚障害を有するものには熟練した足治療師が必須である。

感覚神経の損傷は重度のニューロパチー性疼痛をもたらすことがある。ニューロパチー性疼痛はさまざまに表現されるが，しばしば使用さ

れる言葉は「持続的で」,「深部で」,「焼けるように」である。ニューロパチー性疼痛の治療は非常に困難であるが,以下のものがある:
- 抗けいれん薬
- 三環系抗うつ薬
- カナビス,あるいはカンナビノイド
- 局所性交感神経ブロック
- TENS機器の使用

人によっては異常歩行や異常姿勢が筋骨格痛により生じることがあることを覚えておくことが大切である。理学療法士を絡ませることができるだけ歩行を正常化し,同時に適切なシーティングと姿勢保持を提供するために重要である。筋骨格痛のためにもっとも有用な薬は非ステロイド性抗炎症薬である。

その他の問題が生じることがあり,当然のことながら治療が必要になる:
- 褥瘡
- 側弯
- 拘縮
- 呼吸抑制(ギラン-バレー症候群を参照)
- 栄養不良,しばしば摂食障害による
- 抑うつや情動障害,身体障害によってだけではなく,慢性疼痛にも伴う

● ギラン-バレー症候群と危機的疾患多発ニューロパチー (CIP)
● ギラン-バレー症候群

ギラン-バレー症候群の罹患はまれで,年間人口10万人当り1~2名発症するのみである。中核となる症状は:
- しばしば急性発症で通常は数日の次元だが,ときには数時間のこともある。
- 筋力低下の進行はしばしば足から始まるが,急速に上行して膝と股関節の周囲の筋,さらには手,手首,肘,肩を障害する。

- およそ20％に人工呼吸器を必要とする呼吸筋低下を呈する。
- 球麻痺や自律神経障害を伴うこともある。
- 病気がはじまったらできるだけ早くに治療として血漿交換（プラズマフェレーシス）および静脈内IgGの注射（併用または単独で）を含める。
- 予後はまずまずであるが，少数だが確実に長期間障害が残存するものがある。最近の研究ではおよそ60％は完全回復することが示された。しかし，8％は急性期に死亡し，4％は人工呼吸器が外せないままで，およそ10％は補助なしには歩行できず，残りのものは多少の後遺症としての身体障害を有する。
- 予後の予測は難しいが，高齢者，発症後4日以内で歩けないもの，人工呼吸器を必要とするものは成績不良の傾向がある。
- 急性期のマネジメントは呼吸機能の監視の必要性に焦点を当て，必要なら人工呼吸器での換気を開始する。急性期のマネジメントでは拘縮や褥瘡の危険を最小にするよう，ポジショニングに関する注意深い監視も必要とする。
- 尿路および胸部感染症は早い段階での注意すべきリスクである。
- 自律神経機能障害としては重度の姿勢（起立性）低血圧を生じることがある。
- 回復は遅いこともあり，十分な量のリハビリテーションを必要とする。
- 回復期には疲労が問題となることが多い。
- 抑うつは一般的にある。
- 患者に対する外からの支援は有用なことが多く，英国では全国ギラン-バレー症候群支援グループが存在する。

● 危機的疾患多発ニューロパチー（CIP）

これは比較的新しく認識された問題で，最初の記載は1984年である。通常は重度の軸索性末梢ニューロパチーからなり，重症の菌血症や多発外傷のために集中治療室に入院した人々の経過中に生じる。ある研究では，集中治療室に7日間以上入院した患者の約半数で末梢性ニューロパ

チーの合併を疑わせるエビデンスが記載されている。要点は以下のとおりである：

- この症候群を認識する。
- 褥瘡と四肢拘縮の危険を最小化するために適切な四肢の姿位を確保する。
- 四肢を正中位に維持するため必要に応じて装具を使用する。
- リハビリテーションは通常ギラン-バレー症候群と同じガイドラインで行う。
- 回復には長い期間を要することがあるが，通常は予後良好である。
- 少数のものは長期的障害を有するので，長期的支援が必要になる。

● ポストポリオ症候群

急性のポリオは現在ではまれで，先進世界では実質的に撲滅されていて，発展途上国ではかなり少なくなっている。しかし，小児期にこの疾患に侵された非常に大勢の人々が依然として存在する。今では，ポリオ後遅れて症状が増悪することが起こりうるとの認識が高まっている。要点は以下のとおりである：

- ポストポリオ症候群は通常，急性疾患の後およそ30～40年で発症する。
- 新しい神経筋症状の出現として定義される（例：疲労，筋関節痛，筋力低下，筋萎縮の増大など）。
- 他に明らかな原因がなく，ポリオ後の関連で発症する。
- ときに，すでに障害のある人々では機能的予備力を欠くので，軽い症状でも影響は大きいことがある。
- 症状の増悪は通常は緩徐に進行する。平均して年ごとに筋力の約1%が消失するといわれる。しかし，筋力のちょっとした減少，たとえば10%であっても，急性ポリオによりすでに障害をもっている患者では，さらに重度な筋力低下を生じることになる。
- 疲労は大きな症状となることがある。
- 筋肉痛，とくに運動後の痙攣性疼痛も一般的に多い。

- 有酸素運動は,限りはあるが少なくとも筋力を改善させることができる。
- 治療は弱った四肢を補助する方法に焦点を当てることになる。補装具,移動補助機器,車椅子,環境調整機器の利用などがある。

● 遺伝性運動感覚ニューロパチー

さまざまな遺伝性運動感覚ニューロパチー (HMSN) に関する遺伝の文献が増加している。徐々に数多くの遺伝的欠陥が記載されつつあり,これらの病態のいくつかはこの先数年のうちに治療可能になるだろう。しかし,目下のところ,いずれの様式の HMSN に対しても治癒は困難である。リハビリテーションが主にかかわるのは:

- 正確な診断
- 病態に関する情報と説明
- 適切な将来の見通しが治療しているリハビリテーションチームにも患者とその家族にも得られるように自然経過を説明
- 家族のための遺伝カウンセリングの可能性
- 最大限の筋力の程度を維持することに関する理学療法の助言
- 軟部組織の拘縮を伴う危険を最小化するために装具や履物を適切に処方
- 手足の感覚障害を伴う人々のためには,定期的な足病治療がとりわけ重要である
- 日常生活のために適切な手のスプリントやその他の簡単な補助具(調製された食器,ペンホルダーなど)の提供
- 歩行器や車椅子のような移動補助具の処方やドライブや輸送のための適切な助言
- 必要に応じて環境の調整,スロープ,昇降機,ホイスト,支援機器など
- 外科的矯正がときに必要である。これには機能を維持し合併症を予防するため,アキレス腱延長,足底筋膜切開,後脛骨筋と長指屈筋および伸筋腱の移行,および関節固定術や骨切り術の可能性が含ま

れる
- 進行は一般的にゆっくりである。不要な合併症が生じないようにすべきである

　最後に，いくつかのタイプの末梢性ニューロパチーは完全に治療可能であることを忘れてはならない。これには糖尿病性ニューロパチーも含まれ，糖尿病の厳密なコントロールが重要である。ビタミン B_{12} 欠乏症やビタミン E 欠乏症のような比較的まれなタイプのニューロパチーは，適切な補充療法により劇的に改善することができる。読者は末梢性ニューロパチーの原因の厳密なリストに関して，および HMSN のさまざまな遺伝様式に関するより詳細な考察については，神経学テキストを参照することである。

● 腕神経叢損傷

　腕神経叢損傷は多いものではないが，そうはいっても英国では毎年およそ 500 人が永続的な障害に苦しんでいて，通常は神経叢に対する引き抜き損傷によるものである。出生時の腕神経叢損傷は今でも生じるが，産科診療の改善に伴いまれになりつつある。そのほか，道路上の交通事故が大多数を占めていて，実際にほとんどはオートバイ事故によるものである。平均年齢は 20 歳代前半で，多くは男性である。

　患者はできるだけ早く専門家センターに紹介する必要があり，そこには良好な多専門職リハビリテーションチームが存在するだけでなく，専門的な外科的助言と治療が得られる。

　治療は以下に焦点を当てる：
- 損傷された腕神経叢の部分に関する非常に正確な診断。これは注意深い機能的アセスメントに絡むもので，しばしば神経生理学検査と併用されることになる。
- もし脊髄神経の破裂や抉出（えぐりだし）が疑われるなら，外科的探索ができるだけ早く実施されねばならない。手術が遅れれば長期的な機能的低下は明らかである。ある一連の研究は受傷後 3 週間以内に手術された症例で機能の完全回復を示したが，6ヵ月後に手術

された症例では失敗の比率が60％以上に上る。神経は移植か神経移行術のいずれかにより修復することができる。
- 専門家によるスプリント装着は非常に有用で，手術により完全回復しない患者で効果的に機能を修復する。以下のものはとくに有用：
—肘固定スプリントは能動的な肘のコントロールを欠如する場合（C5とC6病変）に有用である。
—長手袋スプリントは前腕と手の主要な機能低下のある場合（C7，C8，T1病変）に有用である。
—動揺前腕スプリントは神経叢全体に修復不能な損傷がある場合（C5～T1病変）に使用される。動揺前腕スプリントは肘ヒンジと関節プラットフォームを含み，後者にはケーブルにより開閉され，反対側の肩から操作されるスプリットフックのようなさまざまな自助具を装着することができる。そのほかにもさまざまな付属品を動揺前腕自助具に付けることができる。家の周囲で，あるいは庭で日常生活活動を補助するための装着装置のような付属品がある。ある人々では，やっとこ（プライヤー）や縫い物自助具などのようなさまざまなスプリント装着装置を使用して復職することができる。

要約すると，腕神経叢病変のある人々は，専門家のいるセンターに救急搬送されて，可能な限り迅速に外科的な探索がなされて修復される限り，外観は良好である。後遺症としての前腕および肩の筋力低下のある人々のためにしてあげられることは多い。しかし，長期的に障害となる主要な症状は中枢性疼痛の存在である。これをコントロールすることは難しいことが多い。治療は抗痙攣薬と三環系抗うつ薬の併用または単独使用が中心となる。

第24章
てんかん

- 背景 244
- 神経心理学評価（アセスメント）と支援 ... 246
- てんかんの社会的側面 246

● 背景

てんかんはよく見受けられるものである。全人口のおよそ1%がその生涯を通じて少なくとも1回は非熱性痙攣に苦しんでいる。全体の罹病率は人口10万対およそ5000で、発症率は年間人口10万対およそ50である。成人と小児とも、もっとも障害となる神経学的病態であるが、多専門職リハビリテーションチームがしばしば遭遇する病態ではない。てんかんは間欠的で、通常、発作と発作の間はなんら能力障害を伴わずむしろ健康に過ごせる。てんかんのマネジメントは専門家の地域センターにより支援された神経学的サービスに限定されるのが普通である。英国中で持続的で難治性てんかんの人々のため在宅制度が3つ存在する。

● 医学的管理

この項ではてんかんの分類についてはとりあげず、詳細な薬理学的な抗痙攣薬のマネジメントについても詳細は触れないが、いくつかの要点についてはまとめられる：

- 正確な診断が必須である。診断と検査により二次的てんかんの原因を鑑別する必要があり、その他の治療の可能性をもたらすことがある。原因としては、脳腫瘍、脳血管疾患、およびさまざまな遺伝性代謝障害が含まれる。正確な診断が自然経過の予測、予後、可能性

のある治療の指針に役立つことは明らかである。
- てんかんのタイプの正確な記述は，必要に応じて適切な抗痙攣薬内服治療を開始するために重要である。
- 大多数の患者（80％以上）は単一の抗痙攣薬によりほぼ完全にコントロールできる。極少数では複数の抗痙攣薬内服を必要とし，こうした患者は専門家のセンターで診療しモニターする必要がある。
- もっとも一般的に処方される抗痙攣薬は古くから十分に確立された薬剤で，とくにカルバマゼピン，バルプロ酸ナトリウムおよびフェニトインである。概して新しい薬剤であるギャバペンチン，ビガバトリン，トピラメイト，ラモトリジンなどは一般的に第二選択薬として使用されるが，いくつかは第一選択薬としての位置づけが認められはじめたところである。大雑把にみて，依然としてフェノバルビツールが使用されがちなのは安価で有効だからであるが，かなり副作用の問題がある。抗痙攣薬の血清濃度のモニターはコンプライアンスを確かめ，治療を最大化するために役立つが，すべての抗痙攣薬が有意義に測定できるわけではない。フェニトインの飽和動態では，1日300 mg以上に増量すると血清濃度が劇的に増大して中毒量に達することがあることを心に留めておかなければならない。
- てんかん患者では長期的に経過観察することが重要である。痙攣のタイプと頻度は変化することがあるので，抗痙攣薬の効果と副作用に関して定期的にモニターすることが必要である。英国のてんかん人口のわずかに約6％がてんかんクリニックに通院している。彼らは自分のてんかんについてより多くの情報をもち，サービスと支援に対して満足度がより大きいというエビデンスがある。熟練したてんかんサービスには多くの利点があり，以下のとおりである：

―抗痙攣薬治療計画に関する専門的マネジメント
―てんかんのマネジメントの特別研修を受けている看護スタッフによる質の高い支援
―運転，雇用などの問題に関する専門的助言に接することができる
―心理的およびカウンセリングサービス

—地域のてんかんグループからの支援

● 神経心理学評価（アセスメント）と支援

てんかんをもつほとんどの人々はなんら重大な認知障害なしに良好にコントロールされている。しかし，少数の，とくに頻回の痙攣やコントロール不良の人々では認知や知能障害のリスクがある。これはてんかんそのものの，基礎にある原因疾患，あるいは抗痙攣薬内服の副作用としての結果である可能性がある。

もっとも一般的な障害は：
・記憶障害，とくに近時記憶
・情報処理速度の障害
・集中障害や疲労
・臨床的な不安や抑うつ

これら神経心理学的問題は適切に評価とモニターの必要があり，対処法戦略に関して臨床神経心理学士の指導下におくことが適当である。心理士も不安や抑うつのマネジメントで役立つが，薬物治療が必要なこともある。こうした症状はそれ自体が痙攣の誘発因子となりうるが，その結果さらに不安の増大をもたらし，さらに痙攣を生じやすくなることなどに注意が必要である。リラクセーション療法は臨床的不安に陥りやすい人々では痙攣頻度を有意に低下させることができる。

抗うつ薬がてんかんを増悪させることがあるので，抑うつでは，むしろ認知療法による戦略がおそらく最善のマネジメントとなる。

まれに複合部分発作の患者では発作中に攻撃性を呈することがあるので，問題の本態を認識し，可能な限りこうした発作をコントロールする必要がある。こうした患者はてんかん性暴力の結果として事件を起こす触法問題になることがある。

● てんかんの社会的側面

てんかんの診断に伴う重大な問題があり，しばしば社会的，家族的，および職業生活に深刻な影響がある。

● 雇用

てんかん患者は一般人口に比べて雇用されない危険が有意に高い。しかし、ソーシャルワーカーや看護師などの研修を受けたてんかんワーカーは就労募集や面接や雇用主を訪問することを通して支援することで、雇用の増大や定着率に関して実際に効果を生み出すことができるというエビデンスがある。飛行、商業潜水、危険な機械の操作、高所での作業、公共運輸サービスでの運転、タクシー運転手など明らかに不適切な職業については助言を与えることが必要である。

● 運転

てんかんチームは、患者の運転免許に関する複雑な領域について熟知しておくことが重要である。これは国によって異なる。運転は近代社会では必須であり、運転できないことは雇用や社会生活に非常に重大な影響がある。郊外に暮らす人々にとっては致命的でありうる。不適切な助言は患者に不利益をもたらすことがある。英国では現在のところ、最低1年間発作がない、あるいは最低3年間睡眠中にのみ発作があるといった状態にある限り、運転を許可される。しかし、規則は変化するので、てんかんチームはスワンシーにある自動車運転免許局（DVLA）からの最新の助言を与える必要がある。DVLAの情報に関する責任は免許所持者にあり、医師やてんかんチームにはないが、チームは患者が運転していることに関してDVLAに情報提供する義務があるはずであり、たとえばコントロール不良で頻回の痙攣があれば社会に対する重大な危険と考えられるからである。

● 家族

てんかんをもつ人の家族は診断と治療継続のすべての過程に関わり、とりわけ子供では支援と指導を与える必要がある。そうした情報としては以下のものがある：

・てんかんの本態に関する完全な解説
・疲労や飲酒や光感受性誘発などの誘発因子に関する知識
・発作時および発作直後の適切な第一義的介助マネジメントに関する十分な知識

・社会生活，職業，運転などの広域の社会的問題に関する十分な解説

　てんかんの幼年児童をもつ家族は，一方で小児の通常の危険を伴う行動と他方で心理的障害や家庭争議を生じる可能性のある過剰防衛とのバランスをとるという困難な課題をもつことがよくある。適切なカウンセリングと支援は家族全体を含めることが必須である。

　総じて，てんかんには抗痙攣薬のマネジメント以上に対応すべき非常に多くのことがらがある。障害を最小化し社会参加を引き出すために，専門的チームを絡ませることの必要性は明らかである。

第25章

認知症

- 全般的なガイドライン ……………………… 249
- 役に立つアプローチ ………………………… 250

● 全般的なガイドライン

認知症は通常は老年精神医学チームの領域として扱われるが，認知症は若年層でもさほどまれなものではなく，一般的な神経学的障害を生じる数多くの疾患に伴う。例としては：

- パーキンソン病
- 脳卒中
- 多発性硬化症

外傷性脳損傷患者は，晩年に認知症の危険が若干高まるというエビデンスも多少暫定的ではあるが存在する。したがって，多専門職リハビリテーションチームは認知症の人々に役立つアプローチになじんでおく必要がある。

認知症は脳の全体機能障害として定義され，以下のものが含まれる：

- 知的機能
- 記憶
- 高次の知覚
- 言語
- 情動と行動のコントロール

患者はある領域では十分に良好な機能を示すが，別の領域では非常に低下した機能を示す。したがって，最初の仕事は完全な多専門職アセス

メントであり，それにより，個別の患者ごとに良いところと悪いところとを同定することができる。認知症は通常は進行性で，最初には保たれていた機能が次第に低下することが多く，別の戦略を適用することが必要になるので，頻回に再評価することが大切である。

認知症患者のほとんどは地域で家族や友人により面倒をみてもらっているので，患者を支援するために計画されるリハビリテーションのどの過程でもすべて主介護者を支援することが同時に必要である。介護者はアセスメントの過程で，適切な戦力を計画するために関わることが必要であり，長期的な支援が与えられる必要がある。認知症の多くの人々は地域で生活を継続することが可能で，施設やナーシングホーム介護に伴う尊厳の喪失やその他の問題を避けることができる。しかし，そうでない人では在宅で介護者の世話を受けることができず，施設入所が必要になる。すべての施設環境のスタッフが認知症を生じる疾患の人々の生活を改善することのできるさまざまな戦略を知っておかなければならない。

認知症のリハビリテーションは研究が不足していて，多くの治療アプローチについて適切な評価がなされていないが，次項では役立つことが示されたアプローチについて概説する。

● 役に立つアプローチ

● 環境調整

認知症の人々は一般的に，落ち着いたなじんだ環境では比較的良好な機能を示す。このことは少なくとも初期に在宅ではかなり良好に過ごし，施設やナーシングホームに移動すると症状が悪化することが多いことでもわかる。物理的環境は重要であるので，施設やリハビリテーション病棟は自宅のスタイルの家具で家庭的雰囲気を得られるようにすべきである。直近の身の回りには自分自身の衣服や持ち物を置くべきである。明瞭な場所の指示や目印が必要である。患者がよく読めないようであれば，たとえば，青色のドアは浴室を意味し，赤色のドアはトイレ，というように色つきの目印をつけることが有用なことが多い。できるだ

け多くの努力により，直近の環境を日常的になじんだもので安心できるように整備する必要がある。

●活動の刺激

施設環境によっては感覚刺激の欠如が行動障害を悪化させるようである。いくつかの施設は単調な色彩，大量生産の家具，果てしなく同じような廊下で特徴づけられる。一般的に患者自身の部屋を自宅と同じように個性的なものにする試みが必要である。この常識的アプローチに加えて，限界があるものの，音楽，触覚，味覚，匂いを含む感覚刺激が短期的な効果をもたらすという多少のエビデンスが存在する。感覚刺激は介護者にある意味でのふれあいを提供することもできる。患者の限界の範囲内で，ある種の身体活動や時間を費やす一般的な作業が有用である。たとえば，介護者が患者の以前の生活スタイル，趣味，興味について知っておくことが重要であり，趣味を継続したり，興味について話をすることで連続性を維持する試みが必要である。

●回想療法

認知症では，少なくとも初期の段階では，個人的な思い出はかなり保たれていることが普通である。したがって，写真アルバムや新聞の切抜き，雑誌のような患者自身の過去にまつわる素材を記憶を呼び起こすヒントや誘発因子として利用することができる。これにより社会的ふれあいの改善をもたらすことが可能で，おそらく無用な抑うつや不安や行動障害の危険を低下させるであろう。

●リアリティ・オリエンテーション

リアリティ・オリエンテーション（RO）は認知症患者に成功体験や達成感を持続させ，現在の実在感に関する意識を高める手助けを目的とする。約30分かけて週5回までの定期的なROセッションは見当識に関して有効なことが示されている。セッションは定期的な日課として少人数のグループ会合からなることが多く，活動に関する作業は直近の身の回りの環境や周りの人々に関する意識を増大させるように工夫される。気軽なROは24時間の取組みでスタッフと介護者が関わり，患者が天候，曜日，現在のニュース記事のような今の現実感と接し続けられ

るようにする。基本的には RO は認知症患者に成功体験や達成感を持続させるよう手助けし，現在の実在感に関する意識を高める。認知症の多くは適切な状況下であれば，依然として素材を学習し保持できるというエビデンスが存在する。たとえば，誤りの出現を防ぐようにするヒントを用いた手技により，数多くの顔と名前の関連付けを患者に教えられることがある。誤りがなくなることは学習の改善を意味する。

● 薬物マネジメント

　アルツハイマー病ではコリン作動性神経伝達に欠陥のあることが知られている。もっとも有用なアプローチは，アセチルコリンエステラーゼ酵素によるアセチルコリンの崩壊を抑制することで，結果的に入手可能なアセチルコリンの量を増大させる薬剤を投与することである。塩酸ドネペジルとリバスチグミンがアルツハイマー病での使用が英国で許可された最初のアセチルコリンエステラーゼ（ACE）抑制薬である。これらの薬剤で一部の患者は認知の改善を示す。この薬剤の長期的影響は未だ確立されていないが，これらの薬剤や市場での類似の新薬は少なくともある種の人々で認知症の進行を明らかに遅らせることができるように思われる。

　一般的な意味で向精神薬は行動のコントロール目的では避けるべきである。しかし，ときに興奮，扇動，幻覚，敵意といった著しい症状は精神鎮静薬に反応することがある。副作用は高齢者では特別な問題となることが多い。

　睡眠障害は非常に厄介で，とくに家族にとっては問題である。日中の活動を追加することが日中の睡眠量を減らし，就床時間近くの穏やかな日課を確立することで有用なことが多い。ときに，中等量のベンゾジアゼピンのような睡眠薬を必要とすることもあるが，できる限り避けるべきであることを再度強調しておきたい。高齢者は実際には長時間の睡眠を必要としないことを覚えておくべきである。ナーシングホームで患者が午後 8 時に就床するのであれば，患者によっては 8 時間の睡眠後の午前 4 時に目覚めることは驚くことではない。

● 行動マネジメント

行動のマネジメント手技は第13章で述べた。適切な行動マネジメントは認知症の人にある程度の効果をもたらすというエビデンスが存在する。ある施設環境ではたまたま再強化手技が日常活動と運動への参加を増加させ，更衣やセルフケア課題での改善を示した。ABC原則（第13章を参照）に基づく患者の注意深いアセスメントにより不適切な行動での改善をときにもたらすことがあり，すべてのスタッフや家族がこのやり方にかかわれる限り試してみる価値がある。

　したがって，認知症の人々の生活を改善させる可能性のある戦略が数多くあり，認知症過程を必ずしも悪化させないことが認知症患者と，その家族や介護者の双方にとってQOLを最大化できることは確かである。

第26章
関節炎

- はじめに …………………………………… 254
- 関節リウマチ（RA） ……………………… 254
- 血清学的陰性関節炎 ……………………… 260
- 骨関節炎（OA） …………………………… 262

● はじめに

関節炎は先進国では歩行能力障害の最大の原因である。関節炎患者のマネジメントは通常リウマチ科医および整形外科医の仕事であるが、リハビリテーション職種は治療を必要とする際の移動の問題や、車椅子や、補装具に関して関わることが多い。とくに重度の障害者で合併症が出現した場合などでは多職種の専門家チームの手助けを必要とすることが多い。したがって、これらの疾患について詳細な知識をもつことが大切であることから、リウマチ/筋骨格系リハビリテーションはリハビリテーション医学の専門医研修に含まれる。以下の関節障害—関節リウマチ、血清学テスト陰性関節炎、および骨関節炎について述べることとする。

● 関節リウマチ（RA）
●疫学

RAは最も一般的な炎症性関節障害である。発症率は30人（10万人対）で、罹病率は1000人（10万人対）である。

- 発症様式
  - 古典的な対称性多発関節炎で,小さい関節が侵される。
  - もっぱら進行性で,より大きな関節に及ぶようになる。
  - 基本病変:慢性滑膜炎
  - 炎症による関節の疼痛,腫脹,圧痛,機能消失。
  - 全身性疾患で,多発性に標的器官が侵される。

過去20年間の疾患調整治療の改善により,重大な構造的能力障害は多くはない。しかし生命とQOLは延長拡大しているので,能力と機能を維持し合併症を予防するために,積極的なリハビリテーションが必要とされている。

- 自然経過

  RAの分布は骨関節炎(OA)の分布とは異なる:
  - 慢性滑膜炎→パンヌス→関節破壊。病理学的特徴:関節軟骨とその下部の骨のびらん侵食。
  - 未治療→関節破壊,動揺性,機能喪失

表26.1 関節リウマチの関節外症状

傷害される器官	症状
眼	シェーグレン症候群,乾燥性角結膜炎,強膜炎
心臓	心外膜炎,心筋炎,弁膜異常,レイノー現象
呼吸器	肺胞炎,胸膜浸潤,結節,輪状破裂軟骨関節炎
血管	微小梗塞を生じる血管炎,発疹,ニューロパチー,潰瘍など
皮膚	発疹,潰瘍,色素沈着,血管炎病変
中枢神経系	圧迫症候群,感覚運動ニューロパチー,脳脊髄炎
脊髄	横断性脊髄炎,脊髄圧迫
腸管	シェーグレン症候群による嚥下障害,結腸梗塞(薬剤性胃腸障害)
腎臓	糸球体腎炎,免疫複合体疾患,アミロイドーシス
血液	慢性炎症による貧血,フェルティ症候群,血小板増多症
細網内皮系	リンパ節障害,フェルティ症候群,非特異性肝炎
全身	結節形成(例:圧迫部位の皮下組織で)

・赤色滑膜炎→さらなる軟骨と骨の破壊→関節全体の破壊

したがってリウマチ疾患は運動と巧緻性さらには全般的健康に対して大きな障害をもたらす。リウマチ因子（血清中の IgM 免疫グロブリン）陽性の患者は血清学的陽性と呼ばれ，より重篤な疾患となりがちであるが（ただし，必ずというわけではない），15％の患者は血清学的陰性関節リウマチである。この疾患の関節外合併症は患者の健康を危険にさらすので，治療は疾患の影響や合併症を制限することを目的とする。疾患に関しては 10〜20 年後にひとりでに燃え尽きる傾向があり，この時点での最終的後遺障害は骨関節炎による関節破壊，筋骨格変形の程度，その他標的器官に対する損傷により異なる。

● 外科手術

■ 一般原則

外科手術はこの疾患の非活動期およびおそらく疾患がひとりでに燃え尽きた後にはもっとも効果的である。頸椎の不安定性については挿管前に検討する必要があるので，このことに留意して手術室に入る前に患者はすべて頸椎カラーを装着すべきである。

■ 滑膜切除術

滑膜切除術は今日ではあまり行われないが，目的は関節内の滑膜肥厚を減らすことにより関節内の疼痛と機能喪失を減らすことである。しかし，しばしば著しいこわばり（スティッフネス）をもたらすことがあり，より効果的な内科的マネジメントに取って代わられてきた。

■ 関節固定術と関節形成術

これは関節痛を減らすためには非常に効果的な方法であるが，現在では関節置換術が取って代わっている。とくに，結果的に能力障害が重大であるので股関節と膝関節で多い。股関節，膝関節，肩関節の関節形成術は非常に有効で，股と膝関節では今も一般的に実施される。肘の置換術も急速に可能になりつつあるが，開発の面からはまだ比較的早い段階にある。足関節は置換するのが難しい関節で，現在のところでは関節固定術がより有用である。ほとんどの人々は硬直した足関節と上手に付き合うことができる。

■その他の手技

手根管の除圧は多くのリウマチ患者で実施される。脊椎への手術は、とくに下位頸椎に対して、頸椎ミエロパチーが危険な場合に考慮されることが多く、頸椎の癒合は環椎-後頭と環-軸椎の両者でと、下位頸椎において必要とされることがある。

● RA 患者のリハビリテーションで重要な問題

リハビリテーションプログラムを設定する前にリウマチ患者について知っておく必要のあることは何か。以下の特異的な問題は患者の生活とリハビリテーションに対して影響が大きい。

・疲労
・関節痛とこわばりの分布
・骨格変形
・軟部組織の腫脹
・可動性と日常活動
・実動作機能と実動作で改善の可能性
・心理社会的問題
・環境の問題

実動作の日内変動は重要で、早朝のこわばりは疾患活動性のマーカーであるだけでなく、患者の生活様式に対する影響が大きい。リハビリテーション過程を補強するためには効果的な内服治療が必要である。たとえば、非ステロイド性抗炎症薬（NSAIDs）や疾患修飾性薬剤がある。

●疼痛のコントロールと理学療法

・急性の関節再燃は重度で衰弱させるが、治療により急速な改善を示す。
・慢性の疼痛は関節、筋肉および四肢を侵し、抑うつや消耗を含めて重大な障害をもたらす。
・物理療法：コールドパックとホットパック、こわばり関節への温熱、電気、レーザー治療、経皮電気神経刺激（TENS）および鍼灸が運動訓練に沿って使用される。運動訓練には水中運動も含まれる。コールドパックは腫脹してこわばった痛みのある関節に約 10

分間適用し，疼痛の軽減は筋肉のスパズム軽減によるものである。水治療法は温熱を与え関節を運動させる。超音波は皮膚を貫いて約 5 cm の深さに達し，鎮痛作用と組織の伸張性を増加させることができる。いくつかの研究は鍼灸が RA の関節痛緩和に有効であることを報告している。物理療法の有効性に関してはより包括的な研究が必要である。

● 補装具

補装具は再燃時に関節の安定を確保するために使用され，第 12 章でかなり詳しく述べてある。

・手のスプリント：手に対して装具を考える際に注意すべきことが 4 つある：

　―握力：手関節をやや背屈させ，指は中手指節関節および指節間関節で屈曲させる。

　―つまみ握り：母指と示指を接触するように置く。

　―鍵握り：示指の側面と母指を対立位に置く。

　―鉤握り：たとえば，スーツケースやハンドバッグを持ち運ぶために中手指節関節と指節間関節は屈曲位で―手関節は正中位に―母指は関わらないといった組合せのように。

・下肢のスプリント：基本的に関節を不動にして支持する；これらは第 12 章で触れてある。

・カラー：カラーと脊椎支持具の装着については常に議論の種となる。C1/2 の不安定性は注意して予防する必要があり，よい姿勢が必要である。とくに睡眠中は問題である。脊椎の手術的安定化は歯突起と環椎の間の亜脱臼が 8 mm 以上あれば考慮する必要があり，約 6 mm でハロー（Halo）スプリントの装着を考慮する。あご支えのある硬性頸椎装具（例：SOMI タイプの装具）は屈伸を生じるような身体活動で推奨される。その他のカラー，たとえばフィラデルフィアなども入手可能である；これは実際に，より屈伸を許容するので受け入れが良好である。

● 薬物療法

　これは本書の取り扱いの範囲外に属する。金やペニシラミンに続いてスルファサラジンとメトトレキサートが広く使用されてきた。ハイドロキシクロロキンは HLA-D3 遺伝子を表出する抗核抗体とリウマチ因子陽性の患者で適用される。関節内および全身性のステロイドも局所性および全身性の関節炎再燃を予防するためにそれぞれ使用される。これらは安静期間とともに障害部分の可動手技（モビライゼーション）を追加する必要がある。抗腫瘍壊死因子（インフリキシマブ）やモノクローナル抗体のような生物学的製剤による治療が現在可能性のある治療法であり，リウマチ診療と患者の帰結に革命を起こしつつある。

● 関節保護と教育

　患者教育でもっとも重要な因子は生活様式に関することである。**表26.2** は QOL が確実に維持できるための必要な判断である。

● 帰結の計測

- 疾患の活動性：コントロールは C 反応性蛋白（CRP）と赤血球沈降速度（ESR）と相関する。
- 関節痛と圧痛：リッチー（Ritchie）関節指数

表 26.2　RA と共に生きる生活スタイルの決定

個人的な日常生活活動（ADL）のために時間は十分にあるか？
自分の身の回りのケアや家事の活動のために必要な障害自助具があるか？
身の回りのケアや家事の活動のために必要な援助があるか？
家族内や大切な人々との間でのあなたの役割は何か？（これは関節炎により変化したか？）
雇用や職業的活動を維持するために必要な援助は何か？
活動のどのような側面なら無視したり他人に任せたりすることができるか？
今日，今週，今月，今年中にやらねばならないことは何か？
大切なイベント（例：配偶者/結婚，家族をもつ，退職など）のためにどのような手配をしているか？

- X線でのびらんの数：ラールセン・スコア
- 全般スコア：これは他の多くの病態同様に，とらえどころがない；概括的アセスメントは病的マーカー，機能障害スコア，活動と参加の計測の組合せである。

● 血清学的陰性関節炎

血清学的陰性関節炎は炎症性関節炎の分類を記述するために使用される用語であり，HLA-B27抗原との遺伝的結びつきが各病態の間で，および分類構成の間で存在する。同一家系内に生じる血清学的陰性関節炎の別々のタイプについても知られている。

いくつかのタイプの血清学的陰性関節炎について述べるが，それらはすべて以下の一般的な特徴を有する：
- 大きな荷重関節，仙腸関節，脊椎を侵す。
- 胃腸消化管，泌尿生殖系，眼，皮膚の疾患と関連性を有する。

● 特徴
- 大きな荷重関節（足関節，膝）の「ボギー（湿潤した）」滑膜炎を伴う。
- 通常は主要な関節変形を生じない（RAとは好対照）。
- 背部痛を伴い，活動で改善するが不活動で再発する。
- 朝のこわばりと引き続く不活動性。
- 結膜炎，ぶどう膜炎，結腸炎，皮膚病変（例：乾癬カタル性角皮症）を含む。
- 疼痛はNSAIDsに反応する；コルチコステロイドは奏功しない傾向がある。
- 症状は通常は燃え尽きるが，それまでの期間はさまざまである。
- 一定した特徴はリウマチ因子の陰性である。

● 強直性脊椎炎（AS：Ankylosing spndylitis）

15～30歳の若い男性を侵す関節炎で，10～20年間は炎症が活動性である。必ず腰痛を伴う仙腸炎として発症し，障害は腰椎，胸腰椎移行部，頸椎と拡大する。こわばりが中心的症状で，疼痛を伴い，脊椎は硬

化して換気が低下するほどになる。末梢の関節も侵されることがあり，他の筋骨格構造の硬化もありうる。脊椎疾患では，良好な体幹の姿勢と股関節の運動の維持が個人的な機能を持続するために必須であり，胸郭伸張，シェーバーテストを用いた腰椎屈曲，壁と外耳孔（wall to tragus）距離の反復計測が必要である：

- シェーバーテスト（Schober's test）：患者を立たせておく。腸骨稜の高さ（L4椎体）で背中に印を付ける。2つ目の印はこの5 cm上に付け，3つ目は10 cm下に付ける。次に患者につま先に触るように命じ，第2と第3の印の距離を計測する。正常人では起立と前屈位での差は7 cm以上である。
- 壁と外耳孔（wall to tragus）テスト：患者を壁に向かって立たせ，単純に壁から耳の外耳孔までの距離を計測する。

仙腸関節の圧痛は直接触診で計測し，股関節の伸展と屈曲を計測し記録することが重要である。股関節伸展の維持はASで運動機能を維持するための鍵である。軽椎の運動性も後期になっての神経学的圧迫を防ぐために保たれる必要がある。

典型的な硬直脊椎は定期的な運動訓練プログラムなしでの結果として生じることが多い。運動訓練はこの疾患の経過を通じて維持されることが重要であり，喫煙者に対してはその習慣をやめるよう積極的に勧めるべきである。喫煙により生じる換気の制約と間質弾性および絨毛運動の低下は致命的な合併症の組合せとなる可能性がある。

● 乾癬性関節炎（psoriatic arthritis：PsA）

乾癬性関節炎は血清学的陰性関節炎で皮膚症状として乾癬を伴う。通常は爪の陥凹を伴い，このことが乾癬に関連した関節炎である指標になる。乾癬そのものはかなり一般的なものなので，血清学的陽性関節リウマチと組み合わされることもあるし，RAと乾癬性関節炎とを鑑別することは大切である。症状には3つのタイプがある：

- 軽度の末梢性多発関節炎で，通常は遠位指節間関節を侵す。
- 重度の多発関節炎で，関節炎性ムチランスの原因となり一急速に進行し，概して破壊性疾患である。紅皮症を伴う。手の小さい関節が

傷害され破壊される。
・脊椎関節炎は，ASと密接に関連するものとされる。仙腸関節炎を生じるが必ずしも対称性ではない。

● ライター病 (RD)

ライター病は古典的には性的に活発な男女を傷害する。尿道か大腸の炎症で始まり，数日置いて結膜炎を生じ，さらに5～7日後に急性関節炎を生じる（いずれか一側の仙腸炎，あるいはより多いのは1，2ヵ所の大きな荷重関節，例としては足関節と膝）。腱付着部症（例：足底筋膜炎），皮膚病変（例：カタル性角皮症），口腔と性器の粘膜病変，男性の環状亀頭炎も生じることがある。尿道炎は非特異的なものが多いが，ゴノコッカス尿道炎後に起こることもあり，エルシニア，カンピロバクター，シゲラ，サルモネラはすべて関係する。

● 結腸炎後関節炎

潰瘍性大腸炎とクローン病ともに関節炎を伴い，乾癬性関節炎でみられる末梢性および脊椎疾患の両者と類似した病像を示す。再燃は大腸疾患の発作と密接に関連する。基礎にある大腸疾患のコントロールが，通常は関節疾患のコントロールをもたらす。

● 反応性関節炎または性的後天性反応性関節炎（sexually acquired reactive arthritis：SARA）

病像に関しては上述の病態と類似するが，非特異性尿道炎または非特異性結腸炎を伴い，上述の病態の特徴が不完全な例で使用される用語である。治療に対する反応は同様で，関節炎症状は通常，定型的経過をとる。

● 治療

表 26.3 に血清学的陰性関節炎の治療計画のいくつかを示す。

● 骨関節炎 (OA)

骨関節炎は一般的な関節変性疾患であり，発症率は不詳だが，股関節と膝関節の骨関節炎に関しては年間人口10万対約200と推定されている。罹病率は膝で3.8%，股関節で1.3%で，骨関節炎は世界中でもっ

26.3 血清学的陰性関節炎のための治療計画

疾患	ステージ	治療
AS	早期および軽症	すべてのケースで全般的にアセスメント。NSAIDs。理学療法（運動訓練と一般的な体力トレーニング，水泳を含む）。喫煙，生活様式，仕事などに関する助言
	中等症±末梢性関節炎	NSAIDs？ 疾患調整剤（スルファサラジン，メトトレキサート，抗-TNF）？ 選択的に末梢性関節への注射。上記同様の運動訓練。能力障害と社会的不利に対する一般的な方法
	後期	上記に加えて機能することと参加（F&P）の問題に関わる
PsA	軽度末梢性疾患	早期/軽症ASに関するものプラス乾癬の治療
	進行性末梢性疾患	早期/軽症ASに関するものプラス選択的関節への注射，疾患修飾性薬剤。適切な関節の手術。F&Pの問題に関わる
RD		NSAIDs。急性発作をカバーする抗菌薬。疾患の持続に対してスルファサラジン。適切な関節や腱付着部症への注射。多重性的パートナーや大腸感染症に関する教育。必要に応じて治療や補装具。必要なら外科手術

とも多い関節疾患で，したがってその影響は膨大である。これは実際には一つの疾患ではなく，関節に対する一連の傷害の結果として生じるものである。骨関節炎の症状は消耗と破壊によるものであるが，容赦なく進行する病態ではない。これは全身性疾患ではなく，純粋に局所性である―ストレスに耐える関節の能力と関節に加わる実際の力の間には不均衡がみられる。遺伝と生化学的な要因が関節軟骨の消失に関与する。表面を損傷し軟骨細胞を活性化する関節軟骨マトリックスの欠陥により消失する。修復欠如が結果的にプロテオグリカン消失，コラーゲン損傷，ついには軟骨の疲弊と消失を生じることになる。軟骨栄養も滑膜液不全

により障害される。原発性と二次性のタイプがあり，後者は長期にわたる関節へのストレスの結果として生じることが多い。解剖学的欠陥により変化した生体力学が関節表面全体よりも集中的な領域での関節に対する力を生じることがあり，必然的に関節はこの時点で消耗することになる。

● 原発性骨関節炎

原発性骨関節炎は一般的なもので，中年と高齢者に生じる。これは軽度の炎症状態である：

- 関節を通じての分布と遠位指節間関節（DIPJs）でのヘベルデン結節出現で特徴づけられる。
- ブッシャー結節も出現するが，リウマチ疾患の特徴はない。
- 原発性 OA は古典的には，膝，股関節，DIPJs，第一手根中手関節，下位頸椎，第一中手指節関節を侵す。
- 関節の疼痛と腫脹を生じ，より重度の例では股関節と膝関節の究極的な関節置換術が必要になる。
- 少数で ESR と CRP が上昇する。リウマチ因子は陰性。

● 二次性骨関節炎

二次性骨関節炎にはいくつかのタイプがある：

- 発達性：解剖学的欠損あるいは生化学的欠陥による可動性過剰症候群；股関節の先天性脱臼；ペルテス病；骨端形成不全。
- 感染性/菌血症性：局所性の炎症あるいはより一般的には遠隔の菌血症性病巣から。
- 炎症性：関節血症後など。
- 代謝性：組織黒変症，ヘモクロマトーシス，アクロメガリー，結晶関節炎，など
- 機械的：肥満，直接外傷，関節外科手術の既往，長期的な変形。

● 臨床症状

臨床症状については**表 26.4** に列挙した。

● マネジメント

疼痛とこわばりは鎮痛薬でコントロールする必要がある。関節疾患の

表 26.4　OA の臨床症状

症　状	徴　候
活動後のこわばり	関節圧痛
軽度の早朝のこわばり	筋力低下
活動時および夜間の疼痛	関節周囲軟部組織腫脹，骨性拡張
関節機能の低下	関節浸出液
関節腫脹	関節捻髪音
不安定性	関節可動域の低下，不安定性
歩行速度の低下	歩行異常
全般的健康は普通	画像の異常，通常検査は正常

急性再燃は安静，理学療法，およびコルチコステロイドまたはヒアルロン酸の局所注射で管理されることが多い。慢性疼痛では抗うつ薬が患者の痛みの応答を調整するために必要なことがあり，鎮痛作用を付加する。「骨と関節の 10 年」およびヨーロッパ抗リウマチ連盟（EULAR）は骨関節炎における薬物療法の影響に関するいくつかの適応を明らかにした。それには，視覚アナログ尺度（VAS）による疼痛の計測，患者の全般的アセスメント，および歩行時間が含まれる。歩行およびその他の運動用補助具は重要であり，福祉機器は在宅での骨関節炎の人々を確実に手助けできる。外科手術は股関節，膝および肩に関する成績を変化させた。足部義足が開発されつつある。

● 合併症
・四肢の変形（運動性などの機能低下を生じさせる）と腱の損傷
・関節の不安定性による転倒と骨折
・神経の圧迫（例，脊柱管の狭窄による脊髄および根の圧迫，手根管症候群）
・欠陥性圧迫（例，骨の無血管性壊死，ベイカーのう胞からの深部静脈血栓症）
・慢性疼痛による気分変化
・外科手術の合併症

第27章
脊椎疼痛と軟部組織リウマチ

- 急性背部痛 …………………………………… 266
- 慢性背部痛 …………………………………… 268
- 首の痛み ……………………………………… 271
- 肩の痛み ……………………………………… 274
- 上腕外側上顆炎(テニス肘)と内側上顆炎
  (ゴルフ肘) ………………………………… 277
- 手根管症候群 ………………………………… 278
- デ ケルヴァン狭窄性腱鞘炎 ……………… 280
- 作業関連上肢障害 …………………………… 280

　腰痛と首の痛みは一般的なもので，脊椎内の椎間板，ファセット関節(椎間関節)で生じる異常，靱帯の異常，あるいは脊柱管や神経根そのものの異常から生じることが多い。疼痛は腹部など患部でなく離れた部位から放散することもあり，ケースのよっては痛みの本態が機能的であったり心理的であったりもする。

● 急性背部痛
- 急性背部痛の原因としては：
  - 筋肉あるいは靱帯の過労
  - 椎間板ヘルニア
  - ファセット関節機能障害
  - 骨性外傷

・急性炎症性疾患または感染症（関節や骨性）
・腫瘍

　急性疼痛を最初からリハビリテーション科医が診ることは通常はなく，この話題はリウマチや整形外科の教科書で詳しく扱われる。背部痛の治療は臨床の標準に関する助言グループ（CSAG）のガイドラインに記載されてきた。急性の単純な腰痛症に対して今日ではベッド上安静は勧められない。椎間板ヘルニアのケースで患者によっては短期間の安静は有用であり，この場合，疼痛は神経根の絞扼により下肢に放散することが多い。これが真に脊髄根の支配領域で生じるときは坐骨神経痛として知られるが，この用語は下肢や背中のその他の放散痛に対しては適用されるべきでない。

　患者の疼痛に関する訴えを確認することが重要である。患者は臀部の痛みを股関節痛として説明することが多いので，固執しない限り，どのような下肢痛でも分布に関してはかなりあいまいであることが多い。したがって脊髄の解剖と典型的な放散パターンに関する知識が重要である。

●マネジメント

　急性背部痛は通常，数日から数週間で自然に軽快する。検査により基礎にある炎症や腫瘍を除外する必要がある：

・鎮痛薬
・単純な急性背部痛で画像撮影は通常役に立たないが，変形性腰椎症や骨粗鬆症のような以前の基礎疾患を示すことがある。
・長期的なベッド上安静は勧められない。
・下肢痛と坐骨神経痛では，腰部あるいは馬尾の硬膜外注射が役立つこともある。
・ファセット関節痛の急性増悪では，2関節を超えることのない局所性の圧痛があるが，コルチコステロイドの局所注射や局所麻酔により軽快することが多い。
・メイトランドやマッケンジーのモビリゼーションのような運動訓練は有用であることが示されているが，その他の理学療法を上回る効果は

ない。その目的は脊椎構造に対する圧迫を緩和することであり，安静と原因となる要因の遮断が通常はこの状況を解決する。
- 機械的機能を回復することを補助する等速運動用具の使用は有用に思われるが，さらなる研究が必要である。

● 慢性背部痛
● 原因
慢性腰痛症の原因は：
- 姿勢
- ファセット関節痛
- 脚長差症候群
- 変形性腰椎症
- 椎間板変性疾患
- 脊椎すべり症と脊椎分離症
- びまん性特発性骨過形成症
- 脊椎狭窄症

■ 姿勢
長期的な不良姿勢は正常な脊椎弯曲を変化させ，構造的なストレスを生じる。

■ 脚長差症候群
足の長さの不均等は骨盤を挙上し，脊椎の側弯を生じ，靱帯や関節の疲弊を生じる。脚長差を矯正することが役立つことが多い。

■ 椎間板ヘルニア
脱出した椎間板に固有の症状がある（**表 27.1**）。

■ ファセット関節痛
これは脊椎分離症に伴ってよく知られる腰痛症候群である。起立位でも座位でも，疼痛は脊椎の伸展により生じ，前屈により誘発することができる。疼痛は臀部や仙骨部に放散することが多く，下肢下方へ拡大することもあるが，膝を越えることはまれである。これは神経根の疼痛ではない。

表 27.1　椎間板ヘルニア

椎間板脱出	傷害神経根	反射の低下	デルマトーム	典型的筋力低下
L3/4	L4	膝蓋腱反射	膝の前面と下肢足首までの内側面	四頭筋，前脛骨筋の一部，後脛骨筋
L4/5	L5		大腿の後-側面，下肢の外側面，内側足指3～4指を含む足の背内側面	足の背屈筋群と外反筋群，後脛骨筋
L5/S1	S1	アキレス腱反射	大腿後面の一部と下腿後面，踵と外側足指1～2指を含む足の外側面	足底屈筋群，外側ハムストリングと大腿内転群（大殿筋）

■脊椎すべり症と脊椎分離症

これは1脊椎体の脱臼（通常は下位椎体に対する上位椎体の前方運動）であるが，下位椎体に対する上位椎体の後方運動も生じることがあり，後方すべり症と呼ばれる。脊椎分離症は脊椎すべり症が脊椎層における関節間部の欠損による場合に生じる。症状はファセット関節痛の症状と非常に類似する。

■脊椎狭窄症

脊椎の慢性疾患では反復する椎間板の脱出や椎間板の厚さの減少により，あるいは脊柱管を圧迫するファセット関節炎の結果として脊柱管や脊椎腔の狭小化を生じることがある。背部痛や下肢痛は身体活動に伴って生じるので，ほとんどの患者は安静により落ち着く。脊椎の屈曲が症状を緩和することも知られており，坂道を登ったり階段を上ったりすることは平地や下り坂を行くときより快適なことが多い。MRIは狭小化のレベルを確認する際の診断に役立ち，椎弓切除術が治療選択である。

●特異的マネジメント

表 27.2 で，原因ごとの慢性背部痛のマネジメントの詳細を記す。

表 27.2 慢性背部痛のマネジメント

疼痛の原因	マネジメント
姿勢	鎮痛薬；基礎疾患を治療する
脚長差症候群	脚長差をインソールか靴の補高で矯正する
椎間板ヘルニア	多くは安静で落ち着くが，ファセット関節への生体工学的影響に注意する必要がある。難治性の神経根圧迫に対しては椎間板切除術
ファセット関節痛	鎮痛薬；関節注射
変形性脊椎症	急性疼痛に鎮痛薬，こわばりに水治療法（第11章参照）
脊椎すべり症/脊椎分離症	通常は保存的治療。強い症状や神経根圧迫に対しては脊椎の固定。脊椎癒合が最終的な手技になることもある
脊柱狭窄	椎弓切除術が治療選択

● 疼痛マネジメント

患者教育と生活様式のマネジメントに対する現実的アプローチの開発が大切である。急性疼痛性増悪を治療する。鎮痛薬と治療の適切なレジュメが背景にある疼痛に関して必要である。直接的マネジメントは治癒の追求よりは社会的，職業的ニーズに関連させるべきである。

慢性疼痛のマネジメントについては第11章で述べてある。

患者には，理学療法士により筋力を改善し，脊椎の可動性を良くするために軽度で穏やかだが，効果的な運動訓練を教える必要がある。それにより，患者が運動訓練を継続することを，とくに鎮静期間中に期待すべきである。地域の水泳プールでの温水運動訓練は温熱を加えることで価値があり，運動訓練に適した手段である。

生活様式のマネジメントはリハビリテーションの特筆すべき側面である。心理学的助言により，かなりの患者で症状を出現させる主要な問題を確認し，日常習慣の管理法と急性増悪への対処法を明確に指示するとよい。患者と家族には良い成果について一貫した話をする必要がある。治療は急性増悪のためにとっておくべきであり，その際には明確な適応

がなければならない。専門家のチームにはプライマリケアのチーム，社会的サービス，障害者雇用アドバイザーも含めるべきである。家庭，仕事場，通勤輸送に関する変更が大切であり，背部痛に苦しむ人々には症状に関して特別な困難を生じないような活動に従事するよう励ます必要がある。

● 首の痛み

　首の痛みは多く，マネジメントの原則は背部痛のマネジメントの原則と同様である。急性増悪は慢性頸部痛でよくある特徴である。損傷後の症状の期間は重症度によるが，脊椎に対する靱帯構造の破壊がなければ2～3週間以内に落ち着くはずである。機械的原因による首の痛みは通常非対称性の運動制限を生じるが，炎症に起因（例：リウマチ性疾患，強直性脊椎炎）する首の痛みは対称性の傾向がある。

● 臨床症状
- 急性増悪：ほとんどが2～3日以上持続することはなく，あまりなじみのない活動や無理な姿勢や外傷に伴うことが多い。
- 疼痛とこわばり：下位頸椎の後方，後頭部に放散，脊椎を下降，肩/腕を下降。通常は首の運動で増悪し安静で緩和される。
- 神経根の圧迫で生じることもあり，もっとも多いのはC7の皮膚分節。
- 鞭打ち損傷：鞭打ち損傷では頸部前方の痛みが数ヵ月認められることが多い。神経根の障害がなく，首の可動域が他動的にも能動的検査でも完全であれば，首の疼痛症状の完全寛解が示唆される。これらが2年間以上持続することは見込まれず，二次的に変性変化を生じることも見込まれない。

　機械的な原因での症状は間欠的に関節や硬膜の分布に限定された痛みがある。神経症状は単一の根に限局する。厄介な兆候は持続的または進行性の症状で両側性の神経徴候あるいは2つ以上の神経根が絡むものである。

　表27.3と**27.4**に症状，徴候，問題の部位と痛みの分布の関係につい

表 27.3 首の痛み：症状と徴候

問題	症状	徴候
関節性	間欠性の首の痛み	首の運動の非対称性の制限
硬膜性	後頭，頭頂，肩甲，肩と肩甲骨間の痛み	痛みは肩の内転あるいは外旋で生じることが多いが，頸椎の強制的側屈で疼痛
神経根	該当する皮膚分節に強い痛み	侵された神経根の分布域に筋力低下と感覚障害，必要なら反射異常を検査

表 27.4 首の痛み：疼痛の分布

根	疼痛分布	筋力低下	腱反射
C2	後頭で，頭全体から前頭，首，顎，頬に放散		
C3			
C4	僧帽筋と肩甲骨の上方内側縁		
C5	肩の先端，上腕の外側	棘上筋，棘下筋，三角筋，二頭筋	二頭筋
C6	腕の前面，肘の外側面，前腕の橈骨境界から母指に下降	二頭筋，回外筋	回外筋
C7	前腕の前面および後面の中間，中指，薬指	三頭筋，手関節屈筋群	三頭筋
C8	前腕と手の尺骨面，薬指，小指	手関節の屈筋群，母指屈筋群	
T1	肘の内側面，大胸筋上部，肩甲骨中間領域	手内筋群	
T2	上腕の内側面，腋窩		

てより詳しく示す。
● 治療

　鎮痛薬と安静が有用であり，ときに正中位を維持するために軟性カラーを使用する。カラーが役立つか有害であるかについてはかなりの議論がある。慢性疼痛の急性増悪した患者での装着は，ある短い期間の緩和をもたらすことには疑いはなく，そのおもな効果は間欠的な使用で生じ，ケースによっては夜間の使用だけでもよい。カラーは急性外傷後の短期間の使用に役立つが，長期間では脊椎のこわばりと運動低下をもたらすことがあり，そのために患者は必要以上に長期間持続する症状を呈することがある。神経損傷の危険があれば，カラーにより運動を制限するよう命じる。これらは，たとえひどい頸椎疾患がない場合でも，重度のびらん性リウマチ性疾患で手術を予定されている患者でも重要である。このことは麻酔科医に挿管中の頸部伸展により脊髄損傷の危険があることを気づかせる。目的は頸部の運動を1/3にまで制限することである。硬性カラーは約10％までの制限を達成できるが，装着するのが面倒で快適ではない。したがって，硬性カラーは神経学的圧迫の危険のある患者のためにのみ使用すべきである。

● 理学療法

　理学療法とカイロプラクティスが一般的に実施される。牽引は臥位または座位で根性疼痛を生じる場合に使用される。疼痛を減少させ可動域を維持するために，徒手手技が運動訓練よりも勝っていることを支持するエビデンスがある。モビリゼーション運動訓練とマニピュレーションも頸椎が可動域を通じて繰り返し圧迫される場合に実施される。マニピュレーションは単にモビリゼーションのエネルギッシュで激しい様式であるが，高齢者では一般的に対象とされるべきではない（Braddom, R. L. Physical Medicine and Rehabilitation 2nd edn. 2001. W.B. Saunders, Philadelphia）。慢性疼痛の患者はTENSと鍼灸にも反応することがあり，利用後に有用な繰越し効果がある。

● 薬物療法

　鎮痛薬と抗炎症薬は急性頸部痛治療の主流である（より詳細には第

11章参照)。機械的および変性疾患では後者の効果に関する良好なエビデンスはないが，実際には患者がこれは役に立つと感じることがある。もっとも多くの場合，患者は鎮痛薬と理学療法の組合せで管理されるのが通常であるが，ケースによってはこれでは不十分である。痛みが持続し始めることに現実感を抱き，持続することを恐れる患者には，三環系抗うつ薬の追加が役に立つ。後者が他のタイプよりも効果的であることを示すエビデンスがあるが，実際には，これらと選択的セロトニン取込阻害薬（SSRI）の両者とも広く使用されている。ギャバペンチンが多彩な広範囲の疼痛に使用されることが増加しつつあり，神経性疼痛に有効であるとする良いエビデンスがある。局所の塗り薬は，クリームが下層の筋肉にまで到達するとしても十分に浸透しないので，首の痛みには役立たない。

● 外科手術

変性疾患では外科手術は脊髄や神経根の圧迫に対してのみ，あるいは癒合が必要とされる脊椎の不安定性に対してのみ適応がある。これは後方または前方アプローチにより行われることが多いが，現在のところ後者が変性疾患や椎間板疾患のために好まれている。クロワードの手技が手術選択である。

首の痛みは慢性化して非常に障害となることが多く，他にも多彩な症状を呈することがある。詳しくは第11章で述べてある。

● 肩の痛み

上肢は筋肉性接合機構により体幹から懸垂されているので，筋力や筋機能を侵す病態は何であれ肩（肩甲上腕）関節そのもの，肩峰上腕関節，あるいは回旋腱板筋群を傷害する痛みを生じることがある。加えて，首の変性疾患，上腕神経叢機能障害，僧帽筋スパズム，および横隔膜や心外膜の病態は肩への関連痛を生じることがあるが，これらについてはここでは詳しくは述べない。肩の周囲の皮膚はC5の根で支配され，C5が損傷されると肩（回旋腱板）の筋力低下を生じ，肩の部位を被う感覚障害も生じる。

痛みは古典的には運動や侵された側を下にして就寝した結果生じる。「疼痛性アーク症候群」は肩が外転位で挙上されると不快を生じ，運動が続くと痛みは消失する。肩は機能を維持するために動き続ける必要があり，転倒は棘上筋腱の損傷と著しい疼痛を生じることがあり，そのため患者は四肢を動かすのを止める。運動の制限はたちまちにして真のフローズン・ショルダー（五十肩），すなわち癒着性関節包炎を生じる可能性がある。疼痛性の肩には3つの有名な症候群があり，以下のとおりである。

● 回旋腱板病変

回旋腱板病変は変性病態や外傷（例：手を伸転位でつく転倒）に引き続いて生じることが多い。回旋腱板症候群は血管性病変や正常な筋や腱の機能を侵して疼痛を生じさせる機械的因子により生じることもある。時間が経つと，肩峰突起と肩甲上腕関節の間の空間が消失し，とくに棘上筋腱の制限と衝突（インピンジメント）症候群を生じることになる。回旋腱板症候群のさまざま要素について以下に述べる。

■ 棘上筋腱炎

棘上筋腱炎は大結節への付着部と密接な棘上筋メカニズムを障害するので，能動的および他動的外転での疼痛と制限が特徴的である。疼痛性アーク（連鎖）は外転90度と120度の間で生じる。痛みは腕の外転に抵抗することで増大される。これは，検者の手を肘に置いて，肘にある検者の手に対抗して腕を外転するよう患者に命じると，運動の最初の15度で検出される。ケースによっては急性に生じ，カルシウム沈着（X線検査による）を伴う。肩峰下嚢（ブルザ）への注射が医学的治療選択である。

■ 棘下/肩甲下筋腱炎

棘上筋腱炎ほど多くはないが，これら2つの病変は明瞭な症状を呈する。両者は腕の外転で痛みを生じるが，前者は腕の外旋で痛みを生じ，後者は腕の内旋で痛みを生じる。前者はスポーツ選手では他の回旋腱板の病変よりも多い。**表27.5**に回旋腱板筋群について詳細を示す。

表 27.5　回旋腱板筋群

筋	動　作	神経支配
三角筋	腕の外転と屈曲 15〜90 度	腋下神経
棘上筋	腕の 15 度外転と 90 度挙上	肩甲上神経
棘下筋	腕の外旋	肩甲上神経
肩甲下筋	腕の内旋	肩甲上神経
前鋸筋	腕の突き出し	長胸神経
二頭筋長頭	前腕の回外，肘/肩の屈曲	筋皮神経
大胸筋	腕の内転	長胸神経
大円筋と小円筋	腕の内転	腋下神経
広背筋	腕の 60 度からの内転	
菱形筋	肩の伸展	

■二頭筋腱炎

これは，二頭筋腱が烏口突起に付着するために上腕骨頭の溝（二頭筋溝）を通り抜ける領域で，肩の前方に痛みをもたらす。局所注射が有効である。

■肩峰下囊炎

この何となく非特異的な用語は，特異的な腱の病変が未だ同定できていない回旋腱板の障害を意味する。痛みは肩の外転と屈曲で明らかで，両者とも制限されることが多い。個々の腱に対するストレスは，一方だけで他方の領域での痛みを増強することはほとんどない。最も多い症状は，およそ外転 60〜120 度での疼痛性アークである。

●癒着性囊炎―フローズン・ショルダー

フローズン・ショルダー（いわゆる五十肩を含む）は外傷，回旋腱板病変，あるいはその他の不動（例：脳卒中，胸部外科手術，心筋梗塞，心外膜炎，特別な胸骨の断裂）により生じる。これは特発性のことがあり，糖尿病でよくみられる。基本的な症状は，肩甲上腕関節包の炎症で，最終的には縮んで肥厚し，運動を制限する。外転が一般的に制限され回旋腱板病変を伴うが，病的特徴は外旋の低下である。二次的に反射性交感神経ジストロフィーを生じると腕と手が使えなくなり，治療は非

常に困難になる。早期治療が重要である。

● 肩峰鎖骨関節病変

　肩峰鎖骨関節病変は関節の変性により 40 歳代，50 歳代の人々で出現する。腕のストレスの加わった屈曲と外転 60 度と 90 度の間で関節の圧痛と痛みがある。X 線は関節孔の縮小とときに骨棘が見られ，衝突症候群の原因となることがある。下方撮影が有用である。

● 肩の痛みの治療

　これらの病変の治療は鎮痛薬と関節を動かす理学療法によるのが基本的である。NSAIDs はあまり使われないが，眠れるようにするためにきわめて強力な鎮痛薬の使用が必要なこともある。回旋腱板病変は肩峰下囊へのステロイドと局所麻酔薬の注射に反応することが多く，癒着性囊炎は肩甲上腕関節そのものへの同様の浸潤に反応する。回旋腱板病変が持続し，衝突（インピンジメント）が明らかであるなら，MR か超音波スキャンの後に外科的に内空の除圧をすることが必要なこともある。肩峰鎖骨関節の注射は，痛みがそこから発散しているのであれば，非常に効果的である。同様に，持続的な重症の肩峰鎖骨関節痛では鎖骨の遠位端の除去が必要なこともある。癒着性囊炎治療の原則は関節を理学的に動かすことであり，理学療法をさらに円滑にするために注射を使用する。これが不可能なら，麻酔下での関節マニピュレーションは証明されていないが，この手技の直後 5 日間の強力な一連の理学療法が計画されている限り，患者によっては有用である。予後はこれらすべての病変に関して実際に非常に良好である。

● 上腕外側上顆炎（テニス肘）と内側上顆炎（ゴルフ肘）

　40 歳以上の人々で 2 つの難しい病態があり—上肢の過用症候群の一部と考えられ，前腕の総伸筋群および屈筋群それぞれに対する過剰な緊張から生じ，手を握ったり捻ったりすると局所的な圧痛と疼痛を生じる。これらは手の機能を妨げ，とくに重いものを持ち上げるときに顕著で，首の痛みを伴うこともある：

・テニス肘：

―上腕外側上顆の張りのある痛み。
　―腕を支持して（肘をまっすぐに）手関節と指の伸展に抵抗を加えると上顆の痛み。
　―肘をまっすぐにして前腕の回内が強制されても痛みを生じる。
・ゴルフ肘：
　―上腕内側上顆の張りのある痛み。
　―腕を支持して（肘をまっすぐに）手関節と指の伸展に抵抗すると上顆の痛み。
　―回外に抵抗を加えての痛みはややあいまい。
　―典型例では感覚症状は生じない。
　上顆炎の非典型的な症状としては：
・両側性の症状と徴候，すなわちゴルフ肘とテニス肘の両方が存在。
・上顆の張りのある痛みを欠く
・腕の異常感覚と首の運動の疼痛性制限で，神経根の障害を伴う。
・1〜2週間の注射で効果が出現するはずの局所注射に反応しない。
・臨床的および放射線学的に肘の関節炎の徴候。

●治療

　軽症例では通常は理学療法が役に立つ。ある特定の治療が他の治療に勝ることは示されていない。総伸筋または総屈筋の起始部直下で前腕の周りにかなりしっかりと着用した上顆炎バンド（クラスプ）は強制力を代用具から逃がすことで総筋群起始部を保護することができる（腱が骨に付着する部位）。通常は，これにより仕事を続けることができる。これらの方法が十分でない場合には，ヒドロコルチゾンの局所注射が症状を消失させ，治療に非常に有用である。ヒドロコルチゾン単独では水溶性コルチコステロイドよりも優先して使用すべきで，後者は皮下脂肪の萎縮と局所性組織変化を生じることがあるからである。

● 手根管症候群

　手根管症候群は手関節で屈筋支帯の下にある手根管を正中神経が通過する際に，正中神経が絞扼されることによるものである。通常は特発性

で，長屈筋腱の伸張を伴うことが多いが，これは他の病態により二次的に生じる可能性がある。原因としては：
- 体液の停滞—妊娠や経口避妊薬がもっとも多い原因である
- 手関節の骨関節炎または関節リウマチ
- コリー（Colles）骨折と舟状骨骨折
- 直接外傷
- 甲状腺機能低下症
- アクロメガリー（先端巨大症）
- アミロイドーシス
- シャイエ（Scheie）症候群
- 多発性骨髄腫

● 診断

診断は診察により，ティネル徴候陽性で確認される。これは手首で神経を叩くと正中神経領域に痛みと異常感覚を生じるものである。同様の結果は手関節を完全屈曲または伸展に保持することでも得られることがある（ファーレン徴候）。神経伝導検査と短母指外転筋の筋電図が診断を提供し，正中神経圧迫部位が明らかになる。

● 軽症手根管症候群
- 症状：
  —正中神経領域に生じる痛みと異常感覚（すなわち，手の手掌面の橈骨側で，外側の3指と半分）。
  —夜間疼痛により目覚め，手をベッドから垂らしておくと緩和する（四肢を冷やすと症状は減少する）。
- 治療
  —過剰な伸展と屈曲を防ぐために手掌スプリントで手首を安静にする。
  —スプリントのみで不十分な場合，局所ヒドロコルチゾン注射の適応。

● 重症手根管症候群
- 症状：短母指外転筋の筋力低下と萎縮を伴う運動障害が生じる。

・治療：屈筋支帯のストリップを除去することで手根管の除圧（とくに実質的な脱神経を呈する場合）。予後は良好である。

● デ ケルヴァン狭窄性腱鞘炎

長母指外転筋と短母指伸筋腱鞘の炎症による手首の橈骨面での痛みと圧痛により特徴づけられる。職業が関与することが多く，フィンケルスタイン試験で診断される。これは，母指を手掌に向けて屈曲し対立位で指で押さえ続けて施行される。それにより手首には尺側偏倚の力が加わり，障害された腱が伸展させられ，痛みを生じる。治療はここでもヒドロコルチゾンの局所注射によるが，理学的方法が成功することもある。原因（職業的な）に注目することが重要で，フツロ（Futuro）手関節スプリントで手関節を保護することは，ときに短期的に役立つこともある。

● 作業関連上肢障害

これは反復性過労性障害（RSD）として一般的に知られてきたものである。急性症候群は職場で生じるが，活動をやめると落ち着き，慢性局所性疼痛症候群への進行は明らかでない。

● 定義

職場での数多くのよく知られた筋骨格性病態があり，急性，集積性，慢性の「外傷」，軟部組織の病気を伴い，原因としては機械的ストレス，過労，捻挫，振動，炎症，刺激がある。

● 疫学

以下の点に注意する必要がある：

・女性は男性より障害されやすい。
・自営の人々ではまれ。
・職業的満足の乏しい世俗的な繰り返しを職とする人々で，より一般的である。
・補償のために表彰が行われたいくつかの事例を記事にしている公表物によって，会社で，あるいはさらに国レベルでも疫学的事実が示

されている。
- 労働の実際での改善にもかかわらず非難が生じ続けることがある。
- 疑わしいという非難の数を減らすために新しい法律が導入されると，軟部組織障害の数は劇的に低下した。
- オーストラリアとヨーロッパに事務所をもつ会社は，全員が同じ装置を使用していた事実にもかかわらず，問題はオーストラリアの従業員で罹病数がより多いことを明らかにした。
- 果実採集業のような季節労働者では，季節の終了する直前と彼らの子供たちの学校の休暇が開始される直前に発症率が高い。
- 公共セクターの従業員ではより多く，こうした企業では仕事量は減少し続けている。
- 症状は仕事での要求の増大や実務の変化を通じて特徴的に出現する。

● 診断基準

臨床診断は病歴と以下の所見によりなされる：
- 定期的で反復性に腕の活動を必要とする職業の人々での上肢痛。
- 手首と手―あるいは多くはないが肘や肩―の痛み。
- 通常は筋力低下を伴う四肢の不快で発症する。
- 手首，前腕，手における腱/神経/腱付着部で局在性の圧痛を呈するに至る。
- 痛みは四肢の伸展筋の面に限られることが多い。
- よくある症状は窮屈な構造に対する過敏症である。
- つまみ握りの筋力低下が基本的因子で，両手で20%の差は有意である。
- 症状が両側性である場合には，正常人口で予測される値から20ニュートン減少（握力計で測定）が有意である。
- 振動に対する指先の感受性低下は真の痛みと機能性症状との鑑別になる。示指と中指での256 Hz 中央C調の音叉検査では疑陽性と疑陰性はわずか18%であった。

典型的な患者は若年または中年の女性で，関節痛か筋肉痛，長期的

な朝のこわばり，慢性の睡眠障害，および易疲労性の長い病歴があり，運動訓練の耐性が乏しい。患者は他にも関係のない圧痛点や先端紫藍症があることが多く，しばしば皮膚分節とは異なる異常感覚（四肢でピンや針でテストして，神経根領域を外れている）に沿って手の主観的腫脹がある。診察ではある程度の皮膚紋画症と著しい機能障害を呈する。痛みはしばしば首を動かすと生じるが，可動域はきわめて正常である。筋力テストでは痛みを生じるにもかかわらず，神経学的検査では基本的に正常である。通常の女性人口でよりも本症の罹患者では喫煙率が高いが，疫学的研究は年齢や社会的クラスを対応させた対象とは一致せず，したがってこの差は意味をもたない可能性がある。

■鑑別診断
・手根管症候群
・デ ケルヴァン腱鞘炎
・上腕の外側および内側上顆炎
・前方および後方脛骨骨間症候群
・肩での回旋腱板障害

■検査

診断は臨床的なもので，RSDでは検査は最小限にとどめるべきである。

第28章
切断

- 疫学 …………………………………… 283
- 切断の計画 …………………………… 283
- 四肢適合過程 ………………………… 284
- 帰結 …………………………………… 286

● 疫学

末梢血管疾患が英国における切断の主要原因であり，疾患としては：
- 動脈硬化症：高血圧，肥満，糖尿病そのもの，高脂血症，および喫煙。
- 糖尿病：末期動脈性閉塞，微小血管障害，および神経合併症。

年間5000人の患者が義足治療のために紹介される（切断10,000/年）（表28.1）。上肢切断は約10%とみなされる。外傷による切断と先天性四肢欠損は多くないが，若年利用者は人工四肢のニーズが長期間にわたり，活動的生活に復帰できるようにとの要望と期待は大きい。小児の成長最盛期中にはできるだけ数ヵ月ごとに定期的な義肢の変更が必要になる。

● 切断の計画

切断ケアチームは切断が考慮される場合，ただちにリハビリテーション過程を開始せねばならない。患者教育，見通しと義肢適合の判断，および外科術者に手術選択および義肢の使用に関する患者の適応に関する助言を通じて行う。チームは長期的に患者への援助と支援も行う。

表 28.1　英国での年齢と原因別切断数

疫学	年齢（歳) 0〜9	10〜19	29〜39	40〜59	60〜79	80+
外傷	1	33	158	93	41	7
血管性	2	0	17	294	1563	323
糖尿病	2	0	5	140	507	68
感染	1	0	13	13	28	2
悪性腫瘍	0	11	26	28	37	10

情報は成功への鍵であり，とくに切断者とはどのようなものか，幻視痛と感覚，切断端のケアについての説明が大切である。幻視痛は手術前からの疼痛と関連するので，少なくとも術前の 72 時間と術後の 48 時間は持続的疼痛を緩和できるようにする。

● 切断のケア
- 適合訓練：最善の歩行，移乗，長時間の起立ができるように。
- 残存肢のケアは重要で，飛んだり跳ねたりを避ける。
- 切断レベル：期待される自立度のレベルにとって決定的であり，例としては下腿（脛骨横断），大腿（大腿骨横断），前腕（橈骨横断），上腕（上腕骨横断），膝離断。
- 膝機能の温存は自立の鍵であり，移乗，歩行のエネルギー，外見の維持を容易にする。
- エネルギー消費の増大：大腿切断と下腿切断（血管性疾患による）に関してエネルギー消費はそれぞれ 120％，55％ 増大する。両側大腿切断での増大は 280％ である。
- 歩行の予測：体力，手術適応，年齢，切断端の状態と長さ，エネルギー消費量，合併症。

● 四肢適合過程

仮義足は手術後 10〜14 日以内に合わせることができる。切断後可動性補助具（PPAM：post-amputation mobility aid）はできるだけ早期

の3～4週間で合わせ，空気セルによって切断端への圧迫および早期起立を可能にし，高齢者では有用である。

● 義肢の治療

切断端のギプス巻きと計測と義肢処方は術後21日目から行われる。モジュラー形式がごく最初の処方から使用され，一時的な装飾カバーにより配給時間を短縮する。最初の義足による歩行再教育は以下の一般的な流れで進める：

・体重の全荷重と体重の移動。
・平行棒内での歩行，ステップによる方向転換。
・2つの平行棒間での杖歩行。
・平行棒間での1本杖歩行。
・平行棒を出て補助具による歩行。
・最小限の歩行補助具による最善の歩行。

義足の処方は以下の一般的な特徴について考慮する必要があり，残存肢を妨害する問題につながる：

・ソケットの構造―骨格構造
・継ぎ手の構造―終末（ターミナル）構造
・装飾カバー―懸垂

現代の義足は歩行周期を改善させるような特徴とデザインを併せもっている。インテリジェント膝と衝撃吸収装置の使用は円滑な歩行を可能にし，エネルギー消費を減らし，機械的欠陥の重大な危険なしに立脚と歩行中に伝達される力に対抗する。機能的義足は身体を動力源とすることが多いが，電動装置が今日ではより一般的に入手可能になりつつある。さまざまなシリコン製品が接触面での吸着用に使用されるが，断端ソックスと呼ばれる断端シースはもっとも一般的な接触面（インターフェース）で剪断力を著しく緩和させることができる。

義足は歩行周期の遊脚期中に足部が十分に持ち上がる必要がある。したがって，義足が歩行時の力を処理できるように，次の立脚期開始時の踵接地（ヒールストライク）はすばやくコントロールされる必要があり，患者は正しい姿勢と姿位を達成する能力を必要とする。

● 特殊ニーズ

四肢を喪失した若年者,とくにスポーツに興味のある人々では強固な張力のある義足を必要とする。取り外しが可能で強力な部品として,たとえば水圧遊脚期制御装置やエネルギー貯蔵および減少下腿(シン)/足関節/足部システムがある。外骨格,内骨格義足ともに通常は防水加工ではなく,ぬれると若干危険を生じうるので,覆いが義足全体を保護するために使用される。

● 帰結

障害の多くの側面と同様に,リハビリテーション中の進歩を計測するために容易に適用できて有用な方法をみつけることは困難である。ハロルドウッド/スタンモア尺度やガイ尺度は可動性を計測し,現在の英国で使用されている。グライス尺度は切断者に関する全般的な帰結計測法として妥当性を有するが,残念ながら変化に対する感受性が乏しく,これが最も必要とされる情報の基本である。

したがって,標準的なリハビリテーション帰結計測法は切断者への介入に即応するもので,可動性と機能障害と活動と参加/QOL の計測が使用される。

■推奨文献

1 Amputee Medical Rehabilitation Society (1992). *Amputee Rehabilitation. Recommended Standards and Guidelines.* A Report by a Working Party of the AMRS, London. (Copies from AMRS Secretary C/o Royal College of Physicians, 11 St Andrews Place, Regents Park, London NW1 4LE, UK.)

第29章
加齢と障害

- 障害に対する年齢の影響 ……………287
- 加齢に対する障害の影響 ……………287
- 障害における加齢徴候の特異的な事例 ……288
- まとめ ……………………………………290

加齢の2つの側面について身体障害者で考慮されるべきことがある：障害者に対する老化過程の影響と老化過程に対する障害の影響。

● 障害に対する年齢の影響

長寿人口が増大し続けているので，介護と間欠的リハビリテーションのニーズに関して，NHSの施設に対して大きな圧力となっている。

● 加齢に対する障害の影響

障害者と非障害者の老化過程に何か差があるだろうか。答えはおそらく「ない」である。しかし，障害者でより多く生じやすい特異的な症状はある。身体障害者の老化過程でもっとも一般的な側面は関節変性疾患の出現であり，とくに罹病率が増大するのは肩，股，膝関節の骨関節炎である（図29.1）。X線での変化は男性の54％で，女性の58％で生じる。関節の痛みや疼きも報告されていて，筋力低下とエネルギーレベルの低下が，とくに四肢麻痺者で知られている。

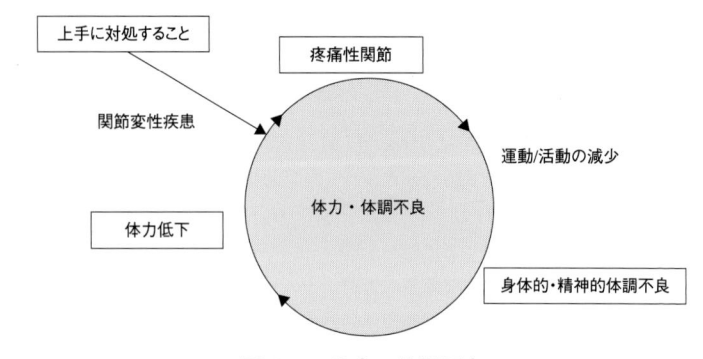

図 29.1　体力・体調不良

● 障害における加齢徴候の特異的な事例

　長期的な障害をもつ人々における加齢の影響についてはいくつかの古典的な例がある。もっとも明瞭なものはリハビリテーション過程に集中する際に困難をもたらす合併症の数が増加することである。

● 脊髄損傷

　脊髄損傷における加齢の影響は，四肢麻痺や対麻痺のある患者が生存できるようになった現在，明らかになりつつある。肩と首の問題は長年にわたって車椅子をこぐことから，および体重を支持する構造として上肢を使用する影響からのためと思われる。かなりの比率で回旋腱板を矯正するため外科手術を必要とし，年齢とともに褥瘡の発生率が増大する。四肢麻痺で心肺機能障害を生じ，下肢の循環障害と高血圧の徴候がある。対麻痺は一般人口と同じようなプロフィールになっている。死亡率は年齢とともに指数関数的に増大するが，脊髄損傷による死亡率の上乗せがある。しかし，死亡率の相対比は年齢とともに低下する。20歳で脊髄損傷のあるものは一般人口の8倍の死亡率であるが，70歳の生存者では相対死亡率はわずか1.5倍である。死因は一般人口を反映し，ここでもとくに四肢麻痺では腎不全との関連が報告されている。しかし年を経て，これらの研究が広く知られるようになってからは，腎臓の問題に注意が向けられて改善し，死亡率も非障害者の死亡率ときわめて近

いものとなっている。
● 可動性

　通常の老化過程は一生を通じて人の歩行を変化させる。乳児期の歩行は立位基底を広く取り骨盤の回旋が絡むが，この時期を過ぎると，髄鞘化がより良好な神経筋伝達を改善させ，骨の成長もあって5歳の誕生日頃には成人タイプの歩行が可能になる。さらに，歳をとると，バランスのメカニズムの有効性が劣化し，自然に歩行中のストライド長を短縮させ，70歳代には歩行周期中の立脚期の比率が増大する。これにより歩行中の安定性をより良好にするが，結果的に歩行速度は遅くなりストライドは短縮する。関節に対する負担の増大は股関節と膝の変性変化をもたらす。同様に，この変化した歩行中に下肢を上行する力のベクトルは体幹の軽度屈曲をもたらし，年齢とともに高齢者の円背姿勢を生じる。これは腰椎の関節突起面に対する圧を増大させ，それに伴ってこわばりや苦痛を生じることになる。

● 外傷性脳損傷

　外傷性脳損傷の発生率には年齢に関連して2つのピークがある。若年者では自動車事故などで損傷を生じるが，高齢者では自宅での転倒によるものが多い。多系統不全を伴い可動性と安定性が低下するので，高齢者はどこででも転倒しやすい。このことは頭部損傷の発生率を高めることとなり，若年者の疫学でみられる以上に社会的にも健康面でも大きく影響する。しかし，若年者と同じような身体的および認知の変化がすでに衰えつつある脳に生じるので，高齢者では外傷性脳損傷に伴う病状や致死性は重大である。さらに，頭蓋骨の損傷に必要な力は大きくないが，高齢者では多少逆説的ではあるが外傷性脳損傷後の回復は認知面でも身体面でも予想以上に良好に思われる。

● ポストポリオ症候群

　この症候群は古典的にはポリオ脊髄炎に関連した障害の出現後，20年くらい経過してからみられる（第23章参照）。ポリオの人々は若いうちに障害との付き合い方を身につけるが，しばらくして，以前は簡単にできていた課題を実行する際の困難が増大することに気づき，詳しく検

査すると傷害された前角細胞により支配される筋で脱神経が認められる。最も単純に考えると，下位運動ニューロンが長年の「働きすぎ(overwork)」により「燃え尽きる」ように思われる。これはおそらく前角細胞の枯渇した人々に対する，通常老化の影響を示すものであり，前角細胞はより多くの運動単位を支配する必要を生じている。この症候群がポリオの関連で何らかのウイルス活動性が目覚めることにより生じるとするエビデンスは存在しない。

● まとめ

　加齢とともに筋骨格疾患，脳卒中，神経変性疾患，および癌の発症率が増大する。先に述べたとおり，高齢者のリハビリテーションは合併症の存在により複雑化し，これがリハビリテーション過程を遅らせることになる。これが高齢者と若年者のリハビリテーションの大きな違いの一つである。高齢者と若年者の両者のニーズは重度障害では，すなわち障害の影響は類似している。しかし，入手可能な支援，若年者と比べて患者への期待度，そして多くの場合リハビリテーションの目的では明らかな相違がある。1988年の国勢調査の示すところでは，自宅で生活している障害者の32％は75歳以上で，26％は65～74歳で，19％が55～64歳であった。

和文索引

ア

アイスパック ……………………62
アウトリーチワーカー …………208
アクロメガリー …………………264
アザチオプリン …………………167
アセスメント ……………………197
アセチルコリンエステラーゼ
　(ACE) 抑制薬 ………………252
亜脱臼 ……………………………61
アポモルフィン …………………215
アマンタジン ……………………176
アームレスト ……………………106
アルコール依存症 ………………130
α 運動ニューロン ………………57
安寧 (well-being) ………………55
安楽死 ……………………………196

イ

医学教育 …………………………30
医学モデル ………………………4
意見書作成 ………………………150
移行型生活ユニット ……………199
医師 ………………………………5
医師/患者関係 ……………………5
異所性骨化 ………………………205
一過性脳虚血発作 (TIA)　180, 183
遺伝カウンセリング ……………241
遺伝性運動感覚ニューロパチー
　(HMSN) ………………235, 241
移動の障害 ………………………21
移民 ………………………………157
胃瘻 ………………………………89
インソール ………………………109
インターフェロン ………………167
インテリジェント膝 ……………285
陰部神経 …………………………70
インポテンス ……………………78

ウ

ウェブスター (Webster) 疾患
　評価尺度 ………………………216
うつ病 ……………………130, 131
腕神経叢損傷 ……………………242
埋め込み装置 ……………………115
運転補助装置 ……………………120
運転免許 …………………119, 247
運転用補助具 ……………………210
運動機能 …………………………186
運動訓練 …………………………237
運動性言語障害 …………………91
運動ニューロン疾患 ……………228
運動ニューロン専門看護師 ……230

エ

栄養サプリメント	88
疫学	16
易疲労性	176
嚥下	186
嚥下障害	81, 171, 184, 232
塩酸ドネペジル	252
円背姿勢	289

オ

応答の対価	128
大うつ病	132
オートバイ事故	242
オヌフ核	70
オペラント条件付け	123
オリゴクローナル・バンド	162
温水運動訓練	270
温水浴	62

カ

外括約筋	69
階級尺度	49
介護	287
介護機器	105
外傷後健忘	136, 144, 190, 198
外傷後脊髄空洞症	209
外傷後てんかん	195
外傷性脳損傷	121, 188, 289
外傷センター	193
回旋腱板筋群	274
回旋腱板症候群	275
回想療法	251
外的記憶補助具	147
潰瘍性大腸炎	262
外来サービス	39
カウンセラー	133
踵インソール	110
学習仮説	123
学習障害	122
核チーム	29
カクテルパーティ症候群	145
下肢装具	237
荷重関節	260
過剰行動	122
過剰な驚愕反応	136
家族性運動ニューロン疾患	229
下腿切断	284
片側ジストニア	223
肩（肩甲上腕）関節	274
滑膜切除術	256
家庭環境	21
寡動	214
カーナビス	63
カラー	110, 258, 273
仮義足	284
カルバマゼピン	195, 245
加齢	287
感覚刺激	251
間隔尺度	49
感覚性失語	83
環境因子	18

環境再構築法	127
環境制御システム	116
環境制御装置	208, 234
環境調整	250
環境特異性	125
間欠的リハビリテーション	287
間欠導尿	173
間欠陽圧換気	232
監視モニター	11
患者	7
感受性	49
感情鈍麻	226
感情不安定症	137
感情露出傾向	137, 177
完成脳卒中	183
関節炎	254
関節形成術	113
関節固定術	256
関節置換術	256
関節軟骨マトリックス	263
関節リウマチ（RA）	254
乾癬性関節炎	261
観念運動失行	141
観念失行	141
ガンマアミノ酪酸	62
関連学習	123

キ

記憶	142
記憶障害	144
気管切開	232
危機的疾患多発ニューロパチー（CIP）	235, 239
帰結志向性	24
義肢	114
季節労働者	281
義足	285
期待	22
企図振戦	171
機能形態障害（impairment）	2, 18
機能障害	48
気分尺度	131
基本原理	32
逆向性健忘	144
脚長差症候群	268
逆行性射精	79
ギャバペンチン	64
急性多発神経障害	236
急性転化	161
急性背部痛	266
急性ポリオ	240
給付の構造	150
球麻痺	239
強直性脊椎炎	260
強迫性障害	199
局所性ジストニア	224
ギラン-バレー症候群	235, 238
起立性低血圧	219
キーワーカー	27
筋萎縮性側索硬化症	229
緊張性迷路性背臥位反射	60

ク

靴	109
くも膜下出血	180
グラスゴー昏睡尺度	189
車椅子	106
車椅子サービス	108
車椅子スポーツ	210
クローン病	262

ケ

ケアの連続性	39
経口栄養	88
経口避妊薬	163
軽症頭部損傷	191
痙性	56
痙性共同運動	57
痙性構音障害	93
痙性斜頸	224
痙性のマネジメント	170
計測	48
計測可能	10
計測法	10
頸椎カラー	256
頸動脈閉塞	183
軽度頭部損傷	192
経鼻胃栄養	88
経皮神経刺激	101
経皮内視鏡的胃瘻（PEG）	172
経皮内視鏡的胃瘻栄養法	82
ケースマネジメント	28
ケースマネジャー	28, 200
血漿交換	239
血清学的陰性関節炎	260
血清学的陰性関節リウマチ	256
血清濃度	245
牽引	273
腱切り術	67
肩甲上腕関節包	276
幻視痛	284
研修	13
腱の延長術	67
原発性側索硬化症	229
原発性骨関節炎	264
肩峰下嚢炎	276
肩峰鎖骨関節病変	277
肩峰上腕関節	274

コ

高圧酸素	168
広域ネットワーク	29
高位頸髄病変	203
抗うつ薬	104, 135
構音	92
構音音声障害	219
構音障害	142
口蓋咽頭	85
抗核抗体	259
抗グルタミン酸治療	231
抗痙性薬剤	59
抗痙攣薬	128, 244
後見人	28, 44

抗コリン作動性薬剤	220, 232
拘縮	56, 98
抗腫瘍壊死因子	259
甲状腺機能低下症	279
硬性カラー	273
構成失行	141
向精神薬	252
交通事故	189, 201
行動欠如	122
行動障害	121, 198
行動変容手技	123
紅皮症	261
硬膜下血腫	183
高齢者のリハビリテーション	290
5 HT 取込み抑制剤薬	134
呼吸不全	203
棘上筋腱炎	275
固縮	214
古典的な条件付け	123
コーピング	101, 191
コミュニケーション補助具	94
固有受容性神経筋促通法	62
雇用	14, 247
雇用者	153
コルセット	110
ゴールの設定	9
ゴルフ肘	277, 278
昏睡	190
根性疼痛	273
コンチネンス・アドバイザー	173

サ

在宅	33
在宅基盤リハビリテーション	194
催吐反射	84
再来予約	40
作業記憶	143
作業療法士	26, 155
錯語	142
差別用語	7
参加	18
参加の問題	149
三環系抗うつ薬	134
三叉神経痛	175
残尿量	173

シ

ジアゼパム	62
姿位	61
シェーバーテスト	261
支援チーム	29
視覚アナログ尺度（VAS）	265
視覚失認	140
色彩失認	140
軸索性末梢ニューロパチー	239
シクロホスファミド	167
自殺	132
自殺幇助	233
四肢麻痺	201, 288
自助グループ	104
視神経炎	175

ジストニア	222
姿勢反射障害	216
持続栄養	196
持続的昏睡	195
失音声	94
失禁	12, 68
失語	92, 141
失行	141
失構音	92
執行不全症候群	146
実在感	252
失調性構音障害	93
失認	140
失文法	142
失名詞	142
シーティング	106, 231
自動車運転	210
自動車の運転	119
自動車の改造	120
自発性欠如	199
社会参加	21
社会資源	13
社会的不利 (handicap)	2
社会モデル	4
視野検査	186
射精機能	79
シャッフリング	216
修正 Ashworth Scale	49
修正 Barthel Index	52
集団治療セッション	218
集団理学療法	41
集中治療室	239
重度障害	20, 39
重度脳損傷	195
10 m 歩行	60
褥瘡	203, 288
手根管	257
手根管症候群	112, 278
受胎	209
受容	140
受容性障害	92
順序尺度	48
純粋運動性片麻痺	181
除圧マットレス	203
ジョイスティック	107
上位運動ニューロン	58
障害	6
障害学童	155
障害者	1, 7, 25
障害者運転アセスメント	120
障害者グループ	37
障害者雇用アドバイザー	210
障害者差別禁止運動	6
障害の計測	20
障害評価	47
障害をもつ人	7
上顆炎	278
上顆炎バンド	278
状況特異性	125
消去法	127
橈骨神経麻痺	112
上肢切断	283

情動的ショック	163
情動の問題	198
傷病兵	5
職業カウンセラー	200
職業性クランプ	223
職業リハビリテーション	153, 199
褥瘡	12, 56, 96
食道括約筋	86
植物状態	196
書痙	223
ジョブ・コーチ	200
自律神経過反射	79
自律神経性反射障害	206
自立生活運動	43
シルデナフィル（バイアグラ）	174
人格障害	130
鍼灸	258
神経義肢	114
神経調整器	115
神経伝導検査	236
神経内科医	222
神経ブロック	64
人工関節	114
人工呼吸器	209, 239
進行性核上性麻痺	212
進行性球麻痺	229
進行性筋萎縮	229
進行増悪	47
振戦	214
身体障害	17
診断の告知	230
心的外傷後ストレス障害	135
深部静脈血栓症	205
腎不全	288
人物特異性	125
深部脳刺激	171
信頼性	11, 49

ス

随意運動	57
髄腔内バクロフェン	65
髄腔内フェノール	66
水中運動	257
睡眠障害	220, 252
すくみ足	218
スタッフ・シェアリング	194
ズデック萎縮	100
ストレッサー	135
ストレッチ体操	218
スパズム	57
スプリント	99, 111, 258, 279
スプリント装着	237, 243
スポーツ	286
座り方	60

セ

性格変化	198
生活機能	18
生活の質（QOL）	10
性交	77, 174
成功体験	251
性心理クリニック	77

性的感覚 …………………………76
性的問題 …………………………174
生物学的製剤 ……………………259
性欲 ………………………………76
世界保健機関（WHO） …………18
脊髄視床皮質路 …………………99
脊髄ショック ……………………205
脊髄損傷 …………………………201
脊椎圧迫骨折 ……………………111
脊椎支持具 ………………………258
脊椎手術 …………………………202
脊椎すべり症 ……………………269
脊椎分離症 …………………268, 269
責任遺伝子 ………………………225
セックス・カウンセリング ……174
節後交感神経線維 ………………70
節前交感神経線維 ………………70
切断端 ……………………………285
切断レベル ………………………284
線維筋痛症 ………………………102
前向性健忘 ………………………144
尖足 ………………………………113
選択的セロトニン取込阻害薬
　（SSRI） ………………………274
先端紫藍症 ………………………282
仙腸関節 …………………………261
先天性四肢欠損 …………………283
前頭葉症候群 ……………………145
前方突進 …………………………214
専門看護師 ………………………42
専門職志向性 ……………………24
専門職種間リハビリテーション
　チーム …………………………43
専門職の境界 ……………………23
専門セラピスト …………………42
戦略的目的 ………………………9

ソ

早期退職 …………………………153
双極性障害 ………………………134
装具 ………………………………109
装具士 ……………………………109
総合診療医（GP） ……40, 150, 161
総称的訓練 ………………………26
総体脂肪 …………………………83
相貌失認 …………………………140
足底筋膜炎 ………………………110
促迫性失禁 ………………………173
ソケット …………………………285
咀嚼相 ……………………………88

タ

体重モニター ……………………87
大腿切断 …………………………284
大便失禁 ……………………68, 173
対立スプリント …………………112
唾液 ………………………………81
唾液腺 ……………………………83
タクシー運転手 …………………247
多系統萎縮 ………………………212
多重感覚刺激手技 ………………196
多専門職種チーム ……24, 194, 225

多臓器不全	68
脱炭酸酵素阻害薬	214
妥当性	11
他動的伸張	61
多発性硬化症	8, 160
短期集中理学療法	218
弾性ストッキング	220
ダントロレンナトリウム	63

チ

地域	33
地域基盤リハビリテーション（CBR）	45
地域サービス	34
地域センター	35
地域専門リハビリテーションセンター	33
地域のチーム	34
地区看護師	41
地区コーディネータ	117
地区コミュニティ資源センター	44
地区サービス	34
地区社会サービス部門	42
地区総合病院	36
地区入院ユニット	36
地区のチーム	35
地区ボランティア	44
恥骨上尿路設置	71
チザニジン	63
チームリーダー	29
着衣失行	141, 147
注意	145
中枢性疼痛症候群	99
中足骨ドーム	110
超音波	258
長期記憶	143
長期目標	9
懲罰	127
直腸障害	173
鎮痛薬	267, 274

ツ

椎間板ヘルニア	267
椎弓切除術	269
対麻痺	288
頭蓋牽引	203

テ

定位脳神経外科手技	216
「逓減」リハビリテーション	193
低収入	149
ティネル徴候	279
適応障害	132
できごと記憶	143
テクニカルエイド	105
デ ケルヴァン狭窄性腱鞘炎	280
手続き記憶	143
テニス肘	277
てんかん	119, 244
てんかんクリニック	245
てんかん性暴力	246
電気的射精	209

転倒 …………………………289
電動車椅子 ……………………107
転導性 …………………………146
展望記憶 ………………………143

ト

統合失調症 ……………………226
同時失認 ………………………140
等速運動用具 …………………268
疼痛性アーク症候群 …………275
糖尿病性ニューロパチー ……242
頭部損傷 ………………………188
動揺前腕自助具 ………………243
戸外歩行訓練 …………………36
特異性 …………………………49
特殊感覚 ………………………118
特殊疾患外来 …………………40
特殊シーティング ……………107
特殊シーティングシステム …108
トークン ………………………126
徒手整復 ………………………101
突発性脱制御症候群 …………128
ドパ補充療法 …………………215
ドレゾトミー …………………66

ナ

内反尖足変形 …………………67
ナーシングホーム介護 ………250
軟骨細胞 ………………………263

ニ

二次性骨関節炎 ………………264
二頭筋腱炎 ……………………275
入院病床 ………………………38
入院リハビリテーション ……36
ニューロパチー性潰瘍 ………237
尿道海綿体 ……………………78
尿道括約筋 ……………………70
尿閉 ……………………………219
妊娠 ……………………………79
認知 ……………………………139
認知機能計測 …………………49
認知行動療法 …………………101, 136
認知症 …………………………191, 221, 226, 249
認知障害 ………………………93, 124, 139, 181
認知リハビリテーション ……146
認知療法 ………………………246

ネ

ネットワーク …………………37

ノ

脳梗塞 …………………………180
脳出血 …………………………181
「脳震盪後」症状 ………………191
脳性まひ ………………………84
脳卒中 …………………………180
脳卒中ユニット ………………36
能力障害 ………………………2
ノンレム ………………………102

ハ

- 背景因子 …22
- 肺塞栓症 …203
- 排尿筋 …69
- 排尿筋括約筋協調不全 …172, 205
- 排尿筋過反射 …195
- 排尿困難 …172
- 背部痛 …153
- バギー …106
- パーキンソニズム …212
- パーキンソン病 …212
- バクロフェン …58
- 発芽 …224
- 発生率 …16
- 発展途上国 …45, 46
- バルプロ酸ナトリウム …245
- 汎化 …128
- 反射性交感神経ジストロフィー …100
- 反射性勃起 …208
- 反射的嚥下 …85
- ハンチントン病 …225
- 反復性過労性障害（RSD）…280
- 反復性肺炎 …82

ヒ

- 皮下組織 …97
- 非言語性コミュニケーション …91
- 非ステロイド性抗炎症薬（NSAIDs）…257
- 非政府組織 …45
- 非対称性緊張性頸部反射 …61
- ビデオ嚥下造影 …82, 84, 171, 219, 232
- 非特異性尿道炎 …262
- 非熱性痙攣 …244
- 皮膚壊死 …97
- 皮膚紋画症 …282
- 病院基盤のチーム …30
- 病気 illness …4
- 費用対効果 …13
- 病的骨折 …209
- 病的泣き笑い …137
- 非流暢性失語 …141
- 比例尺度 …49
- 疲労 …176

フ

- ファセット関節 …266
- ファーレン徴候 …279
- 不安症 …134
- フェニトイン …245
- フェノール …64
- 複合障害 …12
- 符号システム …94
- 不随意運動 …226
- 普通教育 …150
- 物理療法 …257
- 舞踏病 …226
- 不眠 …131
- プライマリケアチーム …41
- 不良肢位 …108
- ブルンストローム法 …62

フ

フローズン・ショルダー …275, 276

ヘ

ペルテス病 …………………264
ベンゾジアゼピン ……………135

ホ

ホイスト ……………………105
膀胱直腸障害 …………………71
膀胱の過活動性 ………………172
放散痛 ………………………267
補完的役割 ……………………30
ボクシング …………………192
保健専門職 ……………………6
補高 …………………………110
歩行困難 ……………………168
歩行周期 ……………………285
ポジショニング ………………232
補充療法 ……………………215
補助的コミュニケーション自助具
 ……………………………232
ポストポリオ症候群 …229, 240, 289
補装具士 ……………………113
勃起機能 ………………………78
勃起障害 ……………………221
発作性疼痛 …………………175
ボツリヌス毒素
 ……………65, 171, 175, 205, 223
骨関節炎（OA） ……113, 255, 262
ボバース法 ……………………62

マ

末梢血管疾患 …………………283
末梢神経障害 …………………235
マニピュレーション …………273
慢性滑膜炎 …………………255
慢性局所性疼痛症候群 ………280
慢性頸部痛 …………………271
慢性疼痛 ……………………100
慢性疲労症候群 ………………101

ミ

右片麻痺 ………………………3

ム

無酸素脳損傷 …………………122
無視 …………………………140
鞭打ち損傷 …………………271

メ

名目尺度 ………………………48
メチルプレドニゾロン ………164

モ

モノクローナル抗体 …………259
モビリゼーション ……………273
模倣法 ………………………127
モルヒネ ……………………233

ヤ

薬物常習 ……………………130

ヤールらのステージ …………216

ユ

有酸素運動 …………………241
誘発因子 ……………………247

ヨ

陽性行動 ……………………126
陽性再強化 …………………126
腰痛 …………………………266
抑うつ …………………177, 221
予後予測指標 ………………184

ラ

ライター病 …………………262
ラクナ梗塞 …………………181

リ

リアリティ・オリエンテーション（RO） …………………251
リウマチ因子 ………………256
リエゾンの鍵 …………………27
理学療法士 ………………25, 155
罹患率 …………………………16

リゾトミー ……………………66
リバスチグミン ……………252
リハビリテーション …………1, 8
リハビリテーション工学技師 …117
リハビリテーションチーム ……23
リハビリテーションユニット …38
留置カテーテル ………………71
流暢性 …………………………93
流暢性失語 …………………142
臨床実務家 ……………………43
臨床神経心理士 ………………26

レ

レスパイトケア ……………177
レールミッテ症候群 …………175
連携 ……………………………27

ロ

老年精神医学チーム ………249
老年精神科 …………………222
老年病科医 …………………222

ワ

輪状咽頭筋 ……………………85

欧文索引

A

ADL（日常生活動作・活動） …170

B

BMI …87

C

CBR モデル …45
CT スキャン …183

E

ECS …116
ECT（電気痙攣治療） …134
EULAR …265

F

FAM …52
FIM …52

H

HLA-B 27 抗原 …260
Hodkinson Mental Test …51

I

ICF …18
ICIDH …18

K

Kurtzke Expanded Disability Status Scale (EDSS) …164

M

Modified Ashworth Scale …59
MRC 尺度 …49
MRI スキャン …162
MS 専門看護師 …178
MS チーム …178

N

n-3 脂肪酸 …168
NHS …96

O

on/off 動揺 …216

P

PEG …89
PQRST 記憶術 …147
PTSD …131

S

SMART …10

T

TENS ·····················238

U

Uhthoff 現象 ···············163

V

VF ·····················87

W

WAIS ·····················51
WHO（世界保健機関） ············2

© 2007　　　　　　　　　　　　　　第1版発行　　平成19年11月10日

リハビリテーション医学

(定価はカバーに表示してあります)

検	印
省	略

翻　訳　　江　藤　文　夫

発行者　　　　　　　服　部　秀　夫
発行所　　株式会社　新興医学出版社
〒113-0033　東京都文京区本郷6丁目26番8号
電話　03(3816)2853
FAX　03(3816)2895

印刷　明和印刷株式会社　　ISBN 978-4-88002-167-6　　郵便振替　00120-8-191625

- 本書の複製権・翻訳権・譲渡権・公衆送信権（送信可能化権を含む）は株式会社新興医学出版社が所有します。
- **JCLS**〈(株)日本著作出版権管理システム委託出版物〉
  本書の無断複写は著作権法上での例外を除き禁じられています。複写される場合は，その都度事前に(株)日本著作出版権管理システム（電話 03-3817-5670，FAX 03-3815-8199）の許諾を得て下さい。